U0204360

逝者善终 留者善别

癌末患者宁养社会工作的理论与实践

主　编　史柏年
副主编　刘晓芳　马　烨

北京大学出版社
PEKING UNIVERSITY PRESS

图书在版编目(CIP)数据

逝者善终　留者善别:癌末患者宁养社会工作的理论与实践/史柏年主编.—北京:北京大学出版社,2017.1

ISBN　978-7-301-27815-4

Ⅰ.①逝…　Ⅱ.①史…　Ⅲ.①临终关怀学—研究　Ⅳ.①R48

中国版本图书馆 CIP 数据核字(2016)第 294230 号

书　　名	逝者善终　留者善别：癌末患者宁养社会工作的理论与实践 SHIZHE SHANZHONG LIUZHE SHANBIE
著作责任者	史柏年　主编　刘晓芳　马 烨　副主编
责 任 编 辑	董郑芳（dzfpku@163.com）
标 准 书 号	ISBN　978-7-301-27815-4
出 版 发 行	北京大学出版社
地　　址	北京市海淀区成府路 205 号　100871
网　　址	http://www. pup. cn
新 浪 微 博	@北京大学出版社　　@未名社科-北大图书
电 子 信 箱	ss@pup. pku. edu. cn
电　　话	邮购部 62752015　发行部 62750672　编辑部 62765016
印 刷 者	三河市北燕印装有限公司
经 销 者	新华书店
	730 毫米×980 毫米　16 开本　20 印张　338 千字
	2017 年 1 月第 1 版　　2017 年 1 月第 1 次印刷
定　　价	54.00 元

序

李嘉诚基金会“人间有情”全国宁养医疗服务计划与中国社会工作教育协会自2010年起合作开展“全国宁养社会工作服务发展项目”，旨在推动高校社会工作学者与一线宁养院社会工作人员紧密合作，通过共同开展专业实习、实践项目、讲座或工作坊、研究及发表等，推动内地宁养社会工作服务理论与实践的发展。截至2015年，全国已有20家社会工作学院(系)和20家宁养院参与此项目。

2011—2015年期间，得到中国抗癌协会癌症康复与姑息治疗专业委员会的支持，我们三家机构于第七至十二届全国癌症康复与姑息医学大会上成功举办“姑息治疗中的社会工作”分会场，共计千余名肿瘤医生、护士、社会工作者等参与，从而使“身—心—社—灵”全人照顾及跨学科团队合作理念在内地姑息治疗领域得到更广泛的认可与关注。

在此基础上，我们有幸邀请美国纽约大学Silver社会工作学院“姑息治疗与临终关怀社会工作者资格培训项目”参与合作，于2015年和2016年成功举办两届全国“姑息治疗与临终关怀社会工作者资格培训暨继续教育”项目，两百余名学员获得结业证书。

李嘉诚基金会“人间有情”全国宁养医疗服务计划从最初创立内地第一家服务癌末患者的宁养院开始，迄今已有十五年历史。项目成立之初，宁养院团队中并没有正式设立社会工作者的角色，这也与当时国内“医疗社会工作”概念没有普及有关。2008年起，宁养项目开始设立社会工作服务制度；时至今日，全国三十多家宁养院均设有全职社会工作者，为癌症末期患者及其家属提供各项社会、心理及灵性照顾，以及组织志愿服务和开展社区宣传教育活动。这种跨专业团队合作模式有效地提高了癌末患者及其家属的整体生活质量。

我们很高兴可以通过与中国社会工作教育协会以及其他专业组织合作，分享宁养项目多年来积累的实践经验；通过专家学者以及其他外部力量的支持和参与，共同推进内地姑息治疗与宁养社会工作理论和实践的发展；大家携手行动，积极发声，倡导相关公共政策的创立与改进。

作为一名医生，同时也是一名医疗公益事业的推动者，我很欣悦地看到这本书的出版。在感激所有机构、专家对本书贡献的同时，更真心希望内地医疗社会工作尽快得以专业化发展，期待看到更多来源于实证研究的知识得以总结和传播，从而提升广大患者的利益与福祉。

社会工作者是医疗团队的重要分子，不同专业之间需要更紧密的合作与支持！感谢大家，让我们继续携手前行！

罗敏洁[①]　博士

2016年5月

---

① 李嘉诚基金会驻汕头大学医学院顾问；李嘉诚基金会"人间有情"全国宁养医疗服务计划项目负责人。

前　言

我接触了解癌末患者宁养疗护服务始于2010年。有一天，我接到李嘉诚基金会“全国宁养医疗服务计划”社会工作主任刘晓芳的电话求助，要我帮忙联系社会工作专业院校，协助李嘉诚基金会资助的地方宁养院，为贫困家庭癌末患者及其家属提供社会工作专业服务。于是，我便在全国找了七家专业能力较强，又有服务意愿的社会工作专业院系，促成了（医）院（高）校合作开展宁养社会工作服务模式的试行。在其后的两年中，我从院校两方面陆陆续续了解了服务开展的情况及取得的成效，由此也萌生出亲身组织参与类似专业服务的念头。

2012年，中国社会工作教育协会承接并圆满完成了中央财政支持社会组织参与社会服务的“重生行动——唇腭裂儿童及家庭社会工作服务示范项目”后，在考虑下一年度的申报项目时，我自然想到了宁养社会工作专业服务。在协会王思斌会长的支持下，我与李嘉诚基金会“全国宁养医疗服务计划”负责人罗敏洁博士商谈，双方一致同意开展更大范围、更加正式的合作。于是，我们设计了“人间有情——宁养（临终关怀）社会工作服务示范项目”方案，申请2013年度中央财政支持社会组织参与社会服务项目并获得批准。在这一年中，全国有18个社会工作专业院校与李嘉诚基金会资助的18家宁养院合作，在全国17个省、自治区、直辖市开展宁养社会工作服务。2015年，协会又以此服务活动申请中央财政支持项目获得成功，又有16个社会工作专业院校与李嘉诚基金会资助的16家宁养院合作，在全国16个省、自治区、直辖市开展宁养社会工作服务。

当初开展癌末患者及其家庭社会工作服务时，我们定的目标有三方面：

首先是帮助贫困癌末患者及其家属建立社会支持网络、缓解因面临死亡与分离带来的压力，提供"社会—心理—灵性"层面的照顾与支持，达致"生死两相安"；其次是增进医务人员、社会大众对贫困癌末患者及其家属的理解与关怀，营造良好社会氛围，形成宁养（临终关怀）社会工作服务的介入模式，促进相关领域医务社会工作制度建设；最后是提供社会工作专业师生介入社会服务的实践机会，培养具有社会责任及实务技能的优秀社会工作人才，促进社会工作专业教育发展，推动医务社会工作发展。

在两个年度的项目实施过程中，上述三个目标基本达成。首先，两个服务年度中，项目为720位癌末患者开展个案服务，共计服务6857人次；开展287期小组活动，为患者及其家属2887人次、医护人员及义工1112人次提供专业服务，共计获益3999人次；开展社区宣教服务108次，为1316位癌症患者及其家属、10441位社区居民、1786位医护人员及义工提供服务，总计社区服务获益达到13543人次。综上，项目总计服务获益达24399人次。癌末患者及其家属、医护人员以及社区民众对于所受服务基本满意。其次，在两个年度的服务中，基本形成了癌末患者及其家庭宁养社会工作服务的工作流程和服务标准。服务模式在多个场合进行宣传介绍，引起医学界和社会工作界的广泛关注和认同，助推了宁养社会工作理念和服务的普及推广。最后，参与服务的社会工作院校师生获得了长足的专业成长。两年服务中，全国20所高校共计动员、培训了947名社会工作专业师生参与服务活动，大大促进了医务社会工作、临终关怀社会工作领域的课程建设、实务技能提升和人才培养，也促成了一批宁养社会工作领域的研究成果和优秀案例的总结和发表。

当然，以高校师生（尤其是未毕业的学生）作为主体，以项目化运作的方式开展的社会工作专业服务，是需要警惕和谨慎处理一些专业伦理的困扰的。例如，在面对癌末患者及其家属身（体）、心（理）、社（会）、灵（性）等方面巨大压力和问题时，专业师生的生死阅历欠缺以及服务能力的不足，可能会损害服务对象的利益，同时也会反过来影响学生对于专业的认同及委身。另外，中央财政支持项目对于服务覆盖面和受益人数的要求，使得服务提供者面临效率和效能的矛盾冲突，有些个案处理在服务时间和服务质量上显得仓促和不足。

为了总结经验和改进不足，我们决定将两年服务过程中的积累和思考辑集成册。全书分为三个部分（三编）：第一编是理论探究，收集的13篇论文是两年服务中的成果总结和理论思考；第二编是实务案例，其中包括10个个案和1个小组案例；第三编是操作指引，是在李嘉诚基金会"全国宁养医务服务计划"多年实务基础上修改而成的"宁养（临终关怀）社会工作示范项目"服务手册。

本书的编写基于与李嘉诚基金会合作开展的宁养社会工作服务的实践，服务得到中央财政支持社会组织参与社会服务项目办公室给予的立项支持，得到李嘉诚基金会宁养办及各地宁养院的大力配合，在此表示衷心感谢。在书稿编写和修订过程中，我的研究生程子航、王琳、张少驰、郭静辉、郭海兴和马小玲帮助做了大量文字工作，也对他们的付出表示感谢。

我们衷心希望奉上的这一本书，能为中国癌末患者及其家庭宁养（临终关怀）社会工作的制度建设和专业能力提升贡献微薄的力量。

史柏年

2016年5月

目　录

第一编　理论探究

第二编　实务案例

个案工作案例

小组工作案例

第三编　操作指引

第一编

理论探究

癌末患者宁养社会工作研究文献综述

史柏年　马烨　程子航　马小玲　郭海兴　郭静辉

西方国家经过三十多年的发展,已构建了较为完善的临终关怀服务体系,并形成了大量理论和实践成果。目前国外临终关怀研究多涉及医疗、护理、教育、伦理、心理、组织模式、经济来源等多个方面,其研究重点在于调查临终者及医务工作者对临终关怀的态度、通过护理干预改善临终者的生命质量等。同时将研究兴趣延伸到医患和护患沟通技巧、死亡教育、伦理和道德问题、临终关怀护理人员的职责和角色、丧亲支持等方面。① 相反,我国在临终关怀服务的发展上相对滞后,率先开展服务的是香港地区,其次是大陆和台湾地区。

一、研究概况

笔者选择了以"年份 2000—2015"为单位,期刊来源为 SCI 来源期刊、EI 来源期刊、中文核心期刊、CSSCI 来源期刊,来梳理我国临终关怀领域的研究趋势,共搜到 201 篇文献。

根据图 1 的统计结果显示,2000—2005 年该领域的研究文献数量分别为 6、1、9、2、4、6,均不超过 10 篇。2006 年开始有所增长,论文数为 13 篇。2010 年发表研究论文 21 篇。2014 年,研究"临终关怀"的文献刊载数量最多,共有 40 篇被登载在中国期刊全文数据核心期刊。同时,通过图 2 可以看出,研究者

① S. E. McClement, et al.,"Evaluation of Education in Palliative Care: Determining the Effects on Nurses Knowledge and Attitudes," *Journal of Palliative Care*, Vol. 21, No. 1, 2005, pp. 44-48.

对该领域自2000以来有持续性的关注。整体而言，相较于2009年之前，2010年之后的研究成果数量明显增加，而2010年到2014年之间是发表高质量文献数量的高峰期。

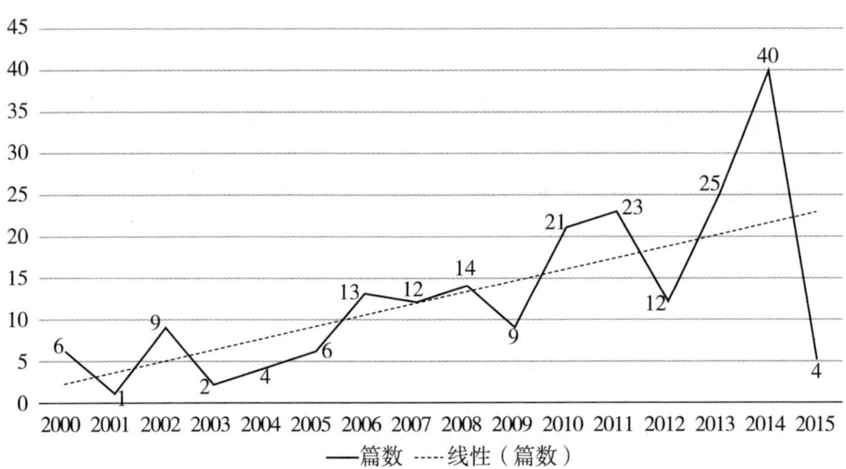

图1　临终关怀领域的研究趋势（2000—2015年）

目前，我国关于该领域的研究主要集中在医学、宗教、法律、社会学和伦理学等方面。对文献进行梳理的标准主要有三方面：一是文献刊登的期刊背景；二是研究者长期从事的研究方向；三是研究文献所聚焦的主要内容。具体的分布情况详见图2。

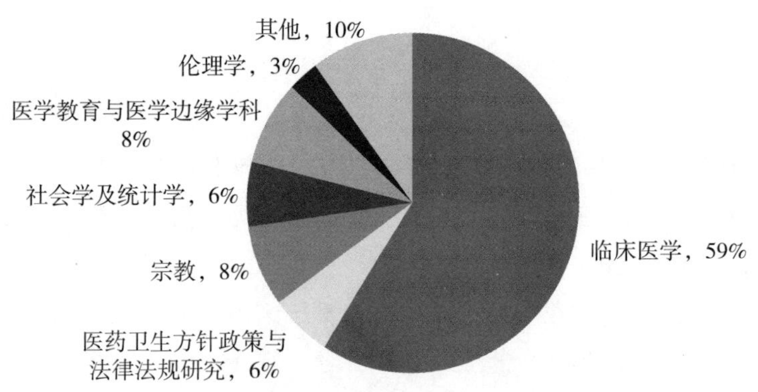

图2　临终关怀领域相关研究（2000—2015年）

根据图2临终关怀领域相关研究可以看出，目前，该领域的研究成果主要集中在医学上，临床医学研究文献的数量占全部文献数量的59%，医学教育与医学边缘学科占全部文献的8%，关于医学方面的文献多达67%。这些文献的研究内容主要涉及临终患者的健康护理、生活质量、心理状态,以及医学教育等多个方面。6%的研究文献着重从医药卫生方针政策及法律法规角度来研究。从社会工作专业出发,进行探究的文献数量仅占6%。其探究内容包括社会工作介入临终关怀研究、社会工作专业理念与临终关怀、社会工作在临终关怀团队的角色等。而占比例3%的文献则主要从伦理层面出发,研究我国临终关怀事业发展的伦理困境及其对策。

随着社会的进步,卫生事业的发展,人们已越来越清楚地认识到,社会卫生保健体系中应该包括三个相互关联的基本组成部分,预防、治疗、临终关怀。[①]特别是在向现代医学生理—心理—社会医学模式转变的背景下,临终关怀实现良性、有序发展就必然依赖全社会的多元化、多途径的支持。2006年,黄海珊等提出"建设有中国特色的临终关怀"[②],包括加强生命教育;改善伦理环境;建立有中国特色的立体化全息服务机构;促进临终关怀加入医疗保险等多方面的内容。我国临终关怀服务将朝着"理论深入化、教育普及化、实施适宜化、管理规范化"的目标发展。

二、宁养疗护概述

"宁养服务"(Hospice)一词源自中世纪欧洲僧侣、修士为长途旅行或朝圣者而设的休息地方,进而引申为如今为垂死患者提供服务,是指通过早期识别、积极评估、疼痛治疗和控制其他症状,包括生理、心理、社会和灵性困扰,来预防和减轻身心痛苦,为"癌症晚期、疼痛、贫困"的居家宁养的患者提供的专业化服务,旨在改善罹患癌症患者及家属的生活质量。

宁养服务在国外被叫作"姑息照护",在中国内地谓之"临终关怀",在中国台湾地区和日本,又普遍被称为"安宁疗护"。"舒缓治疗"起初只在英国出现,后来扩展到全球,逐渐从社区家居服务,发展到二级、三级医院和综合性肿瘤中心服务。"舒缓治疗"之后不断成熟,形成了临床医学分支学科——纾缓医学(Palliative Medicine)。

由于本研究是基于由李嘉诚基金会资助的服务项目,所以叫法更多地受香港地区习惯的影响,香港的公共医院设有宁养中心,为癌末患者提供完善

① 丁焱:《临终关怀发展中的伦理问题》,《中华护理杂志》2000年第10期。

② 黄海珊、张静平、邓小梅:《刍议建设有中国特色的临终关怀》,《医学与社会》2006年第9期。

的临终服务，内地效仿和学习之，故对其纷繁的称谓统一为“宁养疗护”，简称“宁养”。

（一）宁养疗护的定义

现代宁养疗护的鼻祖西塞莉·桑德斯（Cicely Saunders）提出：“宁养疗护是提供救赎的场所，一个人死时虽然身体的病痛未被治愈，但痛苦已被医治。”她为宁养疗护定下五大目标：（1）内心冲突之消除；（2）人际怨怼之消除，患者到临终时可能以不同的眼光看待与他人的关系，是个和解的时刻，协助联系想要和解的人，或协助家属与患者的和解；（3）特殊心愿之实现；（4）未竟事情的安排，如：交代自己挂心的事、安排想见面的人、完成需要处理的事、撰写遗嘱或对自己的一生忏悔；（5）亲朋好友之道别，让患者摆脱死亡的阴影，正面地对待生命的最后旅程，安适而平安地与家人朋友度过一段温馨的时光，是她对宁养工作的期待及希望。①

“宁养疗护”在英文中用单词“hospice”指代，学者钟昌宏从构成要素对其进行定义，关注患者与家属间的互动关系，具体内涵是：

（1）H-Hospitality：以热忱、亲切、关爱的态度来照顾及对待患者及家属。

（2）O-Organized Care：联合有组织及受过专业训练的团队并以有计划的照顾使患者及家属得到需要的照顾。

（3）S-Symptom Control：受过专业训练的医护团队，对症状可以很有效地观察及控制。

（4）P-Psychological Support：本着爱心，运用专业的知识及技巧给予精神及心理的支持。

（5）I-Individualized Care：每一个人都是不同的个体，视其不同的情况给予最合适的照顾。

（6）C-Communication：临终患者的体力及意识状况将对其与他人沟通的质与量产生影响，亦可导致患者与家属的疏离，所以需要学习沟通的技巧及运用沟通的方法来促进有效的沟通，达成相互的互动。

（7）E-Education：教育患者及家属或社会大众有关宁养疗护的知识。②

世界卫生组织于2008年将“宁养疗护”定义为：当患有生命受威胁之疾

---

① 林维德、罗敏洁：《宁养的概论及实施》，《医学与哲学（B）》2014年第5期。

② 钟昌宏：《安宁疗护及缓和医学：简要理论与实践》，安宁照顾基金会（台湾）1998年版，第11—21页。

病，协助患者及家属增进其生活质量，借由预防缓解痛苦及完善的评估，同时协助治疗疼痛或其他症状及其他身、心、灵、社会之相关问题，以达到患者与家属增进生活质量的目标。

综上，我们可以发现随着时间的推移，对于宁养疗护的定义也在不断地完善和发展，范围也在不断地延伸和拓展。桑德斯的定义是从服务目标出发，关注患者个人在生命最后旅程的感受，注重内心的安宁和愿望的满足，将患者个人作为最重要的疗护主体；钟昌宏基于单词的意义引申出对宁养疗护较为深入的内涵剖析，关注患者与家属之间的扶持和互动关系，强调疗护的专业性和团队性的同时，也尊重个体的价值和差异；世界卫生组织给出的定义更具综合性，身、心、灵、社会之相关问题和生活质量的提升都涵盖其中。

如今，随着历史的发展和时间的推移，“宁养疗护”的概念越来越完善，发展为一种全人关怀（不只关心病人，也关心病人家属），全程关怀（对末期患者照顾到临终，也帮助家属度过整个忧伤期），全队参与（医生、护士、社会工作者、义工、营养、心理等工作人员共同的行为）的服务模式。

（二）相关概念比较

“姑息照护”被世界卫生组织定位为一种支持性照护方法，即通过早期识别、积极评估、控制疼痛和缓解其他痛苦症状，如躯体、社会心理和宗教（心灵）的困扰，来预防和缓解身心痛苦，从而达到改善身患进展性疾病患者及其亲属的生活质量。

“临终关怀”是指对生存时间有限的患者提供的全方位、立体式、连续性的人文照顾服务。临终关怀模式是在临终关怀实践中发展起来的一种关于向晚期患者及家庭提供照护的标准形式和总体看法，老龄化社会和疾病死因顺位的改变催生临终关怀服务。

“安宁疗护”是对没有治愈希望的病患所进行的积极而非消极的照顾；对疼痛及其他症状的控制，是为了尽可能提升患者和家属的生活品质到最好的程度。

“纾缓医学”是一门临床学科，通过早期识别、积极评估、控制疼痛和治疗其他痛苦症状，包括躯体的、社会心理和灵性的困扰，来预防和缓解身心痛苦，从而改善面临威胁生命疾病的患者及其亲人的生活质量。

以上是这四个概念较为通用的一般性的定义，通过具体内涵的比较和分析，我们发现在概念的界定上它们还是存在一些细微差别的，具体如下：

1. 界定不同

（1）姑息照护作为一种支持性照护方法，强调支持的全面性，涉及生理、心理、社会等层面。

（2）临终关怀强调是一种人文照顾服务。

（3）安宁疗护更加注重积极而非消极地照顾。

（4）纾缓医学是一门临床学科，强调阶段性预防和缓解痛苦。

2. 介入的阶段不同

（1）姑息照护从诊断为不可治愈疾病开始到生命垂危，只要愿意接受姑息照护，随时可以成为姑息照护的对象，贯穿进展性疾病始终。由前期的姑息照护、患者临终阶段的姑息照护及患者死后对家属的哀伤辅导三部分形成连续的统一体，受益患者潜在群体较大。

（2）临终关怀，对于那些很难估计临终期或者不愿将自身归入临终期的患者，他们是无法享受这一类服务的。由于各国对“临终”的时间界定不同，可以享受临终关怀服务的群体也各不相同。如英国以预期生存期不超过 1 年为临终期，美国以预期生存期不超过 6 个月，且不再接受延长生命的治疗为临终期，日本则将只有 2—6 个月存活期的患者划定为临终患者。这种划分是以患者预期生存期，而不是以症状及机体实际机能作为准入标准。

（3）安宁疗护和纾缓医学更趋向于以需求为导向，不受疾病分期限制，当控制疾病及延长生命的治疗无效或不能达到预期目标时，将成为一种主要治疗方式。

3. 提升生命质量层面的侧重点不同

（1）姑息照护既强调“优死”，也强调“优活”，接受姑息照护不意味着必须放弃根治性治疗，在尽可能预防和减少痛苦的基础上融入延长患者生命的治疗，如化疗、放疗、支持治疗和照护等，不刻意加速死亡，也不拖延死亡，综合考虑在不同阶段患者及家属需求的变化、所患疾病的进展轨迹和照顾环境，从而提高患者及其家属的生活质量。

（2）临终关怀强调“优死”，不主张实施可能给患者增添痛苦或无意义的治疗或过度治疗，强调减轻各种痛苦，从治愈转向照护，让患者平静、安然、有尊严地离开人世，即优化生命末端质量。

（3）安宁疗护肯定生命的价值，在控制疼痛以及身体的症状之外，更加关注对患者的心理及灵性层面,生命质量不仅体现在支持患者积极地活着直到辞世,也协助家属在亲人患病期间及丧亲之后的心理反应有所调试。

(4) 纾缓医学对于生活质量层面关注得更加全面,预防及减轻痛苦,提供所能达到的最佳生活质量。

“宁养疗护”几乎是所有“拿来主义”特色的医学专科,只要有利于解决患者及其家人的问题,所有学科的进步和成果都可以成为宁养疗护临床实践的方法和措施,具有广泛的普适性、全程性和专业性。具有较为明显的优势:

(1) 宁养疗护的第一要务是疼痛与症状控制,注重最基本的问题解决。

(2) 强调舒适、质量和尊严,尊重任何需要和选择。

(3) 服务人员和过程更加专业和持续,有组织化的医护方案,跨专业的团队合作(医生、护士、社工、临终关怀宗教师/灵性照顾者、义工、药剂师、心理学家和精神病学家、物理治疗师和职业治疗师、营养师、芳香治疗师、音乐治疗师、艺术治疗师、其他传统医疗人员以及行政管理人员等)为临终患者及家属提供缓解性及支援性的全人照顾,协助他们提升生活质量。

(4) 尽可能积极地活到死亡自然来临的那一刻,维持依旧的生活,不轻言放弃。

三、宁养疗护的发展与特点

(一) 国外宁养疗护的发展历史与特点

1. 国外宁养疗护的发展历史

宁养疗护是一门年轻的学科,真正确立为一门独立学科仅仅二十余年;宁养疗护又是一门古老的学科,其历史可以追溯到 12 世纪的临终关怀庇护所。当时,人们因宗教信仰而盛行朝圣,由于交通不便,途中许多人饥渴交迫或者生病。公元 1113 年,一个名为“医院骑士团”(Knights Hospitallers)的慈善团体建立中途休息、养病的驿站,用于帮助朝圣者进出圣地。后来随着交通条件的改善,朝圣休息的驿站逐渐失去意义,人们就将庇护所用作专门照顾患有无法治疗疾病的晚期患者的医疗机构代称。

17 世纪,文森特 · 德 · 保罗(Vincent de Paul)在巴黎创立了姐妹慈善会,在专门的场所里照顾孤儿、穷人、病患和垂死者。1897 年,都柏林的一位修女玛丽 · 艾肯亥(Marry Aitkenhead)将其修道院主办的庇护所作为专门收容肿瘤末期患者之场所。1900 年,爱尔兰姐妹会在伦敦创立了女修道会,该会宗旨包括居家探访和照顾患者。1902 年,她们创立了圣约瑟宁养院(St. Joseph's Hospice)用于照护伦敦的濒死穷人。1905 年,该医院改为专门收容癌末患者。现代的临终关怀创始于 1967 年,桑德斯在英国创办了第一所圣克里斯多福临终关怀院,被誉为点燃了世界临终关怀运动的灯塔,随后美国、法国、日本、加拿大等六十多个国家相继出现临终关怀服务。① 桑德斯亲自组建和带领医疗团队着手进行一系列的癌症疼痛及症状控制的研究,创立了针对濒死患者的疼痛护理和整体照顾模式,她所创立的利用服务团队为患者提供全人照顾的哲学思维,成为全世界宁养疗护的基石。至此,非专业性质的临终关怀终于走上了向专业化的宁养疗护演进的轨道。

1976 年,美国康州建立了第一座宁养院——纽黑文宁养院(New Haven Hospice)。1987 年,纾缓医学在英国被批准作为一门医学专业,英国的专家首次将"纾缓医学"定义为:是对患有活动性、进展性的晚期疾病和生存期有限的患者的研究和处理,其关注的焦点是生活质量。内科学关心的焦点是根治疾病,或拯救危重患者的生命,或是不惜一切代价地延长患者的生命,纾缓医学不是根治性治疗,而是聚焦生活质量,是改善那些面临死亡的人们的生活质量。此后,纾缓医学在其他国家逐渐被承认为医学专业或亚专业。2005 年,在"临终关怀之声"与世界临终关怀与纾缓治疗联盟(Worldwide Hospice Palliative Care Alliance,简称 WHPCA)的联合倡导下,将每年 10 月第二周的星期六定为"世界纾缓宁养日"(World Hospice and Palliative),是全球统一举行活动来宣传和支持纾缓治疗与宁养疗护的纪念日,其目的是提升全社会对纾缓治疗的认识,为发展纾缓医学争取更多专业、政策、社会及经费支持。

2. 国外宁养疗护的特点

苏永刚、马娉、陈晓阳等人通过分析总结英国临终关怀的发展,总结出英国临终关怀的特点是:服务对象及纳入标准规范;服务内容全面;临终关怀机构齐全、规模相对庞大;民众的参与程度高;募集资金渠道多样;完善的设施、人性化服务及全方位宣传;专业人员定期培训等。② 徐勤在分析美国临终关怀的发展中指出美国临终关怀的特点是临终关怀医院的非福利性;服务的社会化;服务

① 殷磊:《护理学基础》,人民卫生出版社 2004 年版,第 304—307 页。

② 苏永刚、马娉、陈晓阳:《英国临终关怀现状分析及对中国的启示》,《山东社会科学》2012 年第 2 期。

的制度化,已被纳入医疗保险;服务人性化等。[①] 王星明指出澳大利亚为提升临终关怀工作人员的专业素质,改善临终关怀服务的质量,启动了国家姑息保健项目,该项目中的姑息保健进修项目,投入巨资支持社区护士、养老院和护理院工作人员以及医疗辅助工作者到姑息保健专科进修,提高其姑息保健服务的知识和技能,以便为临终患者及家属提供规范化的服务。[②]

通过对英国、美国、澳大利亚等国家临终关怀发展的研究发现,西方主要国家已经基本形成了针对临终关怀工作人员的专业培训体系,这就为临终关怀服务的专业化、规范化奠定了坚实的基础。同时呈现出政府重视、民众参与、服务机构健全、服务模式多元等特点。可见,临终关怀在西方主要国家获得了较大发展。

(二) 国内宁养疗护的发展历史与特点

中国人口迅速的老龄化已成了不争的事实。中国 80 岁以上的老人占全世界老人的 18%,预估到 2050 年中国将拥有世界 24%的老年人,约 4.5 亿,占亚洲的 36%,世界上每四个老人会有一个是中国人。[③] 2006 年恶性肿瘤已经成为中国内地死因的第一位。据统计,每年约有 270 万人死于癌症,其中 60%需临终关怀,但是临终关怀在中国不被重视,服务机构数量非常少,服务水平参差不齐,没有规范的管理,没有政策的支持,发展严重停滞。[④] 虽然中国内地的临终关怀服务已启动超过二十年的时间,但仍然没有显著进步。

岳林指出中国临终关怀的发展大体经历了三个阶段——理论引进和研究起步阶段,宣传普及和专业培训阶段以及学术研究和临床实践全面发展阶段。并总结了我国临终关怀的特点,即(1)地域局限性:从中国临终关怀机构的分布上看,在经济发展较快的地区(例如上海、北京、天津、广州等地)临终关怀机构的数量大大多于经济发展较慢的地区。(2)疾病、年龄局限性:临终关怀服务都偏重于老年人,忽视了儿童对临终关怀的需求。(3)经济资金来源不足:临终关怀机构所接受的捐助和政府的投入都是极其有限的。(4)专业服务机构数量有限:并没有如西方国家形成产业化运作模式。(5)管理和制度政策方

---

① 徐勤:《美国临终关怀的发展及启示》,《人口学刊》2000 年第 3 期。

② 王星明:《西方主要国家临终关怀的特点及启示》,《医学与哲学(A)》2014 年第 1 期。

③ 孙英梅:《临终关怀与整体护理的人文本质》,《现代医院管理》2007 年第 2 期。

④ 林维德、曾焕棠:《中国大陆宁养照顾对癌症末期患者生活质量之影响》,《医学与哲学(B)》2014 年第 5 期。

面:缺少临终关怀法律法规的建立完善。就我国临终关怀现阶段的特点而言,该学者指出要争取相关法律和医保政策的支持,通过政府支持和社会资助,多途径筹集资金,建立临终关怀医院,推广社区的临终关怀居家探访服务。[①] 表 1 是我国临终关怀发展历史的大致轨迹。

表 1 中国临终关怀的发展史

年份	摘要
1982	香港提出"善终服务"
1986	香港成立善宁会
1987	李同度教授筹建了我国第一个以收治晚期恶性肿瘤患者为主的安徽肿瘤康复医院
1988	天津医学院成立了中国第一所"临终关怀研究中心"
1990	天津医科大学建立临终关怀病房
1990	中国台北地区马偕医院建立了中国第一家临终关怀安宁病房
1991	首届全国临终关怀研讨会暨讲习班在天津召开
1992	香港建立独特的临终关怀服务机构——白普理宁养中心
1992	北京松堂临终关怀医院成立
1992	中国生命关怀协会成立,主旨为实现临终关怀医疗服务的规范化、标准化、争取政策支持,提高老年人和临终患者的生活质量
1994	国务院《医疗机构管理条例实施细则》——将临终关怀职业登记管理放在护理院、护理站和社区卫生服务机构内
1994	中国抗癌协会癌症康复与姑息治疗专业委员会正式成立
1995	上海闸北临汾社区卫生服务中心开设临终关怀病床,以后陆续在昆明、沈阳、北京、成都、开封、南京、浙江等地开设临终关怀病房
1998	由李嘉诚基金会所设立的内地第一家宁养院创立,以居家照护为主要工作
2001	宁养院试行成功,李嘉诚基金会实施"'人间有情'全国宁养医疗服务计划",与分布在全国不同地区的大中型医院合作,推行宁养服务
2006	卫生部国家中医药管理局(《城市社区卫生服务机构管理办法》)仍将临终关怀职业管理放在护理院、站和社区卫生服务机构内
2010	中国抗癌协会癌症康复与姑息治疗专业委员会在第五届中国癌症康复与姑息医学大会上发布了《中国癌症姑息医学武汉宣言》

① 岳林、张雷:《我国临终关怀的特点及其发展展望》,《护士进修杂志》2011 年第 2 期。

续表

年份	摘要
2011	“‘人间有情’全国宁养医疗服务计划”的 32 家宁养院运行中，每年服务人数有一万五千人左右，开展居家服务、电话询访、门诊服务、哀伤辅导、提供或介绍社会资源及教育工作
2012	上海市将“纾缓疗护”服务列入市政府实施项目
2013	上海全面推广家庭医生制度，家庭医生的诊断可作为居民转入临终关怀纾缓病区、老年病床的依据
2013	中国抗癌协会癌症康复与姑息治疗专业委员会与欧洲姑息治疗学会共同主办“2013 年全国肿瘤姑息与支持治疗专家培训班”

来源：林维德、曾焕堂：《中国大陆宁养照顾对癌症末期患者生活质量之影响》，《医学与哲学(B)》2014 年第 5 期。

四、宁养疗护的实践依据

（一）服务对象

现有文献中，大部分专家学者对于宁养疗护的服务对象已达成共识，即身患绝症而以治愈为导向的治疗不再有效的临终患者及其家属。由于宁养疗护的产生和发展是为了“面临威胁生命疾病的患者”，他们的疾病已无法治愈，在这生命最后的时光里，和他们共同承受和坚持的还有他们的亲人。其他的疾病随着病情的治愈或缓解，伴随的压力可以得到舒缓和释放，但这些患者的疾病不能治愈，而且最终还会因患者的濒死和离世而达到压力顶峰。因此，患者家属也是宁养疗护的服务对象，而且在患者过世之后，宁养疗护的服务并没有结束，还继续为遗属提供哀伤支持。

安宁疗护和宁养疗护的对象具有共通性，台湾学者对服务对象进行了细化，是值得我们学习和借鉴的。

（1）癌症末期，这要经过主治医师确定，当开刀、化学治疗、放射治疗等都不能治愈或延长生命时。

（2）病人有身体的症状和痛苦，或有心理、精神、灵性、家庭等问题时。

（3）既然不能延长生命，就不在病人将死亡时做心肺复苏术、插气管内管、电击等会增加或延长其痛苦的措施。

(4) 病人和家属能了解并接受宁养疗护的理念,而且希望病人本身知道病情。①

以上是基于患者和家属的分类对服务对象进行了阐释,如果从年龄这一层面进行划分,儿童这一群体很是特殊。儿童临终关怀与成人临终关怀一样具有重要的伦理意义,但又具有不同于成人临终关怀的特点,儿童的心理发育往往不成熟,对死亡的认识模糊,故应根据儿童的年龄给予不同的心理支持,在患者家属方面,家长心理上的创伤和悲痛更大,持续时间更长,儿童去世给家庭带来巨大冲击,因此,对患儿家属的深切关怀和开导至关重要

(二) 服务方式

宁养疗护的方式多种多样,不同文献都对已有方式进行了梳理,但差异性不明显,同质性更强,所以将已有的服务范式进行归纳和总结,呈现出来。

根据宁养疗护创始人桑德斯的设想,宁养疗护在本质上不是一个病房或者一个场所,而应该是一种理念和项目,可以以不同的形式存在于所有的医疗机构内,就提供临终关怀服务的机构而言,根据不同国家、不同区域、不同的医疗政策,提供临终关怀服务的机构也不尽相同。国外以服务场所为依据对其进行了划分,较为典型的四种模式为:

1. 以社区为主的模式

(1) 独立宁养院。独立宁养院的环境可以像家庭一般温馨,而不像医院那么严肃,使患者在像居家一般的环境中得到优良的专业照顾,其主要焦点为提供急性医疗出院后的照护或居家照护。其缺点是需要庞大的建院经费及昂贵的经营成本。一般独立的宁养院皆为小型,患者床位总数由十多张床到几十张床不等。

(2) 社区外展服务队。社区外展服务队通常依托于专业的治疗或宁养疗护机构,为家庭医生和初级卫生保健团队提供支持,服务那些住在家里、护理院或社区医院的患者,帮助他们尽可能在熟悉的环境下接受高品质照顾,而不用过早地转入专门的治疗或宁养疗护机构。

2. 以医院为主的咨询模式

(1) 宁养疗护顾问团队。典型的宁养疗护顾问团队通常包括接受过宁养

---

① 张斌:《安宁疗护的概念、对象与要求——台湾的安宁疗护介绍之一》,《医学与哲学(A)》2004年第11期。

疗护专门训练的医生、护士和社工，更大一些的团队可以包括其他专业人员。优点是不需要特定的病房，缺点是很难真正做到规范的宁养疗护。

（2）医院内住院服务。在综合或专科医院中规划出独立的病房单位，作为宁养疗护病房或宁养院，或者是在肿瘤科病房中划出专门床位。优点是较容易设立，可利用现成的病房设备，对现有的专业人员加以培训，就能开始作业。缺点是受制于原有的硬件结构，不一定能满足末期病患的特殊需要。

（3）门诊服务。日间照顾机构和门诊机构可以为选择留在家中或者还没有病得严重到需住院的患者提供低成本的照顾，同时可以满足患者定期检查和处置的需要，以及为家属提供必要咨询及教育训练。

3. 以机构为主的临终关怀模式

（1）日间服务中心。日间服务通常是在宁养中心提供，确保患者得到医疗、护理保健和饮食服务，为家属提供喘息照顾，同时满足患者其他社会、心理和灵性上的需要。日间服务中心的服务使许多留住在家中的患者比预期寿命可能长得多。参加日间服务中心的患者在认识了新的朋友后，常常找到了新的生活意义和目的，探索到了表达自我创造性的机会，且共同享受了文化娱乐活动。

（2）居丧支持。通常由受过培训的咨询师、心理学家或社工，以及接受训练和督导的义工对遗属提供哀伤辅导与支持。

4. 以家庭为主的临终关怀模式

很多患者更愿意回到家中，在熟悉而温馨的家庭环境中接受照顾。此时，家庭成员承担更多的照顾任务。完善的居家照顾通常依托于专业的宁养疗护和纾缓医学机构或团队来提供，专业人员为家庭成员提供支持，保证患者在家中得到高品质照顾。

除了四个比较典型的模式外，还有比较具有特色的教育研究、咨询服务、留院观察服务以及利用新闻媒体联络社会各界人士，帮助患者得到社会、家庭爱心支持的服务，寻求并整合利用社会资源。比如在咨询服务中，发给“宁养服务连心卡”，卡中有详细的服务内容及通讯方式，全天接受患者及家属的咨询，患者在得到第一次护理后，每天由工作人员电话随访一次，并建立“宁养之窗”网页，与患者及家属进行沟通。留院观察服务即在肿瘤内科病房开设宁养病人的留观床位，对少数急症病人提供短期留观医疗和护理。①

虽然我国的临终关怀事业起步较晚，但也在学习西方经验的基础上，不断根据国情进行调整。根据患者接受服务的场所（机构）类型不同，国内现有临终关怀服务的主要模式可概括为：

（1）独立临终关怀院。指不隶属于任何医疗护理或其他医疗保健服务机构的临终关怀服务基地。规模多为中小型，服务项目包括住院临终关怀服务、家庭临终关怀服务和日间临终关怀服务，多设立相应的分支机构。北京松堂关怀院是其中较有代表性的。

（2）附设的临终关怀机构。指在医院、护理院、养老院、社区保健站、家庭卫生保健服务中心机构内设置的"临终关怀病区""临终关怀病房""临终关怀单元（病室或病床）"或"附属临终关怀院"，这是目前我国最常见的临终关怀机构。如北京朝阳门医院临终关怀病区。

（3）家庭型临终关怀。是指患者住在自己家中，由家属提供基本的日常照护，并由临终关怀组织提供常规的患者和家属所需要的各种临终关怀服务。李嘉诚基金会实施的"'人间有情'全国宁养医疗服务计划"，在全国各地的重点医院共建立三十余所宁养院，坚持"贫困、癌痛、免费、家居"的服务方针，是家庭型临终关怀的典型。

同时，还有一些具有鲜明特色的服务模式，一种是将家庭与社区临终关怀相结合的模式，是一种趋于理想化的模式，如：

（1）施榕的"施氏模式"。该模式以乡村为着眼点，其核心是家庭临终照护，他认为21世纪中国临终关怀事业在乡村将大有发展。施氏模式一度被认为具有广阔的发展前景，但随着我国独生子女家庭和空巢家庭的增多，这一模式也遭遇挑战。而且这一模式只看到了在农村建立家庭临终照护的有利条件，而没有考虑到诸如传统观念、经济投入、支付能力等重要因素的制约。

（2）李义庭的"PDS"模式。该模式包含"一个中心"，即以解除临终患者的疼痛为中心，"三个方位，九个结合"即在服务层面上，以临终关怀服务、社区临终关怀服务、家庭临终关怀病房相结合；在服务主体上，以国家、集体、民营相结合；在服务费用上，以国家、集体、社会投入相结合。该模式是一个比较完美的模式，但由于涉及面广、操作困难而缺乏实用性。

---

① 彭金莲、陈伟、吴惠平、韦若梨、李而周：《晚期癌症患者家居宁养服务的探讨》，《中华医院管理杂志》2003年第2期。

两种模式在具体实施上明显存在着收治对象标准不合理、护理工作程序未系统化、工作程序散乱、没有确定的护理目标、护理工作内容单一等缺陷。并且该模式也未能合理利用现有人力资源和动员社会力量的参与,未能最大限度地减少经济因素对临终关怀效果的影响,总之,两种模式在中国当前的国情并不完全相适应,实效性大打折扣。①

另一种是将服务主体作为划分依据,如:

(1) 陈春燕的"家庭、社区、专业医护人员"模式。该模式主张家庭为临终患者提供医疗费用,家庭成员为临终团队的主要成员,社区安排志愿者组成临终团队进行资金筹集等事务。

(2) 尤吾兵的"医务人员、家庭亲属、临终患者"的三位一体模式。②

(三) 服务内容

对于宁养疗护的服务内容,有学者提出"五全照顾服务",也有"四全照顾服务",唯一区别在于五全照顾服务增加了全社区照顾这一项,拓展和丰富了服务内容。五全照顾服务具体为:

(1) 全人照顾。身、心、社、灵的整体照顾。

(2) 全家照顾。癌症末期病人最后会走向死亡,而死亡是整个家庭甚至全家族的大事;除了照顾病人之外,也要照顾家属,解决体力、心理、悲伤等问题。

(3) 全程照顾。从病人接受宁养疗护一直到病人死亡,还要做家属的悲伤辅导,使创伤减至最轻。

(4) 全队照顾。凡是与病人医疗有关的都需要加入团队服务,专科医师和各类专业人员的协助合作,才能让病人获得最好的照顾。

(5) 全社区照顾。指整合全部社会资源,运用正规照顾和非正规照顾网络,为需要照顾人士在家庭或者社区中提供全面照顾,社区照顾往往涉及行动、物质、心理和环境等各个层面。

五全照顾从广义上对服务内容进行了较为全面的概述,但对于具体服务内容的总结多是不全面的。笔者通过对现有文献的梳理归纳,认为宁养疗护普遍包含以下七种服务内容:

---

① 王翠英:《临终关怀人文护理模式的构建》,《河南医学研究》2008 年第 3 期。

② 王颖丽、金其林、陈风华、唐秋平、沈敏:《晚期肿瘤患者临终关怀服务的现状分析》,《中国全科医学》2010 年第 28 期。

(1) 症状控制。宁养疗护团队到患者家中探访患者,可行动的患者也可到宁养院门诊接受诊视,医护人员评估症状发生原因并教授患者及家属相关照顾技巧,包括疼痛、呼吸困难、恶心、呕吐、便秘、吞咽困难、伤口照护、口腔护理、淋巴水肿照护、患者翻身、移位技巧、被动运动等,缓解患者各种不适症状,提高患者最后生命之生活质量。

(2) 治疗知识咨询。如解答患者家属在肿瘤诊治方面的疑问。

(3) 义工服务。其主要工作是陪伴患者,和患者聊天,做一些协助工作,目的是给患者和家属送去社会的关爱。

(4) 协助有关死亡准备的指导。患者及家属要对将要到来的事实及善终所需要的一切有所认识和准备,宁养团队帮助和指导善终准备、遗体护理和哀伤辅导等。①

(5) 教育。对医护工作者进行教育,教导如何认知什么是正确的决定,工作人员明白工作的方向及目标后,加强倡导宁养理念。宁养团队需要说明宁养的内涵、所需的一切程序、规章制度、协助所需的帮助,便于患者及家属明白工作的范围及方法。

(6) 心理辅导。主要通过倾听和交谈来缓解患者及家属的心理压力,协助处理患者与家属的沮丧、愤怒、悲伤、焦虑、不甘心等各类情绪反应,给予心理支持,并加以评估。了解患者的诉说,尊重理解患者,让他们在生命的最后阶段也能感受到人间的温暖。如果有需要时,召开家庭会议,协同医疗团队共同完成患者心愿,寻找并提供社会福利咨询等服务。

(7) 灵性、宗教方面需求的照护。宁养团队提供患者及家属心理灵性问题的谘商、协助探寻生命的意义,接受生命的限度等,若需宗教仪式也可协助安排宗教人员的介入,但是不强迫或推销。②

(四) 特殊病症服务

艾滋病作为一种比较特殊的病症,由于其传染的特殊性,使得对艾滋病患者的照顾,相较于其他群体而言,更为艰巨。对艾滋病患者开展宁养疗护服务,不仅是对临终者最后生命的医疗护理,更是一种宽容、理解和尊重的社会关怀。一般来说,对艾滋病患者开展宁养疗护主要集中在“生理”“心理”和“心灵”关

① 钟昌宏:《安宁疗护及缓和医学:简要理论与实践》,第11—21页。

② 林维德、罗敏洁:《宁养的概论及实施》。

怀等三个部分。

1. 生理关怀

艾滋病患者处于一种非常软弱的状态，常常丧失了或无法表达自我的主张与意识，这时外人最容易忽视患者的需要和愿望，甚至可能完全违背患者意愿采取某种引发极大痛苦的医疗措施，使患者丧失一切人生自尊与自信，在极度痛苦中离开人世。面对艾滋病患者的痛苦，根据具体病症采取姑息镇痛是最主要的关怀方式之一，如提供吗啡类镇痛剂。此时关怀的目的不是为了治愈疾病，而是为了尽量帮助患者解除疼痛，满足患者的合理要求，充分尊重艾滋病患者的心愿，帮助患者保持良好的生活环境，预防交叉感染，提高患者的生活质量，使患者以生命的充实消除对死亡的焦虑、恐惧与痛苦，带着对生的满足在平静、祥和与静穆中离开人世。

2. 心理关怀

临终艾滋病患者除了像其他人一样感受到恐惧和痛苦之外，还要承受悔恨、孤独等心理压力，以及被人冷淡、歧视、排挤等折磨，精神伤害使他们的内心变得敏感而脆弱。临终关怀应当充分理解患者所遭受的心理打击和精神创伤，既充分尊重他们应该享受的权利，同时又爱护他们的自尊，在与艾滋病患者交流时要注意语言适度、内容合理，从细微处关心他们。

同时，对不同文背景、不同个性素质的患者，在心理关怀方面应强调因人而异，提供不同层次的心理关怀以满足不同患者的需要。此外，艾滋病因传染的特殊性（其中又与吸毒、卖淫或性生活相关联），使艾滋病患者从感染时就承受着因歧视而带来的道德压力，相关的耻辱和歧视同样波及家属，而家属又将这种耻辱和歧视转嫁给艾滋病患者。实际上，临终艾滋病患者特别希望能得到亲人的理解与关爱。因此，做好艾滋病患者家属的思想工作，有利于艾滋病患者实现心理上的减压解脱。

3. 心灵关怀

从临终关怀事业发展的历史来看，它最早起源于宗教对患者的安慰。在西方，宗教至今还对人的临终关怀发挥着重要作用。在国内，可通过文化资源的诠释对人生目的和意义予以反思，以替代宗教在临终关怀中的作用。艾滋病患者大多处于青壮年时期，他们比一般人群更需要对生死的理性认识。

对艾滋病临终者进行心灵关怀，是要告诉他们：人是向死而在的人，每一个人从出生那一刻起,便开始了经历这一或长或短的生命迈向死亡的旅程,正是因为人能够清醒地认识到这一过程的有限性,因此才能够把更多的生命内容注入这一有限过程之中。人死不过是肉体的死亡,所留下的丰富的生命内容可供更多在世的人分享。对艾滋病临终者进行心灵关怀,还要尽可能地帮助他们回忆人生中的美好和快乐,对他们给予积极的评价,将注意力集中在他们的美德和成就上,使他们以平静的心态步入人生的最后阶段。①

五、宁养疗护的有效性

(一)宁养疗护的有效性研究

目前,国内外在宁养疗护有效性这一领域的研究成果较少,主要采用量化分析,从患者医疗经费投入、躯体症状、心理状态及生活品质改善等方面对宁养疗护的介入成效进行了探讨。

2010年,美国哈佛大学麻省总医院等在《新英格兰医学杂志》(*New England Journal of Medicine*)上发表的一项随机临床研究成果显示,对于转移性非小细胞肺癌患者,早期宁养疗护联合标准抗肿瘤治疗,不仅可显著改善患者生活质量和心境,并可延长患者生存期2—7个月。

2012年,美国临床肿瘤学会年会报道,根据对2006年6月至2009年7月间在三级癌症中心门诊部就诊的151名新近确诊的转移性非小细胞肺癌患者的随机控制试验进行次级分析和18个月的随访表明,转移性非小细胞肺癌患者确诊后,马上同时采用宁养疗护,不仅可以使患者生活质量、情绪、临终护理和预期生存期得到改善,而且或许与较低的医院资源使用费用有关。这样的研究数据和结果也充分证明宁养疗护不仅是对患者有帮助,也能降低社会资源运行成本。

宁养工作强调全人的照顾,不但能维持原有的生活方式,而且能提高生活的品质。林维德、曾焕棠在研究探讨癌症末期患者在宁养照顾介入后,生活质量的改变。研究分为试验组(n=630)和对照组(n=241)。研究的结果显示癌症末期患者经过宁养介入后,其身、心、灵、社会之生活品质大幅度改善。而对照组患者仅在身体生活质量方面有显著改变。②

---

① 陈雅雪、韩跃红、于波:《艾滋病人的临终关怀》,《医学与哲学(A)》2007年第1期。

② 林维德、曾焕棠:《中国大陆宁养照顾对癌症末期患者生活质量之影响》。

也有一些学者对宁养疗护服务介入后患者的躯体症状、心理压力和精神层面等改善做了更细致的研究,其结果论证了宁养疗护服务能使癌末患者生活品质得到全面提高。如沈伟、吴克瑾等通过对691例接受宁养服务的癌末患者自愿完成问卷调查,统计分析宁养医疗干预前后患者的躯体症状、心理压力和精神层面以及社会、家庭支持受影响的差异。结果显示接受宁养服务前,癌末患者的躯体症状、心理压力和精神层面均已受到不同程度的影响,在家庭和社会支持方面影响较小。宁养医疗服务干预后,患者的躯体症状和心理压力明显缓解,特别是疼痛症状得到一定控制;同时,患者的精神层面需求提高。他们得出一致结论:通过开展宁养医疗服务,最大限度地改善肿瘤患者的躯体症状,缓解其心理压力,提升其精神层面需求,可使癌末患者全面提高生活品质。[①]

(二)具体服务方式的有效性

目前,国内外在宁养疗护具体服务方式的有效性这一领域的研究主要采用实证研究范式,从具体服务方法、服务方式,对末期患者接受宁养疗护服务方式的效果进行了探讨。宁养疗护的有效性体现在利用护理专业技能与医疗团队支持,为生命末期患者及家属提供主动积极的全人、全家、全程、全队、全社区之五全照顾的服务方法上,同时宁养疗护的有效性更体现在经过科学验证、以证据为本的服务方式上,对下述三种具体服务方式的有效性进行了量化性分析与验证:

1. 科学用药的有效性

宁养疗护的整个过程中,对患者提供止痛用药都是科学合理的,并且经过科学验证。以钟进才、阙铁生等人对芬太尼透皮贴剂用于家居癌痛病人的临床评价为例,为了观察芬太尼透皮(多瑞吉)贴剂用于家居的晚期癌痛患者的镇痛效果及安全性。他们选择有中重度疼痛的53例家居癌痛患者,使用多瑞吉贴剂止痛,于第15天时观察疼痛缓解率、生活质量、不良反应、患者喜爱程度。结果显示多瑞吉贴剂平均剂量为4.86mg/72h,疼痛缓解率为94.34%,患者的生活质量明显改善,常见不良反应有头晕、呕吐、便秘等,无成瘾及其他严重毒性。[②] 因此得出结论,多瑞吉贴剂因其强效、安全方便、无成瘾及外流危险,可

---

① 沈伟、吴克瑾、钟进才、王京娥、刘芳、牛润桂、刘明恒、林维德:《中国大陆宁养肿瘤患者691例生活质量研究报告》,《肿瘤》2012年第10期。

② 钟进才、阙铁生、韦美怡、张华萍、林章华:《芬太尼透皮贴剂用于家居癌痛病人的临床评价》,《广西医科大学学报》2007年第1期。

作为家居癌痛患者的一线止痛药物。宁养疗护过程中给患者提供的药物,都是科学合理的。

2. 提供基于同感心理支持的有效性

钟进才、阙铁生等在 2001 年 3 月至 2004 年 6 月之间,通过对广西医科大学第一附属医院宁养院接受服务的 654 例家居晚期癌症患者,进行基于同感心的心理支持方法对晚期癌症患者情绪障碍调解的效果评估研究。研究目的是建立基于同感心的心理支持方法,评价其对晚期癌症患者的应用效果,并与常规心理支持方法相比较。方法为选择 2001 年 3 月—2002 年 5 月在广西医科大学第一附属医院宁养院接受服务的 325 例家居晚期癌症患者为对照组,并选择 2003 年 12 月—2004 年 6 月在宁养院接受服务的家居晚期癌症患者 329 例为观察组,两组在接受癌痛控制、症状处理(宁养服务)的同时分别接受基于同感心的心理支持和常规的心理支持治疗。基于同感心的心理支持方法为按同感心的原理,设身处地患者的情境,感同身受患者的情绪和需求,医务人员及患者家属以平等、尊重、接纳的态度,站在患者的立场对待患者,使患者能表达自己的感受,宣泄情绪等。分别于治疗前及治疗后一个月采用问卷调查法对患者的焦虑、抑郁、孤独、愤怒、绝望、自杀倾向进行评估。结果显示基于同感心的心理支持治疗可明显改善晚期癌症患者的抑郁、焦虑、孤独及愤怒情绪,其疗效明显好于常规心理支持治疗。①

3. 进行生死观教育的有效性

晚期癌症病人在治疗不再生效的濒死阶段,几乎都面临着死亡的恐惧和不安,以及遭受疾病痛苦的折磨。② 死亡教育在国外发展已经相对成熟,很多国家的学校都开设了死亡教育课程,在一些发达国家,死亡教育在国民教育序列的不同梯次中都有体现。③ 死亡教育可使人们能够正视死亡,客观地面对死亡。④

张华萍、周晓敏等通过对家居晚期癌症病人进行生死观教育,观察教育前后病人对死亡的认识及行为变化,采用自行设计的生死观认识与行为问卷及生活质量评估表,对 100 例晚期癌症病人进行评定。结果显示进行生死观教育后

---

① 钟进才、阙铁生、周晓敏、韦美怡、张华萍、林章华、韦永凤:《基于同感心的心理支持方法对晚期癌症患者情绪障碍调解的效果评估》,《中国临床康复》2005 年第 40 期。

② 崔平、王涛、宣立华:《38 例晚期肿瘤患者临终关怀的实践》,《中国肿瘤临床与康复》2003 年第 2 期。

③ 辛辰:《论死亡教育的心理健康价值取向》,《医学与哲学(A)》2005 年第 2 期。

④ 郝艳华、吴群红:《死亡教育——健康教育的新课题》,《医学与社会》2001 年第 4 期。

所有病人的生死观均得到显著改善,生活质量明显提高。生死观教育可改善家居晚期癌症病人对死亡的不良认知及行为,促进病人的心理健康,提高其生活质量。①

现代人不仅要求高质量的生、高质量的活,而且要求高质量的"死"。宁养疗护本着"以人为本、全人照顾"的理念,使晚期癌症患者症状得到控制,生命得到尊重,并通过接受死亡教育,使其树立了正确的死亡观,承认死亡是人生的必经阶段,是不可抗拒的自然规律,勇敢地正视生老病死苦的问题,减轻了身体、心理、灵性等各方面的压力,自始至终保持人的尊严,坦然无憾告别人生。

(三)社会工作介入宁养疗护的有效性

目前,国内关于社会工作介入宁养疗护这一领域的研究主要是从理论层面进行探讨的,很多结论都是应然判断,而缺乏经验研究及实然判断。这些理论研究得出的应然判断主要集中在社会工作在宁养疗护中的重要性和必要性,以及探讨社会工作者在实践工作中运用的理论、社会工作专业价值理念和方法。

沈黎指出宁养疗护事业的逐渐兴起,是对社会工作价值观及其工作方法和技巧的吸纳和借鉴,这使得社会工作的地位和作用就日渐突出出来。社会工作者在宁养疗护工作团队中扮演者专业服务者的角色、在宁养服务工作中发挥着专业的功能,有着不可替代的作用。② 具体来看,社会工作者为晚期癌症患者提供了心理疏导、整合社会资源等方面的服务,这个过程中社会工作者的介入,大大减轻了患者的情绪压力以及心理压力,提升了家庭功能的支持作用,对患者的治疗效果起着有着不可替代的作用,也完整了患者的生命意义。同时,社会工作者除帮助患者、提高家属的参与度,满足患者的特定需求外,同样活跃在尊重生命、防控疾病以及呼吁政策的行动中。③

社会工作与宁养疗护所倡导的基本理念和价值观等很多方面都具有一致性。同时,由于涉及社会学、心理学以及伦理学的理论,并且具备专业的工作方法和技巧,社会工作在宁养疗护中是非常有必要且能发挥重要作用的。

宁养疗护的有效性体现在将人道精神发挥到极致的价值理念中,宁养疗护

---

① 张华萍、周晓敏、韦永凤、林章华:《生死观教育对家居晚期癌症病人生死观及生活质量的影响》,《中华护理杂志》2006年第6期。

② 沈黎:《幽谷伴行——浅谈社会工作在临终关怀中的介入》,《社会福利》2004年第2期。

③ 苏光、黄红、武玉宝:《关于"癌症患者家属减压小组"的案例分析》,《社会工作与管理》2014年第5期。

不是一个地方，而是一种高质量、高人性化的照顾理念。宁养疗护反映了特定的社会价值理念，其与社会工作一样，都是社会价值理念的载体。在服务过程当中，社会工作者遵循尊重生命的原则，不会刻意延长也不会人为地减短患者的生命，而是着力减轻患者的疼痛程度，提升其生命质量，实现其生存的价值。帮助患者在剩余的有限生命中，提升幸福指数，享受生活的品质和意义，体味人生的价值。由于晚期癌症患者的生命质量在很大程度上依赖于他人的护理，维护晚期癌症患者的生命质量应该成为现代文明社会的基本伦理道德规范。晚期癌症患者本应拥有同其他人同样地享受生命的权利，也应为其创造一种社会环境，尊重其生命，维护其尊严，使其感受人道主义氛围和理念。同时，宁养疗护采用了系统论的观点，遵循社会工作的价值观，尊重个体的生理、心理、社会等诸多方面的需求。①

社会工作的三大工作方法，个案工作、小组工作和社区工作，同样可以运用到宁养疗护之中。社会工作者入户探访患者，了解患者在治疗过程中产生的生理和心理等各种问题，在社会工作价值观的指导下，运用社会工作专业方法和技巧，通过采取倾听、同理心、鼓励、沟通、指导等手段，帮助患者重塑自信，重燃对生命的渴望，提升生活的品质，享受生命的意义。②

---

① 王京娥、康宗林：《晚期癌症患者宁养疗护与伦理》，《医学与哲学(B)》2014 年第 5 期。

② 赵亚静：《个案工作方法在晚期肿瘤宁养疗护中的运用——以一位癌末患者宁养疗护为例》，《运动与健康》2015 年第 17 期。

癌末患者及其家庭宁养社会工作服务项目成效研究

史柏年　马烨　王琳　程子航

一、项目概述

（一）项目缘起

我国肿瘤发病率和死亡率居高不下，改善癌症患者的生活质量，以及提高晚期癌症患者的"死亡质量"是一个迫切需要关注的问题。目前国内在肿瘤社会工作、宁养社会工作服务领域的探索尚在初期，社会工作作为一项专业的助人活动，通过社会工作服务的介入，提升晚期癌症患者生活质量，帮助患者及家属正确面对死亡与分离，体现了"生理—心理—社会医学模式"，并借此发展医务社会工作专业团队，是我国医学和社会福利发展的方向，具有引领和示范的意义。

早在 2011 年，中国社会工作教育协会曾推荐六所高校的社会工作专业师生配合李嘉诚基金会"人间有情"全国宁养医疗服务计划项目办公室及相关医院宁养院开展社会工作专业服务，取得一定效果。在良好合作的基础上，中国社会工作教育协会于 2013 年和 2015 年两次向民政部民间组织管理局申请"中央财政支持社会组织参与社会服务示范项目"并获得批准。至此，中国社会工作教育协会"宁养（临终关怀）社会工作服务示范项目"（简称"示范项目"）应运而生。

（二）实施地域

中国社会工作教育协会与李嘉诚基金会“人间有情”全国宁养医疗服务计划合作，2013年，一线服务团队由国内社会工作教育发展较好的18所高校师生组成，与李嘉诚基金会“宁养计划”的18家宁养院配合，在广东、福建、湖北、重庆、甘肃、贵州、河北、黑龙江、河南、湖南、吉林、江西、辽宁、四川、山西、陕西、新疆等17个省（自治区、直辖市）的18个城市，共同开展宁养社会工作服务的有益探索。2015年，重庆、甘肃、贵州、河北、黑龙江、河南、湖南、吉林、江西、辽宁、四川、山西、陕西、新疆等14个省（自治区、直辖市）在2013年基础上继续开展服务，宁夏、青海首次加入到示范项目中来。

（三）服务团队

示范项目历经两年，全国19个省（自治区、直辖市）的20所高校、20家宁养院参与到宁养社会工作服务中来。共计动员、培训947名社会工作专业师生参与服务；配合服务的医护人员达到80名。

（四）服务对象

项目的主要服务对象是居家的贫困癌症晚期患者及家属，旨在为贫困晚期癌症患者及其家属提供姑息治疗、心理辅导、生命伦理、宁养善终等方面的服务，提升患者及家属的生活质量，达到“去者善终，留者善别”的目的。此外，还包括参与服务项目的高校学生、医务人员与社区居民。通过对高校学生、医务人员的宣传及培训，对高校学生开展生命教育，提高医务人员照顾品质，缓解医患关系。通过展览、讲座、义诊等多种形式，在医院、社区等开展社区宣教，为社区居民普及宁养服务理念与知识，营造良好的社会氛围。贫困癌症晚期患者及家属、高校学生、医务人员和社区居民多方参与到项目中来，以推动建立社区、医院和高校三方联动的宁养（临终关怀）社会工作服务规范化体系。

两年的服务中，项目为720位贫困晚期癌症患者开展个案服务，共计6857人次获益；开展287期小组活动，为患者及家属2887人次、医护人员及义工1112人次提供专业服务，共计获益3999人次；开展社区宣教服务108次，为1316位癌症患者及家属、10441位社区居民、1786位医护人员及义工提供直接服务，总计社区服务获益达到13543人次。综上，项目总计服务获益达24399人次。

二、社会工作专业方法在癌末患者及其家庭宁养服务中的应用

（一）个案工作方法

在癌末患者及其家庭宁养社会工作服务的过程中，常用的个案工作方法有以下几种：

1. 叙事治疗

叙事治疗，就是工作员运用适当的方法，帮助当事人找出记忆遗漏片段，以唤起当事人内在改变力量的过程。当事人在选择和述说其生命故事的时候，往往会维持故事主要的信息而遗漏一些片段，为了找出这些遗漏的片段，工作员会帮助当事人发展出双重故事。通过引导当事人说出另一段他自己不曾察觉的部分，唤起当事人生命中曾经活动过的、积极的东西，并将这些经验串联和扩展，帮助他发现除了当前的生活样式，其实还存在其他的可能，进而帮助他自行找出问题的解决之道，增加其改变的内在力量。

叙事治疗的基本步骤包括三个阶段。

（1）问题外化。问题外化就是鼓励当事人将问题客体化和拟人化，让问题与当事人分开。叙事治疗强调问题不是当事人个体内部的问题，也不是家庭成员中存在的问题，问题本身才是问题。问题外化的目的是解构，也就是将问题与人分开，把贴上标签的人还原，让问题是问题，人是人。使当事人认识到他所面对的问题是外在的，而不是他自己本身。问题外化之后，问题和人分开，人的内在本质会被重新看见与认可，转而有能力与能量去解决自己的问题。

（2）发现独特结果。独特结果是指与原有故事相矛盾的经验片段，包括事件、感觉、意图、思想、行动等。它通常是当事人在问题的主要故事之外的一些情节和经验，可以帮助当事人寻找过去及现在没有症状问题发生的例外情形。可以利用开放式提问的方式探究，如"用这种方式处理事情是好些呢还是更糟""谁会最先注意到你的这些积极的变化""你过去曾经有过没让焦虑占据你的生活的经历，它说明了什么？"通过故事一步步展开，启发当事人从不同的角度、以不同的观点重新审视自己原有的叙事和经验是怎样建构的、有什么局限，进一步思考是否有其他的可能性，从而使当事人找回能力感和自信。

（3）重写故事。帮助当事人发现与原有故事相矛盾的经验片段，利用这些独特结果重新编写故事的过程即重写故事。当事人可以在重新叙述自己的故

事的过程中，发现新的角度，产生新的态度，从而达到改变自己的目的。因为好的故事可以产生洞察力，能够帮助当事人寻找自信和认同，重新找到面对烦恼的现实状况的办法，找到一个继续努力、正向发展未来的深层动机和强大动力。

宁养服务中，对患者或其家属进行叙事治疗，主要应用于以下问题：告知病情，处理对坏消息的反应；讨论即将面临的死亡，帮助患者和家属为衰弱和濒死做好准备；对长期持有不良情绪的患者提供支持，处理其绝望、自杀意念等。

2. 生命回顾

生命回顾是一种比较有结构性以及具有目标取向的对过往的回忆和生命的回想，包括对当事人非常深入完全的自传性描述。通过协助患者以一种崭新的观点系统地述说及回顾其生命中的重要事件（如成功、失败、美好、成就和遗憾等）以及重要的人生转折点和人生抉择，重整人生秩序，发现或重新诠释"意义"、释放冲突或不满、放下，以及提升个体的自我统整感。

生命回顾通常有四项功能：（1）重整秩序（make order）；（2）发现或重新诠释"意义"；（3）释放冲突或不满（reconcile conflict & disappointment）；（4）放下（letting go）。

宁养服务中，以下问题可采用生命回顾的方式进行：促进患者与身边重要的人相互敞开沟通，化解未了恩怨，使关系圆满；协助患者处理未完成的事务，了却患者最后心愿；陪伴患者，与患者共同面对死亡的事实，共同探寻生命、受苦与死亡的意义等。

3. 爱的礼物

"爱的礼物——生命旅行纪念"是由李嘉诚基金会"人间有情"全国宁养医疗服务计划发起并资助的一项义工服务计划。旨在支持接受专门培训的义工，协助晚期癌症患者通过回顾人生、与亲友间更好沟通及表达情感，探索人生意义，达致"去者善终，留者善别"的目的。"爱的礼物——生命旅行纪念"形式多样，根据患者情况及本人意愿，可灵活选用生命手册（生命故事书）、自制手工艺品、相册、录影等多种形式，成果展示主要有旅行笔记、生命故事书、手工艺品、录像、录音等，记录患者生命中的点滴。爱的礼物，作为留给家属和亲友的纪念，借此传递爱与生命经验。征得患者同意，产出"爱的礼物——生命旅行纪念"优秀作品，已上传李嘉诚基金会"人间有情"全国宁养医疗服务计划——宁养之窗官网（http://www.hospice.com.cn/），可供观看学习。

4. 家庭会议

香港学者马丽庄在《家庭社会工作》一书中指出："家庭社会工作就是指帮助求助的家庭发展，并运用自身的及社会的资源，增强家庭日常功能，改善家庭关系和解决家庭问题。"①家庭和亲人对于晚期癌症患者至关重要，患者在家庭中的位置，往往关系到他可能得到怎样的照顾。

家庭会议，重视家庭自身所具有的潜力，重视每位家庭成员的存在，以家庭为本，将以下目标作为介入方向，促进家庭成长，使每位成员，尤其是病患，得到应有照顾。

(1) 家庭会议的功能

① 商讨解决家庭正在面临的困难和危机；

② 协调家庭因病患导致的变化着的关系；

③ 协助患者获得较为适宜的休养环境和居家照顾，提高末期生活质量；

④ 传播宁养服务理念，动员家庭发现优势，改善认知，提高应对困境的能力，促进家庭正常运转及发展。

(2) 家庭会议介入过程

① 采集信息。通常从了解患者开始，之后是照顾者和其他家庭成员。获得真实、有价值的信息的基础是建立信任关系。

② 问题归类。分析来自调研过程的各种讯息，将病患及其家庭呈现的不同形式的问题和需求归类，了解患者家庭系统、生命周期、家庭动力及功能，家庭权力及决策，发现病患这一事实对家庭的影响及派生出的问题和需求；了解这些问题和需求在不同阶段的表现形式，为召开家庭会议寻找合适的切入点。

③ 会前准备。确定会议时间、地点，主持人及参加者；团队配合，统一意见，明确每个家庭适合以何种方式召开家庭会议；少数民族家庭，应有一名通晓民族语言和风俗的人员到会，确保顺利沟通；尊重家庭隐私权和自主权，相信家庭能力；对可能出现的新问题有预估并允许其显露；其他准备。例如，家庭会议开始或进行过程中，有时需要营造合适的气氛。可以鼓励家庭成员，包括患者、老人及儿童互动，比如适合家庭互动的游戏，或者做一两件取材方便、实用易学的小手工，也可以准备几样小礼物，作为家庭成员参与配合解决问题的奖励和纪念。

---

① 卢建、张素琦、王霞、刘晓芳：《家庭会议介入模式在晚期癌症患者宁养居家照顾中的应用》，载中国抗癌协会癌症康复与姑息治疗专业委员会：《第七届全国癌症康复与姑息医学大会大会论文集和专题讲座》，2011 年。

④ 召开家庭会议。宁养服务中一些重要议题,如病情告知、医疗和照顾决策、后事安排、矛盾化解等,都可以考虑采用家庭会议的方式处置。

5. 哀伤辅导

哀伤辅导的目标是协助当事人在恰当的时间内以恰当的方式引发正常的哀伤,让当事人体验失落感,正确处理已表达或潜在的情感,克服失落后再适应过程中的障碍,以健康的方式坦然地将情感投注在新关系里,逐渐地修复内部和社会环境中的自我。辅导过程和任务具体如下:

(1) 接受丧失。当丧失发生时,当事人第一反应通常是否认,包括否认事实和这一事实带来的影响,表现出保护性反应(如情感麻木、健忘症、认知回避等),言语上表现为"这不可能"等一系列否认的话语。同时有些当事人虽然接受失去这一事实,但否认失去对自己的影响,比如说"失去了,我不在乎"。此否认反应是真实的、正常的第一反应,但只允许短时存在,若一直持续则为异常,即表现出明显的防御机制,很不利于当事人的心理健康。此时辅导者要引导当事人面对现实,接受丧失不可扭转的事实及其带来的影响。

(2) 经历悲伤的痛苦。丧失意味着失去,失去必然痛苦。所以经历丧失后,哀痛是必需的,也是正常的。当事人要接触哀痛、感受哀痛、表达哀痛,而不应该压抑哀痛。所以经历丧失后,恰当做法是承认、面对并适当表达由丧失导致的各种情绪感受。

(3) 重新适应环境和自我世界。丧失导致的直接后果是原有生活节奏与习惯被打乱,自我形象遭到动摇。如亲人或好友的去世将导致他们在当事人生活里角色位置的缺失,故适应生活中的缺少是当事人经历丧失后一项艰巨任务。若是身体伤残、希望等丧失,将直接导致当事人自我形象、自我认识的颠覆。此时树立新的正面自我形象、意识、生活观等非常重要。

(4) 将情绪活力重新投入其他关系和事业上。当事人接受丧失事实,体认丧失情绪,重新调整自己适应环境和自我世界后,应将情绪活力重新投入到其他关系和事业上。真正完成哀伤过程的当事人对生活应重新充满希望、用心构建自我世界、营造良好的人际关系。

患者死亡后,宁养社会工作服务者应及时电话联络或登门拜访,评估家属丧亲后在生活调适过程中的困难,识别家属在丧亲后的物质性、情感性及社会性问题,必要时提供紧急支持;呈送哀伤慰问卡和有用资讯;进行危机筛查以识别高危的丧亲人群,及时提供哀伤辅导服务,或将其转介给相应的专业机构。

在宁养个案服务工作中，社会工作者通过运用叙事治疗、生命回顾、爱的礼物、家庭会议和哀伤辅导等理论方法，为服务对象提供专业的社会心理支持，制定个性化的服务方案。在宁养院社工的帮助下，与患者取得联系，建立专业关系。在每个个案开始之前，社会工作者对患者及其家属进行前测，初步了解他们的需求，每个个案至少有六次入户探访，通过近距离与患者及其家属的聊天沟通，了解患者的实际需求和生活状况，对患者及其家属进行恐惧、悲观等负面情绪的疏导，药物药理作用及反应知识的宣传，帮助患者建立积极、健康面对死亡的态度，缓解晚期癌症患者及其家属面临死亡与分离而带来的压力，促进患者与家属建立顺畅的沟通模式。在取得患者允许的基础上为其做生命回顾，如西北大学的"全家福"照片拍摄活动，汕头大学的"生命旅行笔记"，黑龙江工程学院的"生命回顾纪念册"，沈阳师范大学的"爱的礼物"短片，长沙民政职业技术学院的"爱的传递"祝福册等。黑龙江工程学院创新性运用新媒体技术，完成10次"微印刻·爱的拼图"个案服务项目，为患者记录生命故事帮助患者完成未达成的心愿。对部分家属开展哀伤辅导，给予其情绪、资讯及照顾方面的支持，协助申请社会资源，帮助家属尽快走出丧亲的阴霾。

（二）小组工作方法

小组工作是社会工作的方法之一，是小组工作者按照一定的目标组织的、通过小组过程和动力去影响小组组员的态度与行为，使其获得行为的改变、社会功能的恢复与发展、问题的解决的实务过程。① 小组工作致力于协助处于社会环境中的个人发挥自我的功能，其基本目标是恢复和发展小组组员自我实现的社会空间和环境。

1. 小组的功能

（1）社会功能。小组中集合了有着相似需求或问题的个人，他们有着共同寻求减少痛苦和消除烦恼、增进和完善个人社会功能的需求。这种小规模面对面的互动群体，容易在组员中形成充满信任、接纳和温暖的群体氛围，有助于提高组员解决问题的能力。通过小组互动，小组组员能获得安全和信任感，得到身心的放松，获得比较丰富的生活经验，从而帮助其更好地融入小组之外的现实生活中去。

---

① 万江红主编：《小组工作》，华中科技大学出版社2006年版，第10—13页。

(2) 学习功能。社会心理学研究表明,人在团体中的行为与其单独一人时的行为有很大不同,并且随着所处团体的不同,其行为也会发生很大变化。小组提供一种个人未经历的社会环境和生活经验,使组员在小组中学会共同思考、共同计划,学习新经验与新技能,以成功适应环境,提高适应环境的能力。

(3) 矫治功能。小组可以营造一种信任、互助的环境,协助小组组员改变不被社会所接受的行为。关注和肯定小组组员的正确选择,留意组员一点一滴的进步,植入希望,及时鼓励他们的积极言行,使矫治对象看到希望;并协助修正其不良行为,通过新行为取代旧行为,早日融入正常的社会生活。

(4) 预防功能。通过小组的影响和学习,组员可获得自我发展和处理问题的办法,增强组员的社会功能。避免组员在面临人生任务时出现困境,同时即使将来遇到问题时也能更好地解决,防患于未然。

2. 小组工作的不同面向

不同的对象有不同的需求,因此,为充分发挥小组功能,各服务团队因地制宜,根据服务对象的实际情况和切身感受开展创意独特、主题各异、形式多样、内容丰富小组活动。

针对患者,甘肃政法学院的"生命轨迹,奔流向前"患者减压小组活动,通过分享每个人在漫漫人生路上或开心、快乐,或悲伤、痛苦的经历,引导患者正视生命历程,认识生命的意义,从容面对,积极生活;沈阳师范大学的"让音乐舒缓你我"音乐治疗小组,通过运用音乐治疗的方法,帮助患者缓解生理上的压力,释放不良情绪,提高患者自身应对困难的能力。

针对家属,华中师范大学的"拥抱希望,珍惜现在"家属支持小组,华北理工大学的"你的心情有人懂"沟通互助团体活动,新疆师范大学的"认识自我,打开心扉"心理支持活动,江西财经大学的"爱的鹊桥"家属预期性哀伤支持团体等。西北大学的"动起来,放轻松"家属支持小组,共有五指争冠、颈部放松操、折千纸鹤三个环节,在充满童趣的活动中,锻炼照顾者的灵敏性,缓解他们的紧张情绪及心理压力并了解健康的重要性。

此外,各团队还以医务人员为对象开展医务小组。如山西医科大学的"沟通为主题"护理人员沟通小组,旨在引导护理人员认识并接受个体表达的差异性,尊重患者,呵护患者,提高患者的"医疗质量",通过从不同的群体介入,帮助患者降低压力、正视生命,积极生活;贵州大学开展的"医路凡星"医务小组,旨在帮助患者家属掌握一定的照顾技巧和方法,协助医务人员恰当处理与患者之间的紧张关系，提高对患者的照顾质量；西北大学“隽涓情怀弃倦怠”医务小组，从减少医护人员的职业倦怠入手，促进医务人员与患者的沟通与了解，提升他们应对职业倦怠的意识及能力，提高照顾品质。

（三）社区工作方法

宁养社区工作方法是指在社区、医疗机构和学校等处，举办展览、讲座、义诊等宣传教育活动，面向社会大众推广宁养服务及生死教育理念，以及协助宁养服务机构建立社区联系，为癌末患者及其家属建立社区互助网络。

在社区服务中，一线服务团队深入患者所在社区，开展宁养宣传、生命教育、义诊服务、防癌抗癌系列讲座等活动。如山西医科大学的“病魔无情，人间有情，宁养之路，社工同行”社区健康教育系列宣传活动，黑龙江工程学院的“绿色生活，远离癌症”世界防癌日、全国防癌周大型公益宣传活动、“精彩同行你我他”世界宁养日社区宣传活动以及“携手龙江，关注宁养”志愿者分享会，河南师范大学的“宁养社工进社区，爱心接力谱真情”主题宣传活动，福建医科大学的“大爱无疆——让每一颗即将陨落的流星在温暖里微笑”社区宁养服务，新疆师范大学的“缤纷晚霞二十年，人间有爱宁养情——庆祝 2013 年老人节、世界宁养日”大型社区公益活动。甘肃政法学院的“人间有情，宁养关爱”宁养服务宣传进社区活动，通过问诊、咨询、测血压、知识问答等环节，宣传宁养知识，提高居民的健康意识；青海师范大学的“认识隐形病，用爱伴夕阳”的社区服务活动，主要向居民免费发放健康资料，进行健康知识宣传和教育、测量血压，并给他们讲解一些隐形病患方面的健康知识，提高居民对疾病的预防与及时治疗意识；长沙民政职业技术学院的“九九话重阳，浓浓敬老情”社区敬老活动，活动不仅宣传了宁养社会工作知识和老年人疾病预防知识，还为老年人开展了文艺表演和游园活动，丰富他们的晚年生活。社区服务得到了社会各界的大力支持并取得了一定的成效，增强了社会公众对癌症的了解以及对晚期癌症患者的关注，同时也提高了他们对医务社会工作的知晓度和认同度。

三、服务成效评估的研究方法

项目服务是一个复杂的过程，为了更好地了解示范项目的服务成效以及服务质量，服务是否达到预期目标，需要采用一些标准从不同角度来衡量项目服务,因而设计了定量评估问卷,以描述性的数据直观反映服务对于患者和照顾者的影响。一方面可以直观评判服务成效,另一方面可以根据评估分析完善项目服务,为项目的统计、改进和推广提供合理的依据。

调查对象即为项目的服务对象和服务提供者,包括患者,家属,高校学生,医务人员和社区居民。根据评估对象,项目评估共设计了七份问卷,分别是患者前测问卷,患者后测问卷,家属前测问卷,家属后测问卷,高校学生问卷,医务人员问卷和社区居民问卷。为了解服务对于患者和家属的影响,其中患者和家属问卷均为前后测问卷;高校学生、医务人员和社区居民问卷为普通问卷。

不同类型问卷的评估内容各不相同,患者部分问卷是从困扰问题程度,生活质量,感受支持,自尊量表,生命意义五个方面设计了评分量表,患者后测问卷在前测五个评分量表的基础上,增加了“通过这段时间的服务,您对社工的了解”以及“您是否希望继续得到社工的帮助”两个问题,以评估患者对社工的知晓度和对于社工帮助的接受度。

家属前测问卷由七个部分的测量构成:患者基本情况、照顾者基本情况、困扰问题程度、照顾者感知的压力、照顾者感受的支持、照顾者危机筛查和照顾者简明健康状况;因前测问卷中已填写患者基本情况、照顾者基本情况,故家属后测问卷剔除前测中的患者基本情况、照顾者基本情况以避免重复,只保留困扰问题程度、照顾者感知的压力、照顾者感受的支持、照顾者危机筛查和照顾者简明健康状况五个方面,并增加了“通过这段时间的服务,您对社工的了解”“您是否希望继续得到社工的帮助”及“最近两个星期内,家人是否与患者讨论过死亡或身后事”三个问题,以评估照顾者对于社工的知晓度、对于社工帮助的接受度及对于家人死亡的态度。

高校学生问卷,医务人员问卷和社区居民问卷是从对宁养服务的认识与了解,对生命教育以及医务社会工作的认识与了解,死亡态度,活动评价四个方面出发设计了评分量表。服务对象根据自我的感受和实际情况对一些想法,感受和行为的观点进行打分,从而获取定量数据。

调查资料的收集方法采用自填问卷法,由团队成员将问卷发给调查对象,问调查对象根据自我的感受和实际情况对一些想法,感受和行为的观点进行打分,从而获取定量数据。调查对象自己阅读和填答后,由调查者回收问卷,当调查对象有填答困难时,团队成员及时解答问卷中的问题,协助填写但是不能替代填写。在服务初始,宁养服务人员通过患者与家属填答前测问卷,不仅收集患者与家属的基本信息,而且评估服务对象的需求,帮助制定下一步的介入点。服务结束,通过后测问卷来了解患者及其家属的现状,并了解服务效果。在社区居民,高校学生和医务人员层面,在活动结束后了解他们对宁养服务,生命教育以及医务社工的知晓情况,以及示范项目在该社区带来的成效及影响。

在患者和家属层面,均为前后测问卷,我们称为 A 类问卷。社区居民,高校学生和医务人员问卷为普通问卷,我们称为 B 类问卷。A 类问卷第一部分为患者,第二部分为照顾者。无论是前后测问卷,在填答过程中,接受个案服务的家庭,需要完整填写第一部分和第二部分;仅接受小组服务的照顾者,只需填写第二部分;既接受个案服务又接受小组服务的,患者需完整填写第一部分和第二部分患者问卷,照顾者需完整填写第一部分和第二部分照顾者问卷。问卷的填写由各团队的成员配合照顾者完成,考虑到患者的身体状况,第一部分患者尽量在场,第二部分患者可以不在场。

通过发放、回收问卷获取服务的一手资料,并对此进行统计分析。在问卷回收方面,A 类问卷中,接受个案服务的,每个个案家庭(患者+照顾者)需要填写一套完整的前后测问卷,即个案数=问卷数;只接受小组服务的,在小组开始前填写前测问卷,后测问卷可以在现场完成,也可以带回完成,以邮寄、捎带等方式回收;既接受小组服务又接受个案服务的,在首次接受服务前填写前测问卷,在最后一次服务结束后或回访时填写后测问卷,避免重复。问卷回收过程中,存在一些困难,患者方面,部分患者的身体状况无法填写问卷,另外由于患者的生命周期有限,在服务期间离世的患者亦无法完成后测;家属方面,主要是取药时间过短,行程匆忙等。开展小组活动通常是利用患者家属在宁养院取药的时间进行,时间较为紧张,尽管工作员尽可能帮助患者家属排队取药来节省时间,但是参加完小组工作后仍很匆忙,因而会对问卷的收集工作产生一些影响。此外,家属文化水平有限,对问卷填写存在一定阻碍。总体而言,虽然存在困难,但各团队尽力克服,最大程度协助患者和照顾者有效填答问卷并回收,问卷回收率超出预期。

在问卷回收后,为了方便评估结果的统计,项目开通了网上问卷录入系统。登录网址为 http://www.hospice.com.cn/hos_sw_wj/admin/admin.php。各服务团队登录网上问卷录入系统开展问卷的录入工作,20 所高校录入编码如表 1:

表 1 高校问卷编码表

高校名称	编码
西北大学	21
江西财经大学	16
河南师范大学	25
长沙民政职业技术学院	27
贵州大学	32
甘肃政法学院	13
黑龙江工程学院	18
长春工业大学	28
沈阳师范大学	06
山西医科大学	26
新疆师范大学	17
重庆工商大学	19
成都信息工程学院	22
华北理工大学	35
深圳大学	08
汕头大学	01
福建医科大学	14
华中师范大学	20
中国矿业大学银川学院	30
青海师范大学	29

为保证患者、照顾者前后测问卷的有效统计,为每位受访对象设立专属个案代码,作为录入该受访对象前后测问卷时的统一标识。个案代码设立方法为"团队编号+受访者编号",如汕头大学是团队编号是 01,则设立的个案代码依次为 01-001,01-002,01-003……如沈阳师范大学是团队编号是 06,则设立的个案代码依次为 06-001,06-002,06-003 等;例如患者张三的个案代码为"06-001",则在录入张三的患者前后测问卷时,均统一录入个案代码"06-001"作为标识;患者前后测、照顾者前后测以个案编码作为统一标识。照顾者个案编码是在患者个案编码后加"A""B""C"等以区分。例如张三患者,个案编码为"06-001",在张三的照顾者甲的照顾者前后测问卷中个案编码对应为"06-001A",在

张三的照顾者乙的照顾者前后测问卷中个案编码对应为“06-001B”，依此类推。各团队在数据录入时，均设立个案代码，避免因前后测问卷无法匹配而影响统计。

表2　问卷录入统计（人次）

序号	高校	年份	患者前测	患者后测	家属前测	家属后测	医务人员	高校人员	社区居民	合计
1	西北大学	2013	22	22	102	0	0	84	83	313
		2015	36	29	93	93	66	314	121	752
2	江西财经大学	2013	0	0	18	18	0	50	0	86
		2015	1	0	0	0	0	0	0	1
3	河南师范大学	2013	18	18	18	18	6	11	34	123
		2015	24	16	14	15	0	109	79	257
4	长沙民政职业技术学院	2013	7	7	7	7	5	10	10	53
		2015	21	10	14	12	9	0	18	84
5	贵州大学	2013	16	16	35	35	56	185	65	408
		2015	55	55	75	76	29	233	133	656
6	甘肃政法学院	2013	22	22	66	66	57	101	121	455
		2015	7	0	0	4	4	7	19	41
7	黑龙江工程学院	2013	23	16	61	31	22	49	79	281
		2015	51	19	39	22	20	0	1	152
8	长春工业大学	2013	19	18	19	18	0	179	40	293
		2015	18	19	18	17	0	64	210	346
9	沈阳师范大学	2013	14	10	36	9	46	149	64	328
		2015	16	16	16	16	0	215	100	379
10	山西医科大学	2013	20	16	18	14	0	0	33	101
		2015	20	14	20	14	0	100	297	465
11	新疆师范大学	2013	20	20	19	0	10	29	29	127
		2015	16	16	2	1	0	40	40	115
12	重庆工商大学	2013	20	16	33	33	16	90	99	307
		2015	16	12	16	14	0	0	0	58
13	成都信息工程学院	2013	45	6	4	5	0	0	114	174
		2015	17	12	15	16	0	40	0	100

续表

序号	高校	年份	患者前测	患者后测	家属前测	家属后测	医务人员	高校人员	社区居民	合计
14	华北理工大学	2013	20	14	19	18	4	18	29	122
		2015	24	26	16	18	0	57	109	250
15	深圳大学	2013	14	14	48	48	43	100	91	358
16	汕头大学	2013	11	9	33	17	74	59	1	204
17	福建医科大学	2013	0	0	0	0	0	0	0	0
18	华中师范大学	2013	21	21	20	20	10	20	178	290
19	中国矿业大学银川学院	2015	6	5	5	5	7	8	12	48
20	青海师范大学	2015	24	15	18	18	13	35	33	156
总计			664	509	917	698	497	2356	2242	7883

如表 2 所示,问卷共回收 7883 份,其中患者前测回收 664 份,患者后测回收 509 份,家属前测回收 917 份,家属后测回收 698 份,医务人员回收 497 份,高校人员问卷回收 2356 份,社区居民问卷回收 2242 份。患者问卷前后测对应的问卷 504 份,家属问卷前后测对应的问卷 670 份。

四、服务介入的成效分析

对问卷的数据分析主要运用 SPSS 统计软件以及 Excel 软件来进行,首先将 2013 年、2015 年的数据导出为 SPSS 文件,使用 SPSS 统计软件进行数据统计,并利用 Excel 软件将数据以图表的形式呈现。分析内容侧重描述性分析,了解数据的基本特征,通过频数、频率、均值等指标反映调查对象在各个量表上的分布情况,并在此基础上将 2013 年调查数据和 2015 年调查数据作以对比,得出评估结果。

(一)癌末患者问卷数据分析

1. 患者基本情况分析

(1)患者性别比例

本数据是基于 2013 年 312 份患者前测问卷和 2015 年 352 份患者前测问卷。

表 3　患者性别比例

	2013 年(%)	2015 年(%)
男	52.70	53.61
女	47.30	46.39

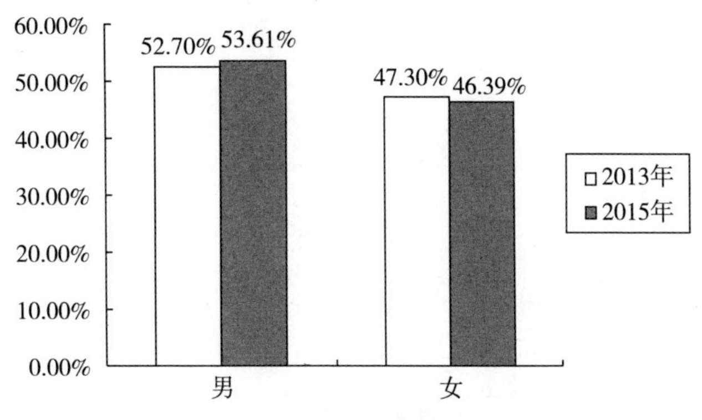

图 1　患者性别比例

根据图 1(或表 3)可知,2013 年男性患者占总人数的 52.70%,女性患者占总人数的 47.30%,2015 年男性患者占总人数的 53.61%,女性患者占总人数的 46.39%。男性与女性患者人数相差不大,男性患者略多于女性患者,患者的性别比例比较均衡。问卷的性别比例较合理。

(2) 患者年龄分布

表 4　患者年龄分布

	2013 年(%)	2015 年(%)
20 岁以下(不含 20 岁)	3.00	0.32
20—40 岁(不含 40 岁)	7.30	4.43
40—60 岁(不含 60 岁)	51.10	46.20
60 岁以上	41.20	49.05

根据图 2(或表 4)可知,2013 年患者年龄主要集中在 40—60 岁,所占比例为 51.1%,其次为 60 岁以上老人,占总人数的 41.2%,40 岁以上的患者总体比例占到总体人数的 92.3%。2015 年 60 岁以上老年人患者比例占据最大,比例为 49.05%,其次是 40—60 岁患者,比例为 46.20%,40 岁以上的中老年人共计占据 95.25%。从调查来看,患者以中年与老年为主。与年轻人相比,中老年群体癌症的病发率较高。

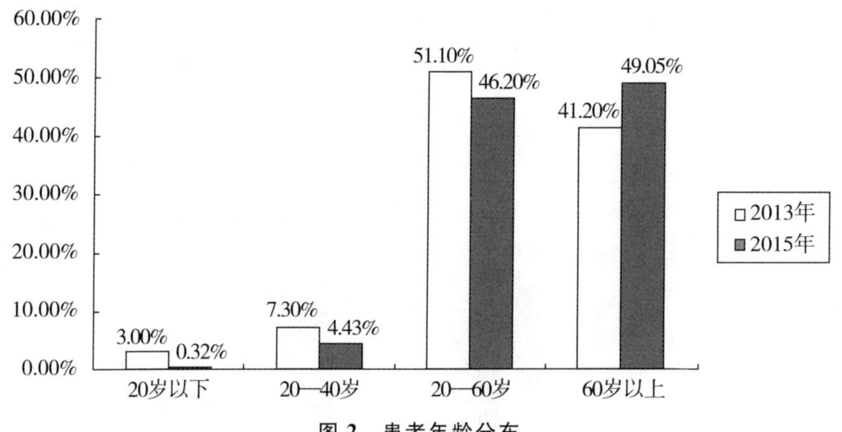

图 2　患者年龄分布

（3）患者家庭经济状况

表 5　患者家庭人均月收入状况

	2013 年(%)	2015 年(%)
300 元以下	14.70	6.00
300—499 元	16.30	9.00
500—799 元	10.50	16.00
800—999 元	15.30	17.00
1000—1499 元	17.60	21.00
1500—1999 元	11.50	15.00
2000—2499 元	8.30	7.00
2500 元以上	5.80	9.00

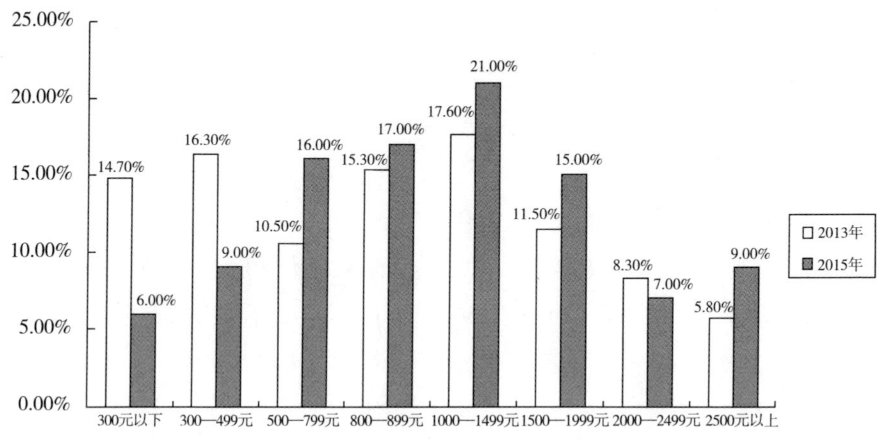

图 3　患者家庭人均月收入状况

据国家统计局《2014 年国民经济和社会发展统计公报》"各地区城镇居民家庭收支基本情况"显示，在平均每人月总收入一项中，全国平均水平为 1680.58 元。[①] 图 3（或表 5）反映了患者家庭人均月收入状况，可知，2013 年患者家庭人均月收入 300 元以下的占到了 14.7%，300—499 元的占 16.3%，500 元以下的共计占到了 31%，1000 元以下的累计占到 52%，1500 元以下累计占到 74.4%，2000 元以下累计占到 85.9%，2500 元以下累计占到 94.2%，2500 元以上的仅有 5.8%。2015 年患者家庭人均月收入状况表明，患者家庭人均月收入 300 元以下的占到了 6%，300—499 元的占 9%，500 元以下的累计占到了 15%，1000 元以下累计占到了 48%，1500 元以下累计占到了 69%，患者的家庭人均月收入在 2000 元以下累计占到 84%，2500 元以下累计占到 91%。本项目主要是为贫困家庭患者及家属提供服务。两年的患者人均月收入调查显示，小部分患者家庭的人均月收入在全国平均水平左右，有相当大的患者家庭在全国平均月收入水平之下，患者家庭经济状况较一般家庭来的困难，这给照顾者和患者都形成了相当大的经济压力，提供相应的经济支持很有必要。

（4）患者身体状况

表 6　患者身体状况

	2013 年（%）	2015 年（%）
完全不能自理	15.00	16.00
部分自理	62.00	66.00
完全自理	18.00	18.00
缺失	5.00	0

图 4（或表 6）反映患者的身体状况。李志宏将老年人的生活自理能力划分为三个类别。"完全自理"是指能完成吃饭、穿衣、上下床、上厕所、洗澡和在室内走动这六项活动；"部分自理"是指至少一项活动在完成上有点困难，但没有一项活动能力完全丧失；"完全不能自理"是指有至少一项活动能力完全丧失。[②] 2013 年患者的身体状况，其中能够完全自理的占到 18%，完全不能自理的达到 15%，其余 62% 患者能够部分自理。2015 年患者身体状况完全自理仅占 18%，完全不能自理的占 16%，部分自理占 66%。可见患者中能够完全自理

① 《2014 年国民经济和社会发展统计公报》，中华人民共和国国家统计局，http://www.stats.gov.cn/，2015 年 2 月 26 日。

② 李志宏：《农村老年人的日常自理能力研究》，《人民论坛》2010 年第 26 期。

的人数较少,多数患者需要他人来照顾。

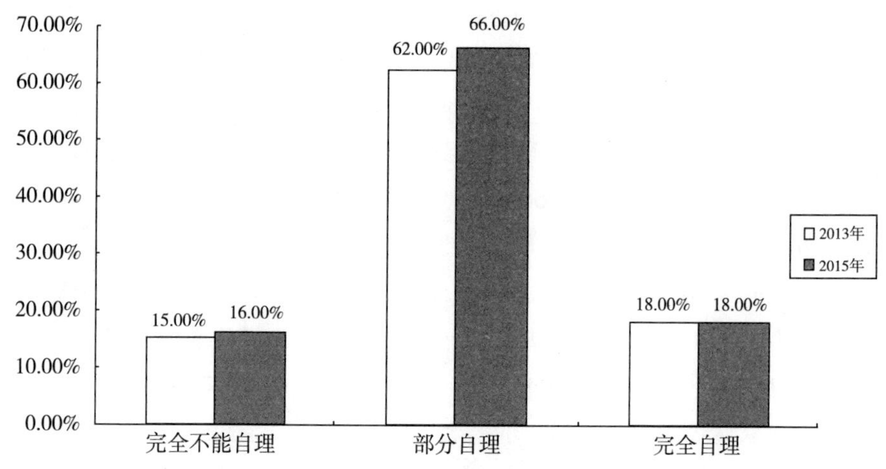

图 4 患者身体状况

(5)患者对病情的了解程度

表 7 对病情的了解程度

	2013 年(%)	2015 年(%)
完全不了解诊断和预后	11.20	15.00
了解诊断,但不清楚预后	39.30	49.00
充分了解诊断和预后	47.30	36.00
缺失	2.20	0

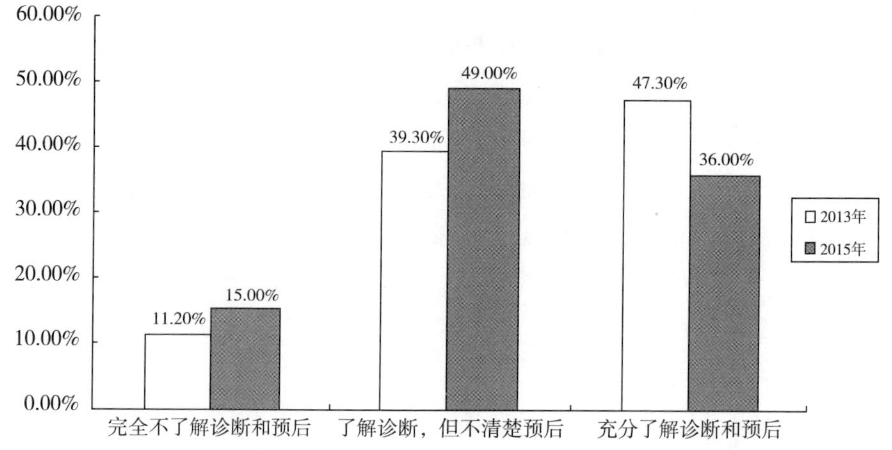

图 5 对病情的了解程度

图5(或表7)反映的是患者对病情的了解程度。2013年了解诊断但不清楚预后的患者占到了39.3%,11.2%的患者完全不了解诊断和预后,充分了解诊断和预后的患者仅占到47.3%,也就是说有52.7%的患者对诊断和预后不甚了解。2015年,完全不了解诊断和预后,了解诊断,但不清楚预后,充分了解诊断和预后所占的比例分别为15%,49%,36%,有64%的患者对诊断和预后了解不充分,综合两年的数据可以看出,充分了解的比例都不足50%,可以说患者普遍缺乏对自身病情的诊断和预后知识,因此在服务过程中为患者讲解诊断和预后的知识显得尤为重要。

2. 患者层面的服务成效问卷数据分析

在了解患者基本信息的情况下,需要继续了解宁养服务是否帮助患者提升了生活质量,更好地探索了生命的意义。以下数据来源于2013年对患者前后测对应的243份问卷和2015年对患者261份前后测对应问卷的分析,主要对患者的感受支持、困扰程度、自尊情况、对生命意义感受,以及生活质量的提升等评估结果进行统计分析。

(1) 服务对于患者感受支持程度的影响

表8　感受支持程度前后测统计结果

	年份	前测	后测	前后测差值
情感支持	2013	3.43	3.91	0.48
	2015	3.31	3.82	0.51
照顾支持	2013	3.78	4.05	0.27
	2015	3.53	4.08	0.55
经济和物质支持	2013	2.81	3.15	0.34
	2015	2.91	3.42	0.51

表8从三个维度体现患者在生病期间获得的各种支持。情感支持是指患者患病期间,有人可以交谈,有人听患者倾诉,有人提供情感安慰等;照顾支持是指包括给患者喂饭、煮饭、移动等;经济和物质支持包括家庭和政府项目给予的经济资助,朋友赠予轮椅、家具等。各项指标的赋值有1、2、3、4、5,1代表很不足够,5代表很足够,患者根据自己的实际情况在对应值上打分。

如图6,服务后,三个维度的满足程度均有所提升,首先从横向比较,三个维度在两年中满足度最高的都是照顾支持,2013年为3.78,2015年为3.53。

说明在患者患病期间,得到家属的照顾支持相对较多。最低的是经济和物质支持,情感支持居中。其次作纵向比较,如图6,服务之后,2013年前后测差值比较提升最大的是情感支持,上升了0.48;其次是经济和物质支持、照顾支持,分别提升了0.34、0.27,而2015年前后测差值比较结果显示,情感支持提升了0.51、照顾支持提升了0.55、经济和物质支持提升了0.51,较之2013年,各项支持均提升超过0.5,两年相比,2015年比2013年更能整合资源,对患者提供的支持程度更为显著。

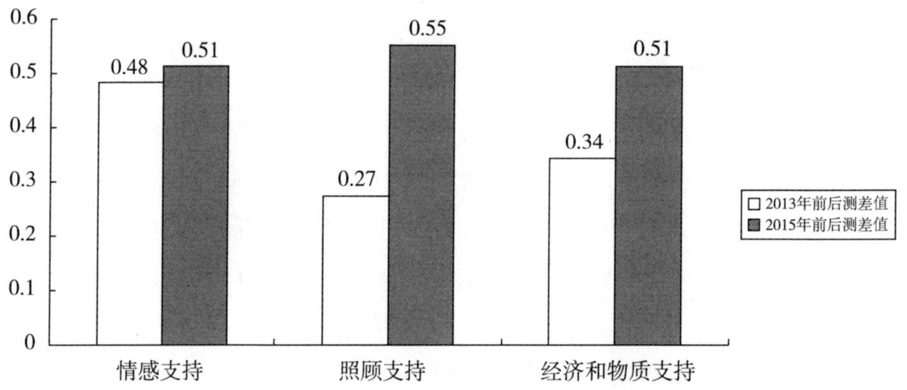

图6 2013年、2015年感受支持程度前后测差值对比

注:正值表示后测较前测上升,负值表示后测较前测下降。

服务后,患者不仅在照顾方面得到的支持增多了,在宁养社工的帮助下,患者情绪及心理问题也得到疏导,同时,对于在经济、物质上存在困难的患者,社工协助发掘和利用身边的资源,链接资源,给予癌末患者经济及实质性的援助,从身—心—灵全面为患者提供支持,切实实现了宁养服务的初衷目标,正是宁养疗护全人的体现。

(2)服务对于患者困扰程度的影响

表9 过去一个月,患者对一些问题的困扰程度前后测统计结果

		年份	前测	后测	前后测差值
1	疼痛和其他各种不舒服的症状	2013	2.80	2.71	-0.09
		2015	2.77	2.27	-0.50
2	家人不懂得如何护理自己	2013	1.43	1.20	-0.23
		2015	1.76	1.41	-0.35
3	不懂得如何与家人沟通,不敢谈及病情及将来	2013	1.83	1.55	-0.28
		2015	1.96	1.54	-0.42

续表

		年份	前测	后测	前后测差值
4	自己有些心愿还没有达成	2013	2.21	1.80	-0.41
		2015	2.17	1.69	-0.48
5	和家人之间的关系变得紧张	2013	1.22	0.93	-0.29
		2015	1.44	1.14	-0.30
6	不知道该如何安排每一天的生活	2013	1.83	1.46	-0.37
		2015	2.11	1.40	-0.71

表 9 反映的是患者在过去一个月内，对一些问题的困扰程度，困扰程度分为四个等级。0 代表“完全没有困扰”，1 代表“偶尔有点困扰”，2 代表“一般”，3 代表“比较有困扰”，4 代表“非常大的困扰”，数值代表感到困扰的程度，数值越大，代表困扰程度越大。上述分值为患者在各个问题上得分的均值。

其中陈述 1 表示患者自身生理上的疼痛困扰，陈述 2、陈述 3、陈述 5 表示与家人互动上带来的困扰，陈述 4 和陈述 6 表示患者内心精神层面的困扰。

从表 9 中可以看出，每一个维度都对患者形成了困扰，其中患者自身生理上的“疼痛和其他各种不舒服的症状”困扰最大，2013 年前测得分 2.80，2015 年前测得分 2.77。其次是精神层面的“自己有些心愿还没有达成”困扰较大，2013 年前测得分 2.21，2015 年前测得分 2.17；困扰相对较小的是与家人层面的互动，“与家人的关系紧张”困扰程度 2013 年得分仅为 1.22，2015 年“与家人的关系紧张”困扰程度得分仅为 1.44。从表 9 可看出，与“在和家人互动”方面感受到的困扰程度相比，生理层面上“疼痛和其他各种不舒服症状”和心理层面上“有些心愿还没有达成”带给患者的困扰程度更为显著。因此在提供宁养服务时，注意舒缓患者的疼痛症状的同时，也需要对患者提供精神层面的关怀。

由图 7 可知，经过服务之后，患者每个困扰均有不同程度的缓解，其中精神层面的“自己有些心愿还没有达成”以及“不知道该如何安排每一天的生活”困扰程度下降最为明显，在心愿未了方面，2013 年后测与前测相比下降了 0. 41，2015 年后测与前测相比下降了 0.48，服务效果显著；2015 年，精神层面的“不知道该如何安排每一天的生活”困扰程度下降了 0.71，服务效果非常显著。生理层面的“疼痛和其他各种不舒服的症状”，2013 年后测与前测相比下降了 0.09，2015 年后测与前测相比下降了 0.50，2015 年的服务更为注重舒缓患者的疼痛症状，对患者身体上困扰程度的改善更为可观。在与家人互动层面上，“家人不懂得如何护理自己”“不懂得如何与家人沟通”以及“和家人之间的关系变得紧张”问题上，困扰程度均有所下降，服务成效比较好。

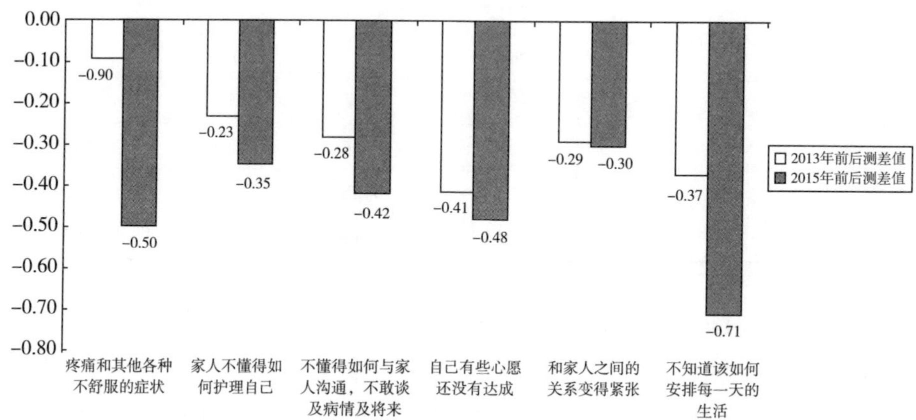

图 7 过去一个月内，对一些问题的困扰程度前后测差值对比

注：正值表示后测较前测上升，负值表示后测较前测下降。

从这两年数据可以看出困扰患者较大的生理层面的疼痛和精神层面的困扰，服务前后成效明显提升，与家人互动关系困扰上，得到不同程度的缓解。说明宁养服务不仅在患者的生理层面为患者缓解疼痛，并且在心理层面为患者提供精神照顾，帮助患者完成未了的心愿，协助患者安排余下的生活，并有效促进患者与家人的互动，改善患者家庭关系。

（3）服务对于患者自尊感受的影响

表 10 自尊量表前后测统计结果

		年份	前测	后测	前后侧差值
1	有价值的人	2013	2.71	2.88	0.17
		2015	2.65	3.08	0.43
2	有好的素质的人	2013	2.73	2.93	0.20
		2015	2.61	3.12	0.51
3	能做好事情	2013	2.72	2.77	0.05
		2015	2.50	2.97	0.47
4	正面态度对待自己	2013	2.83	2.95	0.12
		2015	2.68	3.12	0.44
5	对自己满意	2013	2.65	2.83	0.18
		2015	2.60	3.08	0.48

续表

		年份	前测	后测	前后侧差值
6	希望更尊重自己	2013	3.06	3.07	0.01
		2015	2.81	3.28	0.47
7	有时感到无用	2013	3.67	2.53	-0.14
		2015	2.67	2.18	-0.49
8	感到失败的人	2013	2.30	2.09	-0.21
		2015	2.34	1.90	-0.44
9	不值得骄傲的人	2013	2.34	2.16	-0.18
		2015	2.45	2.14	-0.31
10	自己不够好	2013	2.84	2.71	-0.13
		2015	2.83	2.38	-0.45

表10统计了服务对象的自尊程度。自尊感是人们对自己的主观感觉,是指对自己有信心,觉得自己有能力去应付生活的基本挑战,能肯定自己的价值,对自己感到满意和乐于享受快乐的成果。自尊量表分为四个等级:十分不同意,不同意,同意,十分同意,患者依照自己的实际情况进行作答。其中陈述1至陈述6采用正向赋值,即1代表“十分不同意”,2代表“不同意”,3代表“同意”,4代表“十分同意”,陈述7至陈述10采用负向赋值,即4代表“十分不同意”,3代表“不同意”,2代表“同意”,1代表“十分同意”,表中数值分别为患者在各陈述上得分的均值,分值越高,则患者的自尊程度越高。

从总体上看,2013年、2015年前后测数据在前六个陈述上的取值集中在[2,3]区间,即不同意和同意之间,说明服务对象的自尊感普遍不是很高。同样2013年、2015年前后测数据在后四个陈述上的取值同样集中在[2,3]区间,也即不同意和同意之间,同样说明服务对象的自尊感不高。前测数据显示,患者“失败感”分值最低,2013年为2.30,2015年为2.34,说明患者的失败感较强。

如图8,对两年前后测差值进行比较,可知,感到自己是“有价值的人”“有好的素质的人”“能做好事情”“正面态度对待自己”“对自己满意”“希望更尊重自己”这几个维度两年均是正值,证明宁养服务在提高患者自尊程度取得一定效果。“有时感到无用”“感到失败的人”“不值得骄傲的人”和“自己不够好”,这四个维度两年均有所下降,可见患者在向积极的方向改变。两年的宁养服务通过对于提升患者的自尊感有所助益,宁养志愿者通过个案访谈、家庭会议、团体活动、生命回顾等一系列个性化人文关怀服务方式，以帮助患者排解无力感、失败感，建立自尊自强的生活信念，服务取得明显成效。

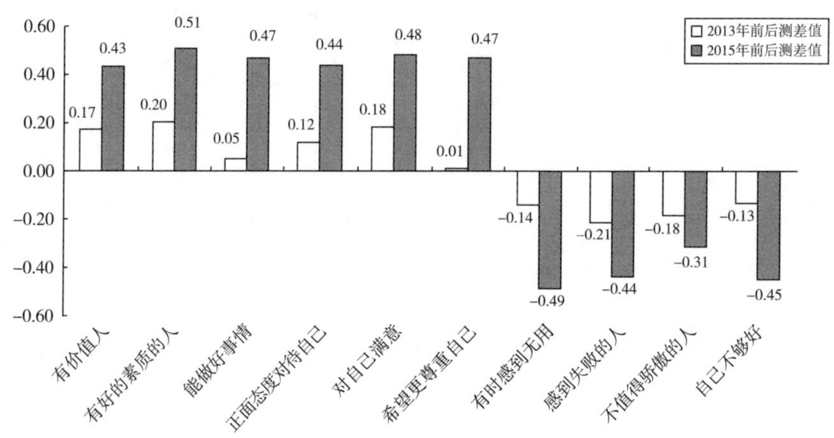

图 8 自尊量表前后测差值对比

注：正值表示后测较前测上升，负值表示后测较前测下降。

（4）服务对于患者对生命意义感受的影响

表 11 对生命意义的感受前后测统计结果

		年份	前测	后测	前后测差值
1	生命失去方向	2013	4.89	4.24	−0.65
		2015	5.40	3.50	−1.90
2	不懂爱自己	2013	4.54	4.21	−0.33
		2015	4.93	3.33	−1.60
3	不明白困境	2013	6.27	5.40	−0.87
		2015	5.95	4.47	−1.48
4	怨恨上天对我不公平	2013	5.35	4.80	−0.55
		2015	5.47	4.06	−1.41
5	缺乏生命的动力	2013	5.15	4.32	−0.83
		2015	5.45	3.79	−1.66
6	困境对于我是挑战和学习的机会	2013	4.88	5.62	0.74
		2015	4.80	6.01	1.21
7	感谢身边人对我的一切	2013	7.10	7.77	0.67
		2015	6.43	7.47	1.04

续表

		年份	前测	后测	前后测差值
8	困境令我坚强	2013	5.55	6.26	0.71
		2015	5.07	6.24	1.17
9	能够随遇而安	2013	5.40	5.71	0.31
		2015	5.12	6.29	1.17
10	以平常心对待人生	2013	5.52	6.23	0.71
		2015	5.30	6.65	1.35
11	内心的平静与和谐	2013	5.19	6.08	0.89
		2015	4.82	6.53	1.71
12	拿得起放得下	2013	5.25	6.00	0.75
		2015	4.94	6.46	1.52
13	有条理地处理事情	2013	5.28	5.97	0.69
		2015	4.80	6.32	1.52

如表 11 反映的是服务对象对生命意义的感受,从完全不同意到完全同意,患者根据自己的实际情况,从[0,10]区间内选择合适的数值进行作答。陈述 1 至陈述 5 采用负向赋值,即 10 表示完全不同意,0 表示完全同意;陈述 6 至陈述 13 采用正向赋值,即 0 表示完全不同意,10 表示完全同意。表 11 中数值分别为患者在各陈述上得分的均值,分值越高则患者认为自己的生命越有意义。

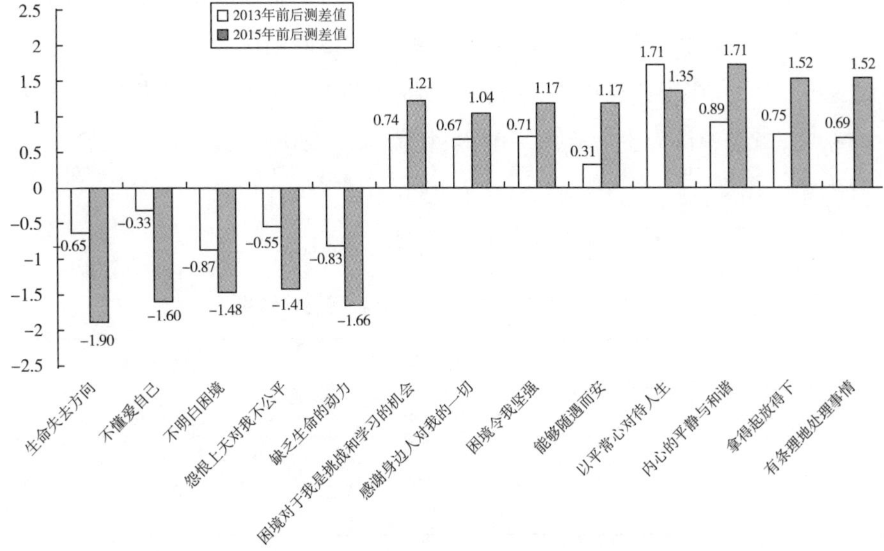

图 9　对生命意义的感受前后测差值对比

注:正值表示后测较前测上升,负值表示后测较前测下降。

图9将两年间各项陈述前后测差值进行对比,从而反映服务成效。从图中可以看出,“生命失去方向”“不懂爱自己”“不明白困境”“怨恨上天对我不公平”和“缺乏生命的动力”均有所下降;“困境对于我是挑战和学习的机会”“感谢身边人对我的一切”“困境令我坚强”“能够随遇而安”“以平常心对待人生”“内心的平静与和谐”“拿得起放得下”和“有条理地处理事情”均有所上升。其中就2013年前后测差值数据而言,“内心的平静与和谐”观点的提升程度最高,为0.89。此外,改变较明显的还有“不明白困境”以及“缺乏生命的动力”,其程度分别下降0.87和0.83。2015年前后测差值数据显示,患者在“生命失去方向”“不懂爱自己”“不明白困境”“怨恨上天对我不公平”和“缺乏生命的动力”等方面的认同程度有所下降,分别为1.90、1.60、1.48、1.41和1.67,其中“生命失去方向”下降程度最大,可见,宁养服务帮助患者在一定程度找到了生命的方向感。

从两年服务成效对比来看,2015年患者在“困境对于我是挑战和学习的机会”“感谢身边人对我的一切”“困境令我坚强”“能够随遇而安”“以平常心面对人生”“内心的平静和谐”“拿得起放得下”以及“有条理地处理事情”等方面均有提升,且提升均在1.2以上,反映了患者对于平常心的认可。两年服务效果总体而言,患者对生命的负面态度均有所减少,相反,积极的态度有所增长,可见服务对患者对于生命意义的理解上有所助益。生命意义作为灵性的一个部分,在与天、人、物、我的关系上寻求共融,并在不断超越的整合过程中达到平安之感受,可见,在服务过程中,宁养社工将患者作为灵性的主体帮助患者寻求生命意义,当患者认为生命有意义时,灵性需求便得到满足,从而帮助患者选择面对生命的态度。

(5)服务对于患者总体生活质量的影响

表12 生活质量总体评价前后测统计结果

	2013年	2015年
前测	4.64	5.13
后测	5.48	5.62
差值	0.84	0.49

表12是2013年和2015年对生活质量的总体评价,总体评价是指在身体、

情绪、社会地位、精神状态、金钱等方面感觉到的生活质量，0 表示非常差，10 表示极好，患者从[0,10]区间内选择合适的数值进行作答。2013 年生活质量前测评分为 4.64，服务后生活质量评分为 5.48，2015 年生活质量前后测分别为 5.13 和 5.62。

表 13　生活质量分维度评价前后测差值对比

		年份	前测	后测	前后测差值
1	情绪低落	2013	4.95	4.63	-0.32
		2015	5.56	4.01	-1.55
2	紧张忧虑	2013	4.63	4.35	-0.28
		2015	5.60	4.07	-1.53
3	忧虑的时间	2013	5.03	4.69	-0.34
		2015	5.88	4.13	-1.75
4	对未来的恐惧	2013	5.03	4.49	-0.54
		2015	5.54	4.09	-1.45
5	生活的希望	2013	4.78	5.47	0.69
		2015	4.50	6.06	1.56
6	生命的目标完成	2013	5.41	5.94	0.53
		2015	5.18	6.33	1.15
7	人生的价值	2013	5.23	5.90	0.67
		2015	5.27	6.47	1.20
8	对生命的主宰	2013	4.34	5.06	0.72
		2015	4.26	5.52	1.26
9	和正常人一样	2013	4.03	5.02	0.99
		2015	4.16	5.80	1.64
10	自我评价	2013	4.29	5.32	1.03
		2015	4.28	5.99	1.71
11	世事冷暖	2013	5.90	7.26	1.36
		2015	5.68	7.07	1.39
12	关心和支持	2013	6.49	7.58	1.09
		2015	6.02	7.52	1.50

表 13 反映的是服务对象对生活质量的感受,从非常差到极好,患者根据自己的实际情况,从[0,10]区间内选择合适的数值进行作答。陈述 1 至陈述 4 采用负向赋值,即 10 表示不觉得或没有,0 表示非常或经常;陈述 5 至陈述 12 采用正向赋值,即 0 表示不觉得或没有,10 表示非常或经常。表中数值分别为患者在各陈述上得分的均值,分值越高,则患者认为自己的生活质量越高。

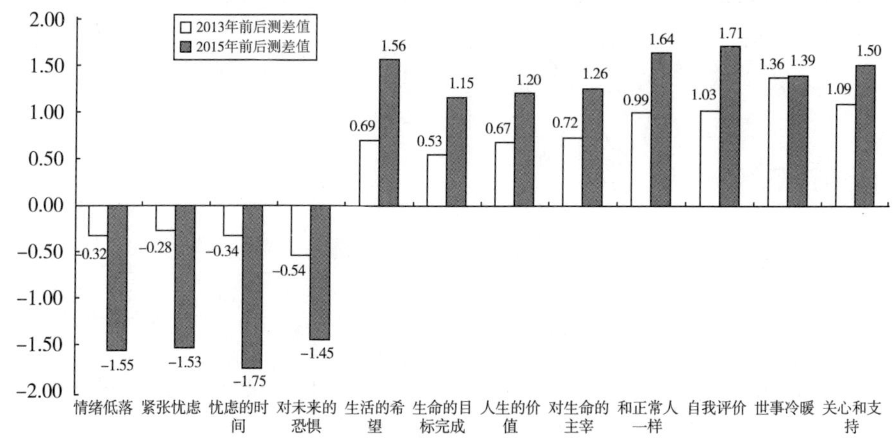

图 10　生活质量分维度评价前后测差值对比

注:正值表示后测较前测上升,负值表示后测较前测下降。

图 10 将两年间各项陈述前后测差值进行对比,从而反映服务成效。如图 10 所示,在分维度的评价中,2013 年"情绪低落"程度从 4. 95 下降到 4. 33,说明服务对缓解患者的情绪起到一定的作用。"紧张忧虑"和"忧愁的时间"也有所好转,分别下降了 0. 28 和 0. 34。"对未来的恐惧"下降 0. 54,并且"生活的希望"上升 0. 69,说明服务使患者增强了对未来的信心。通过服务改变程度较大的是"自我评价""世事冷暖""关心和支持",前后测得分差值超过了 1,分别上升了 1. 03,1. 36,1. 09,反映出服务在这三个维度上效果明显。2015 年在各个分维度的评价中,"情绪低落""紧张或忧虑""忧虑的时间"和"对未来的恐惧"分别下降了 1. 55,1. 53,1. 75 和 1. 45 个分值;而"自我评价""和正常人一样"和"生活的希望"等维度上,分值则均有较大上升,分别上升 1. 71,1. 64 和 1. 56 个分值,说明患者经过服务后,负面情绪得到有效缓解,并且增加了对未来生活的信心,对自身的评价和看法也有所提升;在"生命目标的完成""人生的价值""对生命的主宰""世事冷暖"以及"关心和支持"等维度上,前后测得分差值均超过了 1. 1,反映出服务效果在这几个维度上比较明显。2013 年所有维度上前

后测差值平均为 0.7,与生活质量整体评价改变值 0.84 接近,2015 年所有维度上前后测差值平均为 1.47,高于生活质量整体评价改变值 0.49。一方面体现出现有分维度的有效性,另一方面也说明生活质量还存在其他影响因素,需要继续探索。综合这两年来看,我们的服务对缓解患者情绪、提高生活质量上都有明显改善,未来的服务中,我们可以探索新的服务方式方法,以便更大程度地改善患者生活质量。

(二) 家属(照顾者)问卷数据分析

下面的数据来源于 2013 年 556 份家属前测问卷和 2015 年 361 份家属前测问卷,主要对家属的基本信息进行统计。

1. 家属(照顾者)基本情况分析

(1) 家属(照顾者)以往照顾经验

表 14　有无照顾末期病患的经历

	2013 年(%)	2015 年(%)
有	13.10	10.00
无	82.70	90.00
缺失	4.20	0

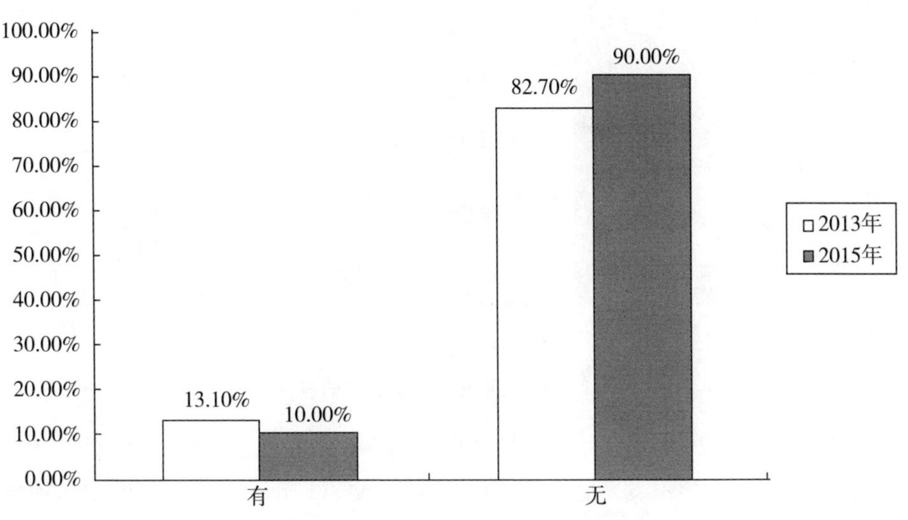

图 11　有无照顾末期病患的经历

如图11(或表14)所示,2013年有照顾经验的家属仅有13.1%,82.7%的家属没有过照顾经验,而2015年有照顾经验的家属仅有10%,有90%的家属没有过照顾经验,由此可见,大多数患者家属均没有照顾末期病患的经历,反映出家属照顾经验的缺乏以及为其提供照顾知识的必要性和紧迫性。

(2) 家属(照顾者)和患者的关系

表15 家属(照顾者)和患者的关系

	2013年(%)	2015年(%)
父母	6.80	5.00
配偶	37.10	49.00
子女(含女婿/儿媳)	43.70	37.00
兄弟姐妹	5.60	5.00
其他亲属	3.20	2.00
非亲属关系	0.40	2.00
缺失	3.20	0

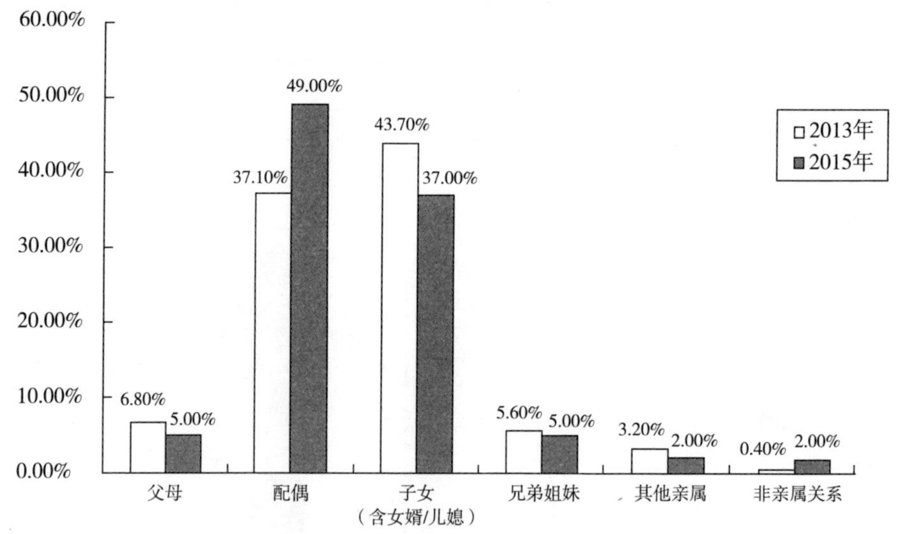

图12 家属(照顾者)和患者的关系

据图12(或表15)所示,家属与患者的关系,2013年,子女(含女婿/儿媳)所占比例最高43.7%,其次是配偶,为37.1%,父母、兄弟姐妹和其他亲属所占比例较低,非亲属关系仅为0.4%。2015年49%的照顾者是患者的配偶,37%的照顾者是子女(含女婿/儿媳)。两年的数据显示,患者的照顾者中,配偶、患者的子女(含女婿/儿媳)比例较大,说明照顾者主要以子女和配偶为主。

(3) 照顾患者对照顾者经济的影响

表 16　照顾患者对照顾者经济的影响

	2013 年(%)	2015 年(%)
没有影响	8.3	11.0
少许影响	35.4	43.0
很大影响	53.8	46.0
缺失	46.0	0

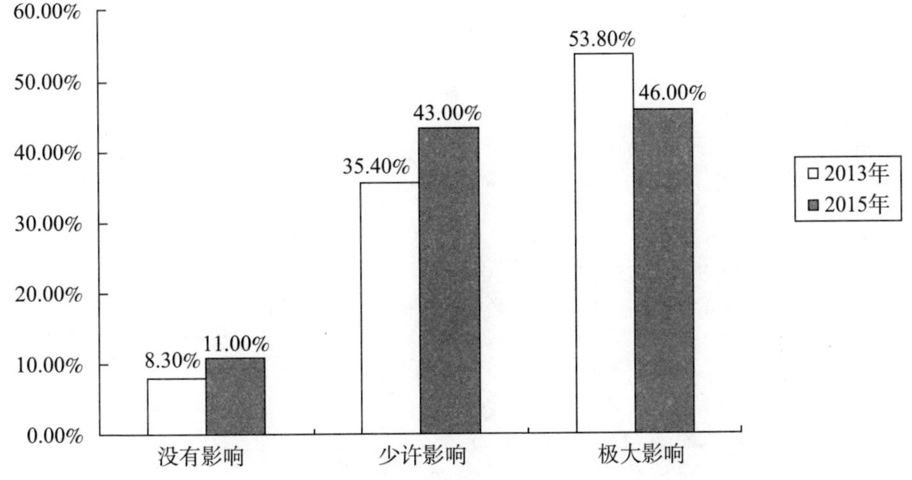

图 13　照顾患者对照顾者经济的影响

如图 13(或表 16)所示,2013 年 53.8%的家属认为照顾患者对自己经济有很大的影响,35.4%的家属认为有少许的影响,只有 8.3%的家属认为对自己的经济没有影响。2015 年 46%的照顾者认为承担照顾对经济收入有很大影响,43%的家属认为有少许的影响,只有 11%的家属认为对自己的经济没有影响,综合这两年的数据,九成左右的家属均认为照顾患者对自己经济有影响。

2. 家属(照顾者)层面的服务成效问卷数据分析

以下数据来源于 2013 年家属前后测对应的 338 份问卷和 2015 年家属前后测对应的 332 份问卷。主要评估家属在接受服务前后在困扰问题,感知的压力、危机状况及健康状况等方面取得成效。

（1）服务对于家属（照顾者）感受的支持的影响

表 17 照顾者感受的支持前后测统计结果

	年份	前测	后测	前后测差值
情感支持	2013	3.14	3.53	0.39
	2015	2.94	3.69	0.75
照顾支持	2013	3.21	3.62	0.41
	2015	3.04	3.62	0.58
经济和物质支持	2013	2.58	3.21	0.63
	2015	2.57	3.18	0.61

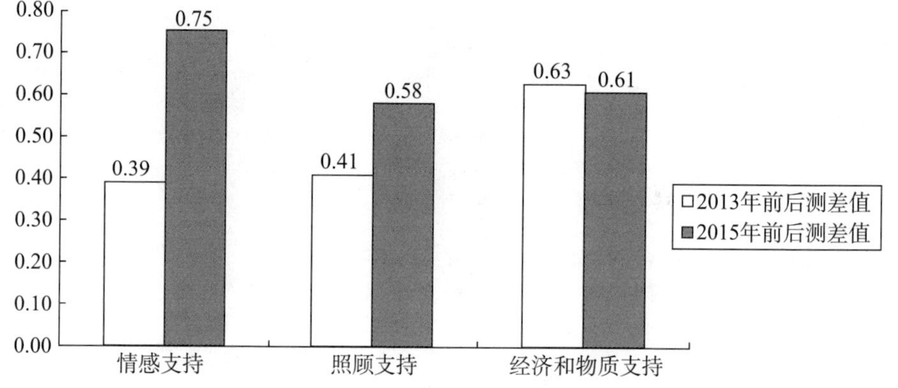

图 14 照顾者感受的支持前后测差值对比

注：正值表示后测较前测上升，负值表示后测较前测下降。

图 14（或表 17）反映的是 2013 年和 2015 年照顾者在照顾患者期间所感受到的支持情况。其中 2013 年支持感受最强烈的是照顾支持，其次是情感支持，最后是经济和物质的支持，在服务后，三方面的支持感受均有所上升，照顾支持上升 0.41，情感支持上升 0.39，经济和物质支持上升 0.63。2015 年支持感受最强烈的是照顾支持，其次是情感支持，最后是经济和物质的支持。在服务后，三个方面的支持感受均有所上升，情感支持上升 0.75，照顾支持上升 0.58，经济和物质支持上升了 0.61。两年服务中，照顾者感受的支持各项均有所提升。

（2）服务对于家属（照顾者）困扰程度的影响

表 18　过去一个月，下面问题给家属带来的困扰程度前后测统计结果

	年份	前测	后测	前后测差值
不懂得如何在家中护理末期病人	2013	2.14	1.52	−0.62
	2015	2.37	2.18	−0.19
不懂得如何与末期病人沟通，不敢谈及病情及死亡	2013	2.30	1.63	−0.67
	2015	3.01	2.28	−0.73
不懂得如何处理末期病人情绪上的问题	2013	2.30	1.65	−0.65
	2015	3.29	2.30	−0.99
家人之间的关系变得紧张	2013	1.43	1.13	−0.30
	2015	3.28	2.16	−0.12
照顾末期病人的压力太大，让我喘不过气	2013	2.16	1.60	−0.56
	2015	2.66	2.31	−0.35
害怕病人临终时刻到来，不知如何处理	2013	2.47	1.82	−0.65
	2015	3.43	2.52	−0.91

如表 18 所示，0 代表“完全没有困扰”，4 代表“非常大的困扰”，中间的数值代表感到困扰的程度，数值越大，代表困扰程度越大。2013 年的调查数据结果可见，给家属带来的困扰最大的是“害怕病人临终时刻到来，不知如何处理”，困扰分值达到 2.47。其次是“不懂得如何与末期病人沟通”以及“不懂得如何处理末期病人情绪上的问题”。在照顾方面，反映出照顾压力大，不懂得如何护理患者。2015 年给家属带来的困扰最大的是不知如何处理临终，害怕那一刻的到来，困扰分值达到 3.43；之后是不懂情绪处理、家人关系紧张和不懂如何沟通，困扰分值分别为 3.29、3.28 和 3.01。

如图 15 所示，2013 年服务后，在处理临终问题上，照顾者困扰程度下降了 0.65，在沟通和处理情绪上困扰下降了 0.67 和 0.65，照顾压力得到缓解，并且在护理知识上得到提升。2015 年服务后，照顾者在处理临终问题上，困扰程度下降了 0.91，在情绪处理、与家人关系和沟通困扰程度分别下降了 0.99，0.12 和 0.73。

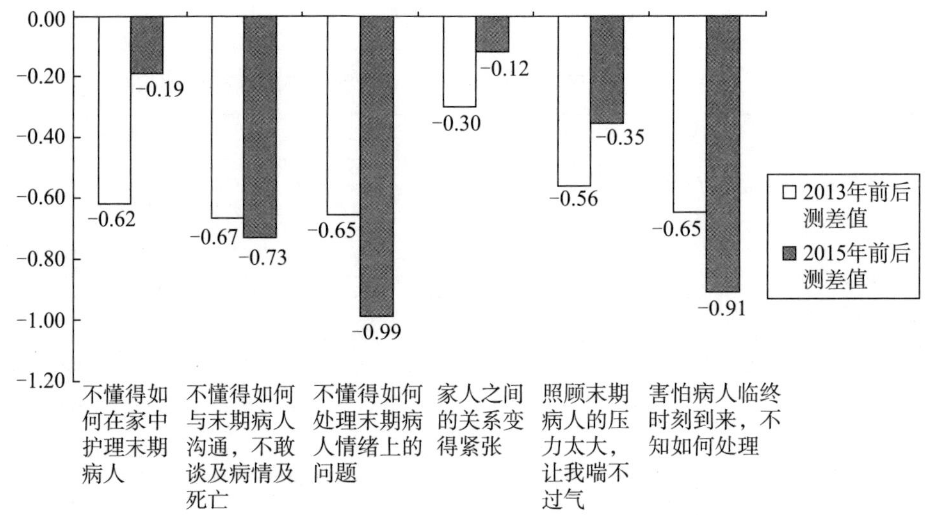

图 15　过去一个月，下面问题给家属带来的困扰程度前后测差值对比

注：正值表示后测较前测上升，负值表示后测较前测下降。

两年服务中，宁养社会工作一方面对家属进行居家照顾的教育指导，另一方面调整家属对于治疗的期待、处理疾病引发的家庭矛盾冲突，促进照顾者与家人之间沟通及关系重整，服务后，各项困扰程度均有不同程度的下降，显示出宁养服务在缓解病人家属的困扰方面良好的服务成效。

（3）服务对于家属（照顾者）感知的压力的影响

表 19　照顾者感知的压力前后测统计结果

		年份	前测	后测	前后测差值
1	为无法预期的事情感到心烦意乱	2013	2.10	1.60	-0.50
		2015	3.15	2.49	-0.66
2	无法控制生活中重要的事情	2013	1.89	1.49	-0.40
		2015	3.20	2.55	-0.65
3	紧张不安和压力	2013	2.18	1.65	-0.53
		2015	3.29	2.67	-0.62
4	无法处理所有必须做的事情	2013	1.89	1.60	-0.29
		2015	3.12	2.65	-0.47
5	常生气	2013	1.76	1.53	-0.23
		2015	3.11	2.43	-0.68

续表

		年份	前测	后测	前后测差值
6	经常想到有些事情是必须要处理的	2013	2.41	2.14	-0.27
		2015	3.34	3.16	-0.18
7	困难的事情堆积如山	2013	1.99	1.60	-0.39
		2015	3.17	2.63	-0.54
8	成功处理生活麻烦	2013	1.81	1.93	0.12
		2015	2.74	2.83	0.09
9	有效处理生活中发生的重要改变	2013	1.88	1.90	0.02
		2015	2.75	3.21	0.46
10	有能力处理私人的事情	2013	1.92	2.01	0.09
		2015	2.73	3.26	0.53
11	事事顺心如意	2013	1.55	1.59	0.04
		2015	2.49	2.89	0.40
12	有办法控制生活中恼人的事情	2013	1.84	2.02	0.18
		2015	2.71	3.17	0.46
13	能驾驭事情	2013	1.68	1.80	0.12
		2015	2.55	2.97	0.42
14	能掌握时间安排	2013	2.10	2.20	0.10
		2015	2.78	3.27	0.49

表19反映的是照顾者感知的压力,患者根据自己的实际情况,在“从不”“偶尔”“有时”“常常”“总是”选择合适的频率进行作答。陈述1至陈述7采用正向赋值,即1表示“从不”,2表示“偶尔”,3表示“有时”,4表示“常常”,5表示“总是”;陈述8至陈述14采用负向赋值,即5表示“从不”,4表示“偶尔”,3表示“有时”,2表示“常常”,1表示“总是”,表中数值分别为患者在各陈述上得分的均值,分值越高,则照顾者感知的压力越大。

如表19,2013年前测数据显示,压力程度最大的是“经常想到有些事情是必须要处理的”,为2.41,其次是“紧张不安和压力”“为无法预期的事情感到心烦意乱”和“能掌握时间安排”压力感知较大,分别为2.18,2.10和2.10。2015年前测数据显示,压力程度较高的是对事情的处理,分值达到3.34。其次在“紧张不安和压力”上也表现出了较高的压力程度,分值达到3.29。

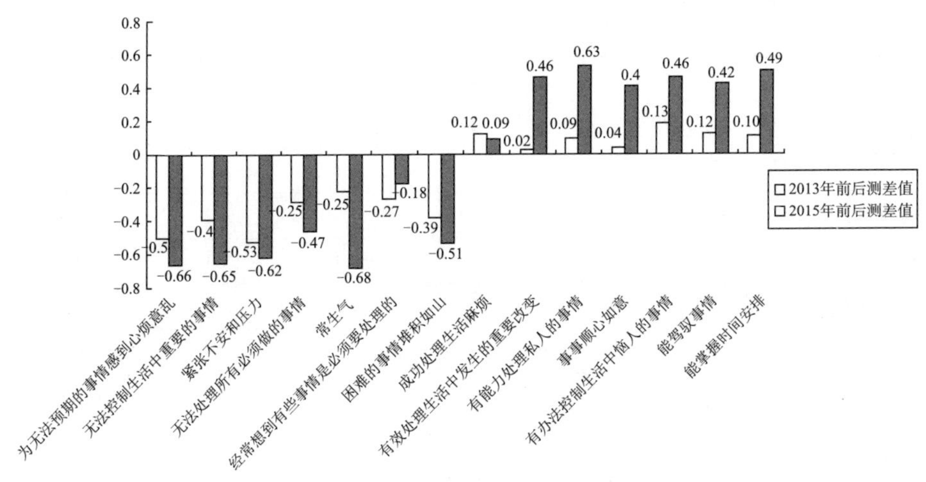

图 16 照顾者感知的压力前后测差值对比

注:正值表示后测较前测上升,负值表示后测较前测下降。

如图 16,2013 年前后测差值对比中,“紧张压力和不安”的压力程度下降了 0.53,“为无法预期的事情感到心烦意乱”和“无法控制生活中重要的事情”的压力程度分别下降了 0.5 和 0.4。“无法处理所有必须做的事情”压力程度下降了 0.29,而“有办法控制生活中恼人的事情”压力程度上升了 0.18。2015 年服务后,照顾者对事情的处理上的困扰有所好转,“经常想到有些事情是必须要处理的”压力程度下降了 0.18,“困难的事情堆积如山”下降了 0.54。其中改变最显著的是“常生气”,压力程度下降了 0.68;其次是“为无法预期的事情感到心烦意乱”和“无法控制生活中重要的事情”,压力程度下降了 0.66 和 0.65;在“紧张不安和压力”上,感受程度下降了 0.62;在“有能力处理私人的事情”方面提升较大,提升程度为 0.53;在“能掌握时间安排”方面的提升,提升程度为 0. 49。另外,在“有效处理生活中发生的重要改变”“有办法控制生活中恼人的事情”,以及“能驾驭事情”和“事事顺心如意”等方面也有较为显著的提升。

(4) 服务对于家属(照顾者)面临的危机状况的影响

表 20 照顾者危机筛查前后测统计结果

	年份	前测	后测	前后测差值
为了照顾患者而使身体受损	2013	1.38	1.16	−0.22
	2015	2.34	2.08	−0.26
对目前情况处理不妥当	2013	1.33	1.11	−0.22
	2015	2.57	2.07	−0.50

续表

	年份	前测	后测	前后测差值
社交活动有所减少	2013	1.92	1.58	-0.34
	2015	2.98	2.61	-0.37
为了照顾患者而使自己的家庭关系紧张	2013	1.16	0.97	-0.19
	2015	2.39	1.92	-0.47
不能继续照顾患者了	2013	0.91	0.86	-0.05
	2015	2.22	1.95	-0.27
为了照顾患者使与他/她关系紧张	2013	0.97	0.89	-0.08
	2015	2.12	1.85	-0.27
付出不再有价值	2013	0.94	0.83	-0.11
	2015	2.38	1.83	-0.55
在照顾上,我没有一分钟空间	2013	1.24	1.08	-0.16
	2015	2.85	2.09	-0.76
我要提供的照顾的分担比其他家庭成员多	2013	1.74	1.59	-0.15
	2015	2.62	2.46	-0.16
我感觉沮丧	2013	1.49	1.24	-0.25
	2015	2.50	2.19	-0.31
我感到生活失控	2013	1.23	1.22	-0.01
	2015	2.03	1.99	-0.04
我增加了酒精,药物和香烟的使用量	2013	0.84	0.74	-0.10
	2015	2.51	0.70	-1.81

表 20 是照顾者危机筛查的前后测统计结果。从完全不同意到完全同意,0 表示“完全不同意”,1 表示“不同意”,2 表示“同意”,3 表示“完全同意”。患者根据自己的实际情况,从[0,3]区间内选择合适的数值进行作答。2013 年,照顾者赞同程度较高的是“社区活动有所减少”,为 1.92,其次家属赞同程度较高的是“我要提供的照顾的分担比其他家庭成员多”,达到了 1.74,接着是沮丧的感觉强烈,为 1.49。2015 年赞同程度较高的依旧是“社交活动有所减少”,分值为 2.98,接近于完全同意的 3 分,其次是“在照顾上,我没有一分钟空间”分值为 2.85。说明照顾者大量的时间精力花在照顾患者身上,这些危机需要通过服务做适当的调节。

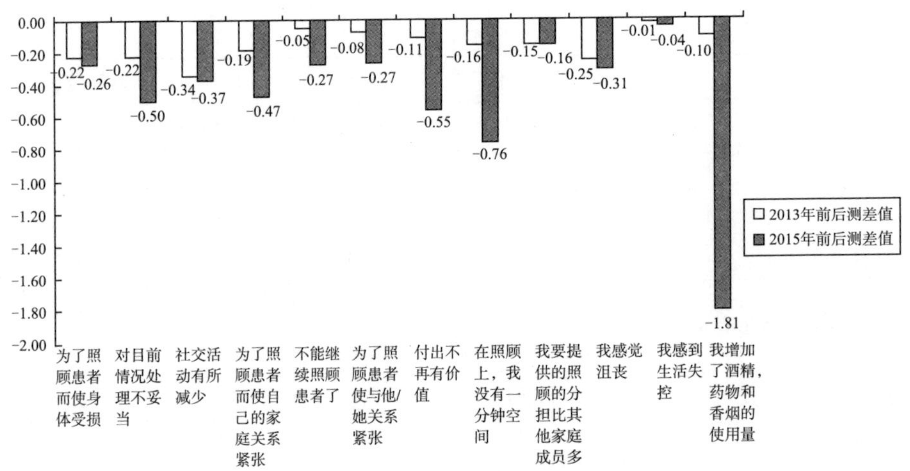

图 17 照顾者危机筛查前后测差值对比

注：正值表示后测较前测上升，负值表示后测较前测下降。

如图 17，接受宁养服务后，家属的社交活动增加，在社交活动减少这一项中，2013 年和 2015 年的前后测对比分值下降了 0.34 和 0.37。2013 年前后测对比，提供照顾分担比其他家庭成员多的感受下降了 0.15，沮丧感下降了 0.25。2015 年，照顾者接受服务后，对于酒精、药物和香烟的使用大大减少，下降程度为 1.81，服务有效减少了照顾者对酒精、药物和香烟的使用量。在“为了照顾患者而使身体受损”“对目前情况处理不妥当”“为了照顾患者而使自己的家庭关系紧张”“不能继续照顾患者了”“付出不再有价值”“为了照顾患者使与他/她关系紧张”“在照顾上，我没有一分钟空间”“我要提供的照顾的分担比其他家庭成员多”和“我感觉沮丧”等方面的危机均有所下降。

（三）B 类问卷数据分析

B 类问卷包括对医务人员、高校学生和社区居民的问卷。

以下数据源于 2013 年收集的 349 份医务人员问卷，1134 份高校学生问卷，以及 1070 份社区居民问卷；2015 年收集的 148 份医务人员问卷，1172 份高校学生问卷，1222 份社区居民问卷。该部分旨在了解医务工作者，社区居民和高校学生对宁养的理解和认识，以及社区服务所取得的成效。

1. 调查对象的观点

（1）医护人员对于医务社会工作的看法

表 21　医务人员对医务社会工作功能和价值的看法

	2013 年		2015 年	
	N	百分比	N	百分比
义工(志愿者)组织与管理	220	11.30	37	10.40
社区资源联系与倡导	208	10.70	38	10.70
补充医疗团队社会心理方面的专业不足	226	11.60	48	13.50
为患者家庭寻求经济、物质、照顾上的实际支持	239	12.20	37	10.40
协调医患关系	255	13.10	44	12.40
协助行政、文书工作	92	4.70	12	3.40
患者和家属的教育、资讯提供	249	12.70	41	11.50
出院计划,出院后追踪服务	195	10.00	41	11.50
为患者/家属提供社会心理支持	269	13.80	57	16.10
总计	1953	100	355	100

上面表 21 反映医务人员对医务社会工作功能和价值的看法,其中医务人员评价较认同医务社会工作功能和价值在于协调医患关系,2013 年占总数的 13.1%,2015 年占总数的 12.4%,为患者和家属提供社会心理支持方面医务人员也较赞同,2013 年占总数的 13.8%,2015 年占总数的 16.1%,对医务社工功能和价值,较少人认为是“协助行政、文书工作”,两年分别仅占 4.7%、3.4%。其他体现的评价较为均匀。由此可见,对于大多数的医务社工来说,他们对自身工作的所体现的功能,持有的态度是协调医患关系、为患者和家属提供社会心理支持。

（2）高校学生对于生命教育的看法

表 22 高校学生对生命教育功能和价值的看法

	2013 年		2015 年	
	N	百分比	N	百分比
认识和接受生命的无常和局限性，正确面对死亡	956	15.00	846	14.60
提升抗逆力，学习如何超越逆境	524	8.20	499	8.60
学会尊重生命，热爱生命	1020	16.00	894	15.50
更加具有责任心	709	11.10	703	12.20
学会感恩与珍惜	911	14.30	785	13.60
更懂得如何关爱他人，服务社会	877	13.70	783	13.50
更懂得如何安排目前的生活，活在当下	669	10.50	615	10.60
更懂得如何照顾生病的家人，特别是老年人和末期	718	11.20	659	11.40
总计	6384	100	5784	100

上面表 22 反映的是高校学生对生命教育功能和价值体现的评价。较少的高校学生认为生命教育的功能和价值在于“提升抗逆力，学习如何超越逆境”，仅占 8.2%和 8.6%。较多的高校学生认为生命教育的功能和价值在于“学会尊重生命，热爱生命”，2013 年占总数的 16%，2015 年占总数的 15.5%，其次，“学会感恩与珍惜”“认识和接受生命的无常和局限性，正确面对死亡”是生命教育的功能和价值体现，也有较多的高校学生认同。其他体现的评价较为均等。

（3）社区居民对于生命教育的看法

表 23 社区居民对生命教育功能和价值的看法

	2013 年	
	N	百分比
认识和接受生命的无常和局限性，正确面对死亡	549	12.80
提升抗逆力，学习如何超越逆境	386	9.00

续表

	2013 年	
	N	百分比
学会尊重生命,热爱生命	677	15.80
更加具有责任心	488	11.40
学会感恩与珍惜	606	14.10
更懂得如何关爱他人,服务社会	569	13.30
更懂得如何安排目前的生活,活在当下	496	11.60
更懂得如何照顾生病的家人,特别是老年人和末期	513	12.00
总计	4238	100.00

因 2015 年社区问卷与 2013 年社区问卷相比,问卷的问题数量减少,剔除了这一题目,故“社区居民对生命教育功能和价值”的看法仅以 2013 年社区问卷为例分析,由于社区问卷样本量足够,因此依然有一定的代表性。表 23 反映的是社区居民对生命教育功能和价值体现的评价。较多的社区居民认为生命教育的功能和价值主要在于“学会尊重生命,热爱生命”,占据 15.8%,与高校学生的看法一致。其次,“学会感恩与珍惜”“更懂得如何关爱他人,服务社会”也有较多社区居民赞同,认为是生命教育的功能和价值体现。其他体现的评价较为均等。

(4)调查对象对于死亡态度的看法

表 24 对死亡态度的看法

	医务人员(%)	高校学生(%)	社区居民(%)
如果生命此刻终结,我会有遗憾地坦然面对	59.90	12.00	59.60
我会原谅家人并表达歉意	88.20	41.10	77.50
我会关爱家人及表达谢意	91.70	41.70	80.30
回顾一生充满感恩知足	82.00	17.20	66.40
没有搜寻与死亡有关的信息	45.60	43.40	57.30
预早设定临终的医疗照顾	52.20	35.70	40.70
会及早安排自己的身后事宜	54.50	28.50	38.50
可以和家人朋友开明地谈论生死	60.20	43.40	48.20
豁达面对生死	58.80	48.20	54.80

续表

	医务人员(%)	高校学生(%)	社区居民(%)
尽力压抑对死亡的情绪	25.20	29.80	32.50
避免谈论死亡	22.40	23.10	30.60
谈论死亡会引起我的不安	28.90	42.00	32.20
讨论死亡有厄运	8.00	4.00	13.00

表24从13个指标调查了医务人员、高校学生和社区居民对死亡的态度，对于前9个直面死亡指标，对医务人员和社区居民来说，面对死亡时，赞同“我会关爱家人及表达谢意”观点的人数最多，对高校学生来说，赞同“豁达面对生死”观点的人数最多。在后4个对死亡持有负面态度的指标中，高校学生在“讨论死亡会引起不安”观点上较之医务人员与社区居民，认同度较高，与高校学生的年龄、生活阅历有关。在后4个对死亡持有负面态度的指标中，医务人员表现出对死亡来到的准备要好过高校学生和社区居民，这与医务人员从事的职业有关。总的来说，在后面的4个观点上，高校学生、医务人员、社区居民的认同度较之前9个正面指标普遍偏低，说明对死亡的接受度较高，大多数人能直面死亡。

(5) 调查对象对于照顾癌末患者的观点

表25 关于如何照顾癌末患者的观点

	医务人员(%)	高校学生(%)	社区居民(%)
要为患者提供社会心理精神层面照顾	92.30	93.30	78.00
死亡是自然过程，既不加速也不拖延	75.90	79.10	66.50
患者死亡的景象引起我的不安	36.40	77.30	54.10
不能救治患者生命是医疗人员的失败	13.80	7.20	16.30
政府、医院应重视并发展宁养服务	93.50	91.10	82.00
宁养服务理念值得推广	93.90	90.40	81.10
安乐死可以帮助患者结束痛苦	69.00	66.60	64.20

表25反映的是医务人员、高校学生、社区居民对如何照顾末期患者的一些看法。其中“患者死亡景象会引起我的不安”观点中高校学生百分数较高，可见学生对死亡景象存在一定的恐惧心理。医务、高校和社区三方面在“政府、医院应重视并发展宁养服务”“宁养服务理念值得推广”上较赞同，可见大多数

人支持宁养服务的发展,认同宁养服务的理念。对于“不能救治患者生命是医疗人员的失败”,医务人员、高校学生和社区居民均不怎么赞同,可见医务人员在不能救治患者生命时,能够得到大众的理解。对于安乐死的看法,医务人员、高校学生和社区居民部分对其表示赞同,可见安乐死的方式能够被一定程度接纳。

2. 医务人员、高校学生和社区居民层面的服务成效数据分析

(1) 服务对于医护人员、高校学生宁养服务认知的影响

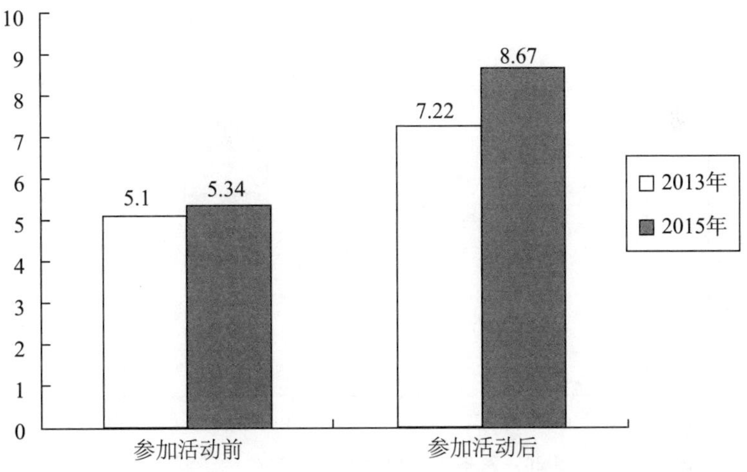

图 18　医务人员对宁养服务的了解

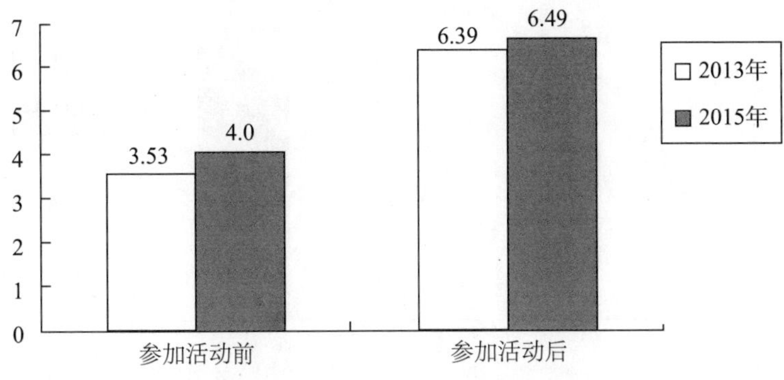

图 19　高校学生对宁养服务的了解

如图 18、图 19 显示,宁养项目在不同程度上增加了医务人员、高校学生对宁养服务的了解。从完全不知道,听说过但不了解,部分了解但不全面到非常了解,医务人员、高校学生根据自己的实际情况从[0,10]区间内选择合适的数值进行作答,表中数值分别为医务人员、高校学生对宁养服务了解度得分的均

值。从 2013 年数据可以看出医务人员由活动前 5.1 的均值上升到活动后 7.22 的均值，高校学生由活动前 3.53 的均值上升到活动后 6.39 的均值。从 2015 年数据可以看出，医务人员由活动前 5.34 的均值上升到活动后 8.67 的均值，高校学生由活动前 4.0 的均值上升到活动后 6.49 的均值，两者均有显著提升。可以看出，社区服务促进了高校学生更好地了解宁养服务，对医护人员认识宁养服务也有所助益。

（2）服务对于医护人员和高校学生对医务社会工作和生命教育认知的影响

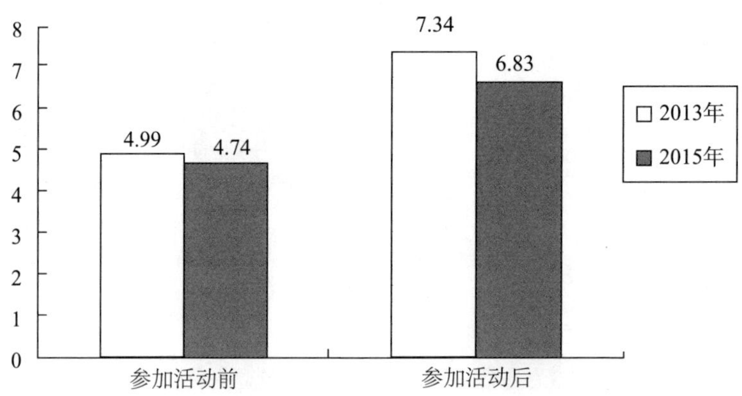

图 20　医务人员对医务社会工作的了解

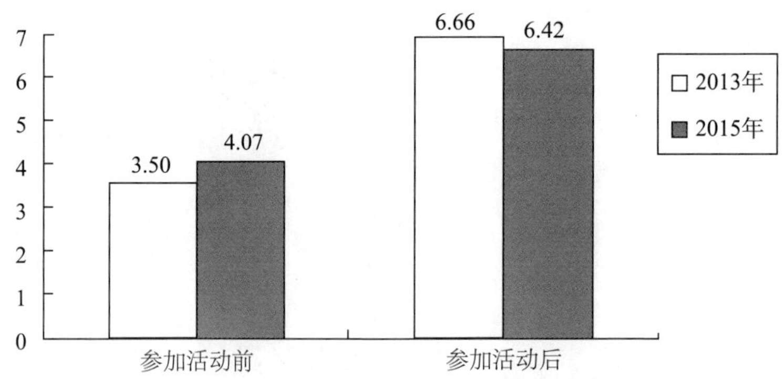

图 21　高校学生对生命教育的了解

图 20 和图 21 反映的是，2013 年、2015 年医务人员和高校学生在活动前后，对医务社会工作和生命教育的理解。从完全不知道，听说过但不了解，部分了解但不全面到非常了解，医务人员、高校学生根据自己的实际情况从[0,10]区间内选择合适的数值进行作答，表中数值分别为医务人员、高校学生对医务社

会工作、生命教育的了解度得分的均值。2013年数据显示，医务人员在活动后，对医务社会工作的了解增加了2.35，有助于促进医务人员在日常工作中更好结合社会工作的方法、理念为患者服务。高校学生对生命教育的了解度提升了3.16，可见高校学生在宁养服务中学到更多的生命教育知识。2015年数据显示，医务人员在活动后，对医务社会工作的了解增加了2.09，促进了医务和社会工作在医务领域更好地融合。高校学生对生命教育的了解度提升了2.35，对推动高校开设生命教育课程有促进作用。

（3）调查对象对于服务的满意度分析

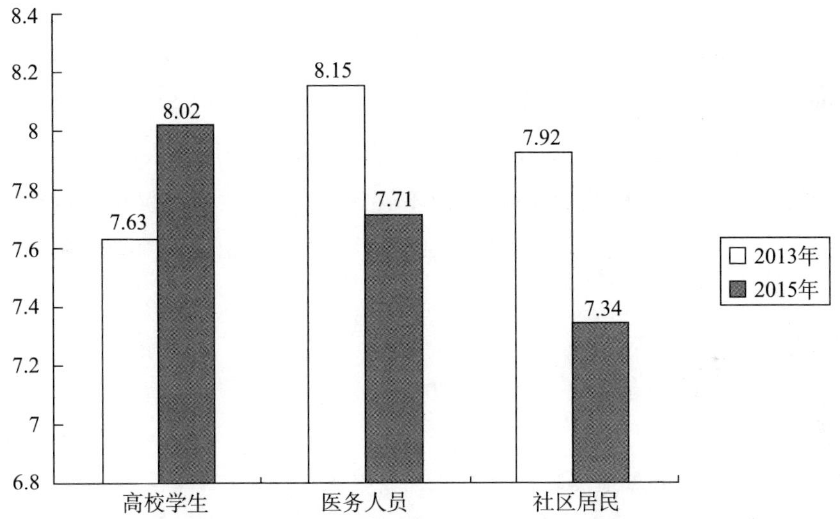

图22　高校学生、医务人员、社区居民参加活动后对宁养服务的满意度

通过图22可以看出高校学生、医务人员、社区居民均对活动评价较好，2013年高校学生在服务后，对宁养服务的满意度为7.63，2015年高校学生在服务后，对宁养服务的满意度为8.02，满意度增加了0.61。2013年医务人员在服务后，对宁养服务的满意度为8.15，2015年医务人员在服务后，对宁养服务的满意度为7.71，下降了0.44。原因可能在于医务人员由于自身工作的原因，会对医务社会工作提出更高的要求，需要在未来的服务中在原有的基础上，持续创新服务，得到更广泛的认可。2013年社区居民在服务后，对宁养服务的满意度为7.92，2015年社区居民在服务后，对宁养服务的满意度为7.34，下降了0.58，原因可能是社区居民接触到更多关于宁养方面的讯息，对宁养服务的社区宣教提出更高的要求。总体来说，对宁养服务满意度较高，均在7.3分以上，得到高校学生、医务人员和社区居民的广泛肯定。

（4）服务对于社区居民宁养服务认知的影响

表 26 2015 年活动后社区居民对宁养服务的了解

	频次	频率（%）
非常了解	97	7.90
部分了解但不全面	510	41.70
听说过但不太了解	360	29.50
完全不了解	210	17.20
缺失值	45	3.70

从表 26 可以看出，2015 年在社区服务后，有 41.7%的社区居民部分了解宁养服务但不全面，29.5%居民听说过宁养服务但不太了解，说明社区宣教取得了一定成效，但仅有 7.9%的居民完全了解，完全不了解的居民依然占有 17.2%。从中反映出社区服务的覆盖面虽广，但不够深入，大多数居民仅仅停留在听说过的阶段，未来宁养服务不仅要走进社区，更要走进居民的心中，让居民更为深入地了解宁养服务。

五、访谈记录显示的服务成效

为了更生动、形象地反映社会工作专业服务在癌末患者临终关怀中的作用和影响，我们在问卷调查的基础上，还对一些服务对象及服务提供者进行了访谈。

（一）晚期癌症患者及其家属对社会工作专业服务的评价

针对晚期癌症患者及其家属，秉承社会工作助人自助的专业价值观，运用个案工作和小组工作方法，不断深化服务内容、细致服务手段，开展切合服务对象需求的丰富多样的服务，为其提供全面的护理、心理、社会及灵性照顾。

（1）缓解贫困晚期癌症患者及其家属因面临死亡与分离而带来的压力，提供社会—心理—精神层面的照顾与支持，达致“生死两相安”。

万女士（患者，重庆）：“谢谢你们减轻了我的痛苦，虽然我的生命接近尾声，但你们给了我最后的尊严。”

匿名（患者，黑龙江）：“今天是我最放松的一天，至少在活动的时候我是快乐的，这种快乐我原以为我丢失了，是今天这帮志愿者提醒了我，真心地谢谢你们。”

林女士（家属，广东）：“我原来不能接受丈夫生病的事实，都是以泪洗面。但这两次活动对我的帮助很大，上次最后很多人都写字条送给我，还有宁养院和大家对我的帮助。大家都说我乐观很多，我现在也慢慢能去面对了。”

程女士（患者，辽宁）：“非常感谢宁养院对我们的照顾，提供这么好的机会进行放松，感觉非常放松，压力也得到了缓解，谢谢宁养院老师们和志愿者给我们这么好的体验！”

王女士（家属，陕西）：“宁养服务的帮助和支持，让我走出照顾家人带来的巨大压力困境，同时也学会了照顾家人的方法和技巧，还交到了几个贴心的朋友，我现在心情好了很多，真的很感谢宁养服务。”

（2）通过医生、护士、社会工作者及患者、家属等多方的互动，帮助建立贫困晚期癌症患者之间、家属之间互帮互助的社会支持网络。

郭先生（家属，重庆）：“你们这个活动很有意义，以前我总会觉得一个人在孤军奋战，现在有你们的帮助，我不再是一个人。”

匿名（家属，沈阳）：“我爸爸走了，我觉得有必要告诉你们一声，因为我觉得你们是真的关心他，谢谢你们给了我们很大的安慰和支持，谢谢！”

张女士（患者，吉林）：“我之前因为患病，心情特别抑郁，和家人的关系处理得也特别糟糕，经常抱怨他们。宁养团队的帮助，让我更深刻地体会到了家人的不易，我也在他们的帮助下，做出了很多努力，现在我和家人的关系融洽了很多。”

赵先生（家属，贵州）：“我非常愿意参加你们组织的活动，把你们教的方法应用到日常照顾家人的生活中，非常有用，收到了我意想不到的效果，今后我会经常参加的”。

（二）参与服务的高校师生对社会工作专业服务的评价

2013年、2015年，项目实施中，各一线服务团队克服种种困难，不断推陈出新，超额完成任务。

(1) 参与服务的师生积累了医务社会工作的宝贵经验,为高校提供了教学和研究的一手实务素材。需求评估资料的收集整理、服务方案的策划编写、项目实施过程中的督导、服务内容的不断改进、项目后期的评估总结,一路走来,是师生之间、团队之间互相配合、沟通协调的过程。在这一过程中,意义在贯彻,服务在深化,经验在积累,价值在体现。

王志中(教师,山西医科大学):"项目画句号并非意味着关爱的结束,经过项目的洗礼,志愿者们将把这种对生命的尊重与关注带到他们未来的旅程中,如火种,点燃更多爱的行动,帮助更多的人…我都忍不住经常被感动,要给他们点赞。"

白晓荣(教师,青海师范大学):"青海团队可以说是摸石头过河——诚惶诚恐,无'前车之鉴',唯有细心用心,以及各个团队之间的相互学习,才能顺利开展并完成项目工作。"

(2) 社会工作专业学生的专业素养得到提升,巩固专业所学,提高专业能力,增强专业认同感。不仅提升个人实务能力,而且培养团队意识,提高组织、协调能力。

刘宇(学生,黑龙江工程学院):"《论语》中说'未知生,焉知死?'宁养,让我对此有了另外一种解读:'未知死,焉知生?'在没有切实感受过死亡的时候,很难说就完全懂得生命的可贵,那种无论是视觉上,还是心灵上的震撼,都是那么的直观,直观得有些残忍。宁养,让我更加珍爱生命,珍惜当下,珍视活着的每一天。"

匿名(学生,沈阳师范大学):"每个人虽然都是哭着来到这个世界的,但愿我们能用自己的专业及热情,急患者所急、想患者所想,让其无憾地笑着离开。"

武艳琼(学生,成都信息工程学院):"这次的宁养活动对我的触动很大,不论是对生命的感知上,还是对专业的反思上都有了一定的思考。现在我更想说的是,每个人都要呵护自己的生命,让自己健健康康的,只有身体健康,才有'革命的本钱',同时,延续爱,让爱温暖人间。"

杨婷(学生,长沙民政职业技术学院):"在宁养的过程中,我接受了一次心灵的洗礼,这是一段特别的经历,也是非常珍贵的经历,它教会了我许多东西,让我对于生命,对于死亡都有了更加深刻的认识,也让我更加懂得关爱与感恩,更加懂得尊重生命。”

(三) 合作医院宁养院医护人员对社会工作专业服务的评价

示范项目的顺利实施,与 18 家合作医院宁养院的有效配合密不可分。他们积极为项目的开展牵线搭桥,从为参与项目的学生进行培训,普及医疗、照顾等方面的知识,到提供相应的服务对象名录,并积极参与家庭探访、小组活动、社区宣教,项目得到了院方的大力支持。与此同时,合作医院也对医务社会工作有了更深的认同和了解,这也有利于在一定程度上缓和医患关系。

(1) 搭建癌症患者及其家属与医院之间的沟通桥梁。专业社会工作嵌入到宁养院工作中,有助于促进患者及其家属与医护人员的沟通,消除其与医护人员之间的陌生感。

匿名(护士,中国医科大学附属盛京医院宁养院):“你们的到来虽然不能帮助随诊,给处方,但是让我们有种轻松、有序的感觉。也受到了很多患者及其家属对我们宁养院的赞扬,我们知道这个赞扬是给你们的。”

杨女士(医生,重医附一院宁养院):“感谢宁养,让我更深刻地感受到患者对医生的需要,感受到我的职业的重要性,感受到每一个生命的价值和意义。”

匿名(护士,陕西省人民医院宁养院):“以前因为职业怠倦等原因,偶尔对患者没有耐心,自从开展宁养项目以来,通过在小组活动中与患者的沟通与交流,我对患者有了更多的了解,同时对他们也有了更多的理解和包容。现在我与我接触的病人之间完全没有了陌生感,变得很亲近也很温馨。”

(2) 提升了医护人员对癌症患者及其家属的认识。在以往的宁养服务过程中,医护人员偏重于对患者生理层面的救治,对患者心理的现状较为忽视。示范项目开展以来,各团队邀请医护人员参与活动,让他们透过活动对癌症患者群体的内心世界有更多的关注,间接将医务社会工作的价值与作用传递,治疗效果也一并得到提升。

匿名(护师,重庆医科大学第一附属医院宁养院):“以前我们往往关注病人,而忽略了家属。我们对于医疗方面有专业的知识,但在心理以及情绪方面却很缺乏。在这方面,你们社工的服务是专业的。"

匿名(医生,青海省青海大学附属医院宁养院):"我喜欢宁养院里所有的一切,这里,不是冷冰冰的机械化关系,而是整个社会我们都是一个大家庭,生病了大家一起分担,开心了一起快乐。如果医生都像这样认真负责有爱心的话,如今社会又何须担忧紧张的医患关系呢?"

匿名(护士,宁夏人民医院宁养院):"每一个病人都是很不容易的,宁养服务让我明白了,不管自己有多辛苦,一定要带着尊重的态度和他们交流,同时也让我喜欢上了和患者在一起亲切交流、坦诚沟通的时刻。"

(3)扩大医务社会工作在医院的影响力。随着对社会工作的日趋了解,越来越多的医护人员积极主动配合活动的开展,提供食堂、休息场所及免费的活动空间,参与到小组活动中指导医学专业知识,甚至多次随社工团队赴患者所在社区进行家庭探访。职能部门负责人、院领导等也越来越认可和肯定医务社会工作的价值和作用,部分明确表示会在医院其他部门也设立社工相关岗位。

孙君君(社工,唐山市人民医院宁养院):"泰戈尔说,埋在地下的树根使树枝产生了果实,却并不要求什么回报。我从护士转岗到宁养院的社工,深切地感受到,社工就像树根一样,默默奉献着自己。"

魏才娟(社工,兰州大学第一医院宁养院):"把个案当做一门艺术,会发现在陪伴案主的过程中,自身也得到了升华。"

康宗林(社工,南昌大学第一附属医院宁养院):"当时在ICU病房见到重伤的父亲,父亲给了我坚强勇敢的榜样。而现在,我的患者亦是我生命的导师,他们用自己的生命故事教我思考人生最重要的是什么,如何实现我的生命价值。"

(四)社会公众对社会工作专业服务的评价

在社区服务中,各服务团队充分利用公园、广场、空地、集市等场地,发放正确认识癌症的宣传册和宣传单,在街道、居委会举办防癌抗癌的专题讲座和义诊服务,通过有奖问答、文艺演出、走家串户、居民座谈等丰富多样的形式,促使社区居民加深对癌症的认识,呼吁其用行动来正视和关爱晚期癌症患者群体。

赵先生(市民,黑龙江):“对于很多晚期癌症患者来讲,剧烈的疼痛是他们最不能忍受的折磨,如何让他们在生命路上的最后一段得到适当的照顾,获得人的尊严和安宁,宁养服务虽然没有完全做到,但是我看到你们在向这个方向努力。”

马小姐(市民,青海):“在‘认识隐形病,用爱伴夕阳’的社区服务活动中,我了解到了很多关于隐形病患方面的健康知识。希望以后能经常在社区举办关于健康的活动。”

刘爷爷(市民,陕西):“小善行大梦,看到你们的努力,看到有那么多年轻人在做好事,做善事,我很感动,希望有机会也能加入你们的队伍,为癌症患者出点力。”

朱小姐(市民,广东):“今天你们的宣讲让我知道,原来癌症的发作与生活中的饮食有很大关系,还帮助我了解了一些日常食品烹饪方法的误区,在今后的生活中我也会告诉身边的朋友们。”

为提高社会公众对医务社会工作的知晓度和认同度,提高公众对癌症患者及其家属心理健康的关注,在开展医务社会工作实务的同时,还充分利用宣传展板、电视、网络、报纸等平台宣传医务社会工作的专业理念、方法和价值,进一步营造医务社会工作发展的良好氛围。更多的普通民众通过媒体的宣传报道认识和了解宁养服务,针对癌症患者的“全人”照顾理念得到传递,更多的人开始关注癌症患者的生活质量和“死亡质量”。这也为医务社会工作的发展营造了积极有力的群众氛围。

六、服务发展

(一)服务反思

1. 督导机制亟须完善

在我国,宁养社会工作服务领域的探索刚刚起步,可供借鉴的成熟经验不多,在这样的大环境下,定期和持续的督导,对团队成员的成长及服务质量的确保有很大影响。示范项目由高校与宁养院合作,高校教师为专业督导,具备良好的专业知识;宁养院社工及医护人员作为实践督导,拥有丰富的实务经验。两者的有效配合与互动才能构成完善的督导机制。比如黑龙江工程学院服务团队制定了定期督导与临时督导相结合、总督导负责与各分组分项督导详解的督导制度，为服务达至预期效果提供了强有力的保障。同时，督导对服务、专业负责的精神也感染着学生，激发了他们投身宁养服务的热情，坚定了宁养服务的信心，也促进其在宁养服务中不断的成长。但是，也有高校反映在服务过程中存在督导不及时的现象，建议加强督导老师的责任意识，强化监督机制，多与学生交流，解决他们的困惑和疑虑。

2. 专业道路任重道远

医务社会工作在运用专业方法协助患者解决与疾病相关的社会、经济、家庭、职业、心理等问题，配合医护人员在更好完成治疗工作发挥着巨大的作用。然而，目前医务社会工作在我国发展还不完善，培养合格的医务社工需要各方的共同努力：学校要合理规划专业课程，夯实学生的专业知识，锻炼学生的实务技能，目前如山西医科大学、重庆工商大学等高校已设立专门的医务社会工作培养方向，积极为医院输送人才；政府和医院肩负不同使命，共同推动从业人员的专业化、职业化建设。医疗卫生行业除了医、护、药、剂四类专业人士之外，应该给社工一个“合法”身份，设立相应的医务社工岗位。建立医务社会工作制度，将社会工作者引入医疗机构和整个卫生系统任重道远。

3. 专业服务需要持续

示范项目是由中央财政和李嘉诚基金会支持的阶段性项目，从 4 月项目启动到 11 月结束一线服务，项目为期八个月左右，除去项目筹备、启动、培训和结项的时间，项目实际服务时间在六个月左右。由于受项目结项时间的制约，项目结项时，服务必须要结束，或者转介给宁养院。但由于缺乏相应资源，服务对象的转介存在一定困难，从而无法保证服务的持续性和有效性。鉴于此，多数团队认为只有医院与学校达成合作，在医院设立实习基地，将课堂学习与一线服务相结合，才能带给患者及其家属、医院和学校等各方最大的收益。目前，深圳、南昌等地市已经开始这方面的尝试。也有服务团队以义工的方式继续服务，比如长沙民政职业技术学院自主成立“医务社会工作协会”，接受宁养院培训成为宁养义工，持续为有需要的服务对象提供服务。

4. 相关研究亟待加强

宁养社会工作服务对高校师生是一个陌生又充满挑战的领域，加强宁养社会工作的经验总结和智力支持需要各团队进一步的努力。建议参与项目的学生以宁养服务为主题,撰写专业论文甚至毕业论文,以期通过专业的研究,完善宁养服务体系。在整个项目运行过程中,各服务团队进行了相关的研究,也取得了一些成果,比如深圳大学已经出版相关著作。但整体来看,科研工作还存在一些不足。第一,科研数据搜集不到位。搜集信息主要靠调查问卷和访谈,由于问卷填写与回收的困难,很多信息未能及时搜集,甚至有团队没有做评估问卷。第二,相关研究论文数量有限,研究主题也相对单调,研究深度还有待提升。

(二)对我国宁养社会工作发展的启示

在西方国家,医务社会工作经过近百年的发展已经具备了完善的理论体系和实施系统,而在我国,该领域的实践探索及理论研究尚处于起步阶段,并未形成大量的实践经验与理论成果。

在示范项目的实施过程中,我们真实地看到,专业社会工作介入医疗领域有着其他学科所不具有的优势:专业社会工作的专业价值、专业方法和技能有助于协助患者及其家属处理情绪心理及医疗适应问题,增强克服病魔的信心与勇气;在病人患病的过程中,个人与家庭除了面临疾病问题以外,还有可能因疾病产生各种各样心理社会层面的问题,而这些问题不是通过医学技术就可以得到解决的;同时,在整个治疗疾病过程中,还需要多种资源的支持,如医疗信息获取、医患关系处理等其他服务,而社会工作专业可以链接资源,有效结合其他社会支持系统,共同为患者提供服务。

1. 专业为本,深化校医合作服务模式

从目前来看,大范围增设医务社会工作岗位是不现实的,但是,中国社会工作教育协会2012年唇腭裂儿童社会康复示范项目及2013年宁养社会工作服务示范项目的顺利开展表明,在已经开展医务社会工作的医院,可以走医务社会工作与高校社会工作学生实习相结合的模式,不仅能够使高校与医院成为“一家人”,而且保证了社工服务的专业性和持续性,形成双赢的局面。

在小组活动中,主动吸纳医护人员参与,增加他们与患者及其家属的接触,解决患者及其家属关于医疗护理的疑问。医护人员在参与活动过程中,有机会和患者家属面对面交流沟通,在一定程度上促进了良好医患关系的建立和彼此之间的互相理解。同时,多次开展专门针对医护人员的压力释放小组,通过团体辅导有效释放他们的工作压力,受到了医护人员的普遍欢迎。以山西医科大学人文社会科学学院和山西肿瘤医院宁养院合作的“人间有情”宁养(临终关怀)社会工作服务示范项目为例,山西医科大学社工专业学生用社会工作者专业技能为患者及家属提供支持,宁养院对其给予充分肯定,初步与学校建立社会工作专业实习基地的意向,校医合作进一步加深。

2. 储备人才,为增设医务社会工作者岗位铺路

中国社会工作教育协会理事马洪路先生生前曾在一次采访中说:“生活的快节奏、突发事件、心理压力、就业危机、生活方式等问题,早在上世纪70年代即冲击了传统的生物医学模式,引发并促成了生理—心理—社会医学模式的诞生。医学模式的转变,需要有人实实在在去推动,医疗社工恰恰是这一模式转变的实践者和推动者。”实际而言,医学模式的转变、卫生体制的改革、医患关系的紧张都需要大力发展医务社会工作,长期有效的医务社会工作的发展,必然要求加强制度建设,完善医务社会工作相关政策法规,大范围地开设医务社会工作岗位。

目前,我国医务社会工作发展面临的问题之一就是人才匮乏。由于已经开设医务社会工作专业的高等院校不多,这就需要锻炼社会工作专业的学生学习医务社会工作知识,进入医疗机构开展医务社会工作实务,为医务社会工作发展储备人才,以解决医务社会工作人才队伍建设的问题。在示范项目中,18个高校团队通过社会工作专业学生开展医务社会工作服务,通过实践,为学生毕业后更好地“进入”医疗卫生机构打下良好基础。

3. 有益探索,为医务社会工作提供本土化范例

由于我国医务社会工作发展起步晚、发展慢,有关实例很少,经验性资料欠缺,相关的研究不多,尤其是概括本国医务社会工作知识体系和实务经验的较少。我们知道,社会工作必须尊重中国传统的社会制度,微观上讲,就是要立足于中国的社会现实状况,比如在医务社会工作服务中切实为患者寻求相应的救助资源以解决个人或家庭的现实需要。

社会工作的本土化都在探索之中,医务社会工作的中国化会显得更加任重而道远。示范项目通过对患者及其家属提供专业社会工作服务,不断总结经验教训,介入模式日趋成熟,服务模式得到深化,社工实务向深度、广度不断拓展,为以后相关医务社会工作的开展提供范例。

示范项目所开展的社工服务,正是对医务社会工作的尝试与探索。宁养院

社工拥有丰富的社会工作服务经验,医护人员也大多拥有多年的临床经验。这些经验为项目的推进提供了依据,同时为服务提供了不同的视角、方法及技巧,能够很好地指引我们在服务晚期癌症患者及其家属的道路上越走越好,逐渐探索出一条符合自身发展的服务道路。大力发展医务社会工作是大势所趋,纵然其过程可能漫长而艰辛,但我们深信,通过专业社会工作者的努力倡导和积极争取,医务社会工作一定能够在不远的将来大放异彩。

论社会工作理论在医务社会工作实务中的应用*

张青　任小平

社会工作理论是关于社会工作的性质、目的及如何在社会工作实践中为服务对象提供服务,帮助其加以改变的理论及方法。随着我国社会结构的调整,利益格局的变动,民众利益诉求的多元化,随之产生的是“医患危机”的频发,医疗领域成为迫切需要社会工作介入的主要领域。但医务社会工作作为一个全新的领域,在具体的实务实践中,如何运用相关的理论作指导,使医务社会工作实务能够更好地开展,目前还没有引起国内学界足够的关注。本文试从社会工作理论与医务社会工作实务之间的关联进行分析和研究,为医务社会工作实务的开展,提供可资借鉴的理论依据。

一、需要理论在医务社会工作实务中的应用

需要是指人们为了生存、完善和幸福所必需的物质的、精神的、文化的及社会的条件。需要是人类行为产生的动机。需要理论是社会工作的重要议题,满足不同患者的需要是医务社会工作实务的基本目标。人的需要是复杂多样的,因而,可以从不同角度对之进行分类。马克思曾把人的需要分为生存需要(自然需要)、精神需要和社会需要,并认为衣食住行是人的第一需要。恩格斯把

* 本文原刊于《医学与哲学(A)》2014 年第 2 期。张青,沈阳师范大学社会学学院;任小平,沈阳经济管理干部学院公共管理系。

人的需要分为生活需要、享受需要和发展需要（求知、理想、成就等）。西方心理学家对需要的结构也进行了一些不同的划分，其中具有代表性的理论有：（1）马斯洛提出的需要层次理论，把人的基本需要由低到高区分为生理、安全、社交、尊重和自我实现五个层次。（2）阿尔得夫的 ERG 理论，把人的需要归为三类，即生存需要、关系需要和成长需要。（3）麦克莱兰提出的成就需要理论，把人的基本需要区分为权力、友谊与成就三类。

在医务社会工作中，服务者根据需要理论，在具体的临床实践中可以做好以下几个方面的工作。第一，识别服务对象的需要及对服务对象所造成的影响。马斯洛认为，人的一切行为都是由需要引起的，当需要得不到满足时，机体内部就会处于焦虑状态，这种焦虑激发其产生行为动机，导致某种行为的形成，医务社会工作者通过对服务对象言行举止观察，以识别其存在的和潜在未满足的需要，通过医务社会工作的介入，从而满足其基本需要。第二，确定优先需要和应优先解决的健康问题。马斯洛认为需要是具有层级性，因此作为服务对象，其需求也是具有一定的层级性的，医疗社会工作者在具体的实务工作中明确服务对象的不同需要，从而采取有针对性的需求服务。第三，需要理论可以帮助医务社会工作者理解服务对象的言行，预测其潜在（未感到、未意识到）的需要，从而提供有效的帮助。第四，需要理论可以指导服务对象合理调整各个层级以及各种需要之间的关系，消除焦虑与压力。

二、生命周期理论在医务社会工作实务中的应用

生命周期理论是在精神分析理论基础上发展而来，其主要代表人物是弗洛伊德和埃里克森。埃里克森在弗洛伊德研究的基础上将生命周期理论推进到人生的全部过程。

弗洛伊德发现，病人的心理困扰主要是童年时期压抑的性冲突，由此认为性是最重要的本能。但需要注意的是弗洛伊德所谈的"性"，其意义是十分宽泛的，它涵盖了许多从严格意义上来说是不属于性的活动。弗洛伊德认为，随着性本能的成熟，性驱力的聚集区域从身体的一部分流到另一个部分，每一次转变都意味着性心理发展的又一个阶段。弗洛伊德将性心理发展大致分为五个阶段：口唇期、肛门期、性器期、潜伏期及生殖期，他认为童年的早期经验和冲

突能够持续影响成人的活动、兴趣和人格。①

埃里克森在弗洛伊德的研究基础上，提出了人格成长过程中的八个生命危机，成为其著名的生命周期理论。在埃里克森看来，人的一生要经历八个主要的危机或冲突。每个阶段危机的产生是由于个体在生命中的特定时期的经历和社会需求决定的，只有顺利地解决每一阶段所遭遇的危机，才能顺利地过渡到下一个人生的阶段。这一理论对医务社会工作具有一定的指导作用。每一个个体其成长的环境是有差异的，这就决定了其社会化过程中的角色扮演是千差万别的，因此，在对个体进行医务社会工作干预的时候，必须考虑服务对象的早年的经历及个体差异，在进行医务社会工作介入时要根据服务对象的差异性而采取个别化的介入方式和方法。

三、认知行为理论在医务社会工作实务中的应用

认知行为理论是由行为主义和认知学派整合而来的。行为主义的理论基础来自于巴甫洛夫的经典反射学说，20 世纪三四十年代，行为主义心理学崛起，成为人格和智力的主要测量工具。20 世纪 50 年代，行为治疗法同时崛起于美国、英国等地。20 世纪 70 年代认知行为理论成为极受关注的治疗方法。根据行为主义的观点，人的行为是由个体独特的环境所塑造的，而且人类行为的改变是一个连续的过程，个体之间是有很大的差异性的。认知行为学派认为：(1)人在不断处理由本身内在和环境外在所获得的资讯，并将其解读作为如何适应生活情境和追求个人生存意义或生活福祉的因应策略及行动的依据。(2)个体的人格是有弹性的，尽管不免受到物质环境和社会因素的重要影响，然而仍可以决定如何塑造和改变其内在和外在环境，或者纵使人们不是自己生命或命运的主宰，但可以选择面对外部环境的姿态和应对方式。(3)许多人类情绪乃是人们思考、假定或相信他们自己本身及其所处环境的直接结果。若人们的思考和信念是理性的，则其情绪呈现正常功能的运作，反之，如果人们的思考和信念是非理性的或者扭曲的，则可能逐渐发展出非正常功能运作的情绪、情感和行为。(4)行为学派认为行为是可以学习而得的，并且可以被定义和

---

① David R. Shaffer：《发展心理学——儿童与青少年(第六版)》，邹泓等译，中国轻工业出版社 2005 年版，第 43 页。

改变。①

认知行为方法的应用是有限的，一般来说，其主要适用于特定的机构并且针对的最好是特定的服务对象。认知行为社会工作方法经常用于学校恐惧症和儿童问题，也被用于精神健康机构，包括用在轻微焦虑和抑郁症的治疗上，以及短期的单纯的个案或者门诊、住院患者的特定行为的治疗及干预上。这是因为临床心理学家以及精神健康机构中的医生和护士，能为认知行为方法的使用提供相应的督导，并能够创造一个具有同理心的环境，以及以病人为中心的氛围。

四、危机干预理论在医务社会工作实务中的应用

危机干预理论形成于 20 世纪 40 年代，该理论最初是以心理动力为基础，之后又以人类行为各种理论为依据，逐渐发展为危机干预理论。危机干预理论的目标是在有限的时间内为服务对象提供支持性服务，使其恢复到以往平稳的状态。由于危机存在的广泛性，所以危机干预方法被广泛运用于社会工作、精神医学、心理学、护理学等领域。

所谓危机是指个人面对达成人生重要目标受到阻碍的情况，或是经历紧张性的事件、情境的时候，会感觉到运用过去习惯性的处理机制，不足以应付当时状况所产生的状态，或找不出对策来应付目前的紧张状态，从而陷入一种无力的境地，引起情绪的起伏及激烈变化，或者其他异常反应的一种心理状态。西方学者将危机进行了分类，综合而言，大致有以下三种危机类型。(1)发展性危机：发展性危机也叫成长性危机，主要是指人的生命周期不同阶段转换过程中所遭遇的危机。(2)意外性危机：意外性危机是指无法预料的各种危机情境。具体包括：人际关系的危机、环境的危机，死亡的危机。(3)存在性危机：存在性危机是指伴随着重要的人生问题，如关于人生目的、责任、独立性、自由和承诺等出现的内部冲突和焦虑。②

危机干预的主要目的有两个：一是避免自伤或伤及他人；二是恢复心理平衡与动力。危机干预适用于人格稳定和面临暂时困境或挫折的人，以及家庭、

① 范明林：《社会工作理论与实务》，上海大学出版社 2007 年版，第 60 页。

② 秦燕：《医务社会工作（第二版）》，巨流图书公司（台湾）2010 年版，第 75 页。

婚姻、儿童问题、蓄意自伤、自杀或意外伤害等情况。①

作为患者,在遭遇疾病的风险的时候可能会面临各种危机处境。如疾病或伤害引起的危机:获知诊断结果、病情恶化、其他身体伤害等。住院期间引起的危机:如因为住院家庭角色需要重新进行分配,子女的安排,以及住院环境的适应等。住院期间的心理危机,如适应问题,功能退化、对家人以及医护人员的依赖、自尊心受到伤害,患病期间的焦虑与失落等。由于在加护病房、隔离室以及上呼吸器等设备引起的不适而产生的危机。生病与住院期间产生额外医疗费用、生活费用的压力而造成的经济危机。处理过程所引起的危机:如由于手术、输血、化学治疗及放射治疗产生的不适感而引起的危机;肢体器官的切除导致的生活习惯的不适而引起的危机;医疗行为失败而引起的危机。

医务社会工作者在为病患服务的时候应注意以下事项。

第一,与服务对象建立良好互信的专业关系。患者与其他处于危机中的服务对象有明显的不同,一般服务对象在处于危机的时候,可能会积极主动地求助于社会工作者,而患者由于处于危机之中,正常的生活出现了失衡的状态,可能会导致情绪低落,特别是那些处于重大疾病之中的患者,甚至可能会失去对生活的信心,有可能不会主动来求助,因此,针对患者,社会工作者通过与之交往建立良好互信的专业关系就显得尤为重要。

第二,了解造成服务对象危机的因素和服务对象自身存在的问题。造成服务对象危机的原因可能多种多样,因此,必须通过检视服务对象危机产生根源,采取适当的方法和手段介入服务对象的危机。服务对象自身存在的问题也可能具有多样性,必须找出困扰服务对象的根本性问题,通过适当的手段和方法帮助其克服困难,重树信心。

第三,与服务对象一起探讨可行性方法。危机介入的关键性要素就是帮助服务对象重新思考其意识中和潜意识中存在的问题,为了鼓励服务对象自决,社会工作者应该鼓励让其自己想办法。同时,社会工作者也可以提出多种方案供服务对象选择,让其自己明了什么方案对自己有效,从而帮助其解决危机或减少压力和负担。

第四,与服务对象一起订立服务计划。确立明确的服务计划,制定服务协议,与服务对象共同努力克服服务对象自身存在的危机,适时地结案并跟进服务。

---

① 赵映霞:《心理危机与危机干预理论概述》,《安徽文学》2008 年第 3 期。

五、社会支持理论在医务社会工作实务中的应用

社会支持研究起源于19世纪30年代,研究集中于社会支持和身体健康、生活压力之间的关系,社会支持理论从20世纪70年代被运用到社会工作领域以来,对于具体的社会工作实践的指导,也显得十分有效。

(一)人的生命通过不同层级的关系网络而与他人之间产生了联结

这些联结大致有七种类型:(1)角色伙伴:关系的建立基于角色互补。(2)生活协助:一方提供另一方服务以满足日常生活的需要。(3)网络连接:通过另一方结识其他重要的关系人或朋友。(4)肯定自我:关系的建立在于对方对自己珍视的形象予以肯定。(5)心灵安慰:关系的建立是因为对方在面对生命挑战与困境时,把自己纳入其因应过程中,共同创造生命故事和观感。(6)现实确认:关系建立在对方支持自己对于社会现实的假定。(7)目标一致:关系的联结是基于彼此有一致的目标,共创未来。[①] 作为个体的人,一旦失去上述联结类型中的一些重要的他人,则意味着个人将失去部分的自我,将危害个人自我形象的维系,那么个人联结将会发生重组,因此帮助个人重新找回自我就显得十分必要。

(二)社会支持网络在介入上可以分为四个层次

社会支持网络理论认为在将该理论应用到服务对象的时候,可以区分为个人网络、自助群体、组织网络联系以及社区联系四个层次。个人网络以血缘关系为基础,形成正式或其他非正式的渠道,为个人提供相关的社会支持系统并保护个人免受失调的影响。个人网络的大小对于其汲取社会支持具有非常大的影响,社会工作专业人员帮助服务对象识别有能力的并愿意为之提供帮助的亲友接触,建立或强化他们之间的关系。个人网络的异质性越强,其汲取社会支持的能力就越强,但是在遭遇危机或失调需要网络支持的时候,社会工作者有义务帮助服务对象识别网络支持的可能性。自助群体在社会网络互动中,居于重要的地位,自助群体是个人基于共同的目的和彼此认同而自然组成的网

① 宋丽玉等:《社会工作理论——处遇模式与案例分析》,洪叶文化事业有限公司(台湾)2010年版,第260—261页。

络，自助群体有共同确认的问题和关注点，因此在社会工作中可以提供相互帮助以克服共同的困难。社会支持网络的第三个层次是构建网络联系，即将服务提供者与他们的组织结合成一个网络，构建服务提供者之间的资源共享平台，以便为服务对象提供更好的服务。社会支持网络的最后一个层次就是社区网络，通过社区网络，促进社区生活品质的提高，强化社区资源网络，达到自助与互助的目的。

社会学和医学用定量评定的方法，对社会支持与身心健康的关系进行了大量研究。人们发现，除了自我防御这一内在心理系统能够抵御和缓解精神病外，个体所处的社会关系背景这一外在因素，对于精神病的防御与治疗也起着积极的作用。① 在具体的医务社会工作实践中，社会支持网络通常能够在三个方面发挥作用，即预防、治疗和康复。社会支持网络理论在应用于医务社会工作实践时，可以广泛运用于治疗和康复环节，如患者入院时与患者建立良好的医患关系，调动有效的社会支持来源，尽可能地让病人获得家属、朋友、同事的帮助和支持，并指导其充分利用社会支持，以促使病人采取有利的应对策略。在具体的医务社会工作实践中，由于患者暂时处于弱势的地位，服务对象的社会支持网络的挖掘、识别与建构对其疾病的康复具有十分重要的意义。一方面，社会工作者应该尽可能地帮助服务对象寻找可资利用的社会资源以便给服务对象提供直接的服务；另一方面，在服务对象个人资源不足的情况下，社会工作者应该帮助其补足或扩展社会网络支持，提高其建构新的社会网络和利用社会网络的能力。

六、增强权能理论在医务社会工作实务中的应用

增强权能（以下简称“增权”）思想由来已久，而社会工作中的增权实践始于 20 世纪 70 年代，1976 年所罗门出版了《黑人增权：受压迫社区中的社会工作》一书，标志着增权取向实践在社会工作专业中的诞生。所罗门在书中明确使用“增权”一词来描述美国社会中黑人少数民族因长期遭受同辈团体、优势团体与宏观环境的负面评价所感受到的深切、全面的无权，因而建议社会工作的介入应致力于增强黑人种族的权能，以解除社会中的“制度性种族主义”所

---

① 周林刚、冯建华：《社会支持理论——一个文献的回顾》，《广西师范学院学报（哲学社会科学版）》2005 年第 3 期。

加诸的压迫与疏离，以增进服务对象个人的自我效能与社会改革的力量。此后，“增权”概念及观点逐渐被社会工作界所接受。

在社会工作领域，增权并不是“赋予”服务对象权力，而是挖掘和激发服务对象的潜能。增权的过程包括批判性地检讨关于自我及其对社会政治环境的态度与信念、个人经验有效化、增加用于批判性思考和行动的知识与技巧，以及为了个人和政治改变采取行动等等。[1] (1)增权是指，增强人的权力和能力。在社会工作中的“权力”的概念一般包括三个环节，权力通常等同于个人的适应能力或才能，个人的权力感是和作为人类的积极的自我概念、自尊、尊严感、福祉感等密切相关的，权力一般是以一种循环的方式发挥作用。在现实中，个人之所以会出现问题或者需求得不到满足是由于环境对个人的压迫造成的，不利的环境带来的压力给服务对象造成强烈的无力感。(2)无力感的存在不等于个人没有能力改变处境，因为每个人都不缺少权能，个人的权能通过社会互动而增加，受助人是有能力、有价值的，一旦影响其权能发挥的障碍被消除，受助者的社会功能就会得到正常发挥。(3)权能不是稀缺资源，经过人们的有效互动，权能是可以被激发出来的，而且权能是可以不断地被衍生出来的，权能一般发生在三个层次上，第一是个人层次，个人感觉到有能力去影响或解决问题；第二是人际关系层次，个人和他人之间的合作可以促成问题的解决，而且还可以不断复制解决问题的经验；第三是环境层次，指那些不利于个人权能发展的制度安排。

在医务社会工作实践中，患者患病期间可能变成在权能上的弱势群体，由于疾病的折磨，使他们形成了无力感、无助感、疏离感和自我失控感。增强权能理论在医务社会工作中将发挥积极的作用，帮助服务对象调集资源、组织资源，克服无助和无力感，重塑患者信心从而达致服务对象的改变。

第一，社会工作者与服务对象建立关系，满足其即时性需要。疾病会给患者及其家属带来身体上和心理上的极大痛苦，患者的处境要求医务社会工作者在介入的时候，第一时间作出反应，迅速与服务对象建立关系，取得互信，满足服务对象的即时性需求。通过即时性需要的满足，一方面可以减轻服务对象所遭遇的障碍性情况，另一方面可以使服务对象与医务社会工作者之间建立初步的互信关系。

第二，对服务对象进行教育及帮助服务对象进行学习。社会工作者可以通

---

① 刘岚、孟群：《我国医务社会工作的理论基础研究》，《中国卫生经济》2011 年第 5 期。

过各种技巧与方法增进服务对象的潜能，如以研讨会、工作坊、讲座、小组工作、简报以及视频播放等方式，对服务对象需要的知识进行宣传和解释说明，增强服务对象战胜疾病的信心。为患者解释病情，取得患者对医师的信任；对心理与情绪有异常的患者进行疏导，以方便医师的治疗，促进医药治疗的效果；对患者入院、出院的安置以及追踪与康复治疗。

第三，帮助服务对象获得相应的资源。疾病尤其是严重的疾病，将会带来沉重的医药负担，医务社会工作者通过寻求和整合社会资源，给予贫困患者经济辅助，不但能帮助患者早日痊愈，而且能激发其潜能，增进其社会适应能力，促进医治疗效。具体的做法如：辅导服务对象住院、出院、转院及协助其家属解决困难；提供患者与家属相关的医疗资讯；联络协调其他相关机构共同来服务患者；处理并协调医疗过程中的各种不当人际关系等。

第四，进行社会倡导，增进问题解决的社会行动力和集体行动力，倡导政府改变制约服务对象克服无助感、压力感和疏离感的社会环境。

晚期癌症患者宁养疗护与伦理*

王京娥　康宗林

宁养疗护(Hospice Care)由英国桑德斯(Cicely Saunders)博士发起,并于1967年创办了世界第一所临终关怀机构(St.Christopher's Hospice)。宁养疗护理念彰显人道主义精神,顺应社会需求,其临终处置方法易于被人们接受。目前,世界各国和地区成立了各种类型的姑息缓和医疗服务组织。随着医学模式的改变、生命伦理学的发展、宁养疗护实践的开展,宁养疗护中的伦理问题日益凸显,积极反思与应对也不容忽视。

一、宁养疗护伦理的内涵与核心

生命质量与生命价值观,是一种强调人的生命存在状态及其价值的生命观。它是现代生命伦理学的核心观点,也是现代医学伦理学和生命伦理学的主要理念。

宁养疗护肯定和尊重生命,把死亡看作是生命的一种自然过程,既不刻意加速,也不刻意延缓,顺其自然,其伦理原则与总的医学伦理原则保持一致。首先,它基于人道主义,将人看作是具有最高价值的,应当维护患者的尊严、尊重患者的权利、重视患者存在的价值。其次,基于生命论的观点,宁养疗护伦理强调生命的神圣性,要求提升晚期癌症患者的生命质量与生命价值,它通过缓解症状、减轻痛苦,帮助患者维持其身体、心理、灵性、社会的最佳状态,使患者及

---

* 本文原刊于《医学与哲学(B)》2014年第5期。王京娥、康宗林,南昌大学第一附属医院宁养院。

家属获得尽可能好的生活质量,维护患者的自尊和死亡的尊严。

宁养疗护的核心是使患者在生命末期得到身体、心理、灵性等舒适的照顾,寻求平静与尊严,其理念是应更多地关注医学人文关怀,为患者提供最佳的医护方案,随着现代科学技术的发展和不断向医学领域渗透,现代医学高新技术不断地提高,如基因技术、医学影像、医学内镜技术、器官移植和人造器官技术等,已将医生的注意力从关注患者体征吸引到寻找致病原因、分析偏离正常值的数据、发现细胞或分子的结构和功能的变化上。医生的兴趣集中在能客观测量到的疾病上,认为患者是疾病的载体和医疗技术施予的对象,医生可以不看患者,只凭报告单结果来判断病情,使医患沟通交流这一富有人情味的环节被过于简化,形成了“医务人员—仪器设备”的不良医患关系。宁养医疗理念应遵循医学人文关怀的伦理,宁养疗护的医护人员应更加注重查体和与患者、家属的交流,提高临床观察、判断能力和对患者及其家属人格的尊重、人性的关注、人尊严的维护,更加关注除生物病因以外的社会环境、个人行为、生活方式、观念认知等多重致病因素。

姑息医学内容按照肿瘤患者疾病发展阶段,可以分为四个方面:一是早期的支持治疗,二是中晚期的姑息治疗,三是末期的照护(临终关怀),四是患者过世后对家属的哀伤支持。[①] 宁养疗护属于姑息医学的范畴,主要内容为末期照护及家属哀伤支持,基本焦点由针对患者所患的癌症向关怀患癌症的“人”,强调包括身体、心理、灵性及社会层面的关怀,形成了全人、全家、全队、全程、全社区照顾的“五全照顾”模式。

二、晚期癌症患者宁养疗护中的伦理问题

宁养疗护的发展是以一种理念为出发点,其中包括了对人、对生命、对死亡的哲学观与价值观,再慢慢变成一种服务模式。安宁疗护的哲学内容包括四个方面:接受死亡的事实、尊重生命的尊严、尊重临终患者的权利、重视生活的品质。[②]

---

① 李小梅、刘端祺:《现代姑息医学内涵在实践中的演化》,《医学与哲学(B)》2011 年第 2 期。

② 莫藜藜:《医务社会工作》,桂冠图书股份有限公司(台湾)1998 年版,第 251 页。

（一）宁养疗护的医疗伦理

1. 治疗与伦理

晚期癌症宁养疗护治疗应遵循生命的伦理原则，更多地关注患者的生存质量，不人为延长患者的生存时间，也不人为缩短患者的生命。当恶性肿瘤患者积极主动的抗肿瘤治疗已失去机会或毫无意义，单个或多个器官功能的衰竭已经不可逆转，且没有有效的治疗方法等，在这种情况下，采用宁养医疗方法来延续患者的有效生存时间，避免采用过度治疗手段刺激、伤害患者。让患者自然、舒适、安详、有尊严地走完人生的最后阶段。

在康德与笛卡尔“二元论”基础上形成的当代生命伦理，几乎只关注个体的理性判断，患者身体体验及本能欲求被弱化或无视，只要能维持生命的延续，以保证患者意识的自主可能性，哪怕这种生命的延续并非患者的真实意愿，特别是中国传统文化片面强调生命数量而无视生命质量。① 当疾病不可治愈，患者希望自然死亡，而家属还一厢情愿地为患者提供以积极医疗为主的治疗方案，例如：强行为患者做化疗、放疗、进行心肺复苏、上人工呼吸机等，不惜一切代价延长无生活质量的生命，这是否符合医学伦理道德？在宁养疗护中，医生既没有责任也没有权力开处方拖延患者死亡，如果药物或措施被用于拖延濒死的过程，医生就没有义务应用任何这些治疗措施。

死亡是晚期癌症患者的必然结局，如何应对死亡，个体有着很大的差异，人类在即将死亡的时刻，大多数的心理表现是焦虑和恐惧，这也是人类对死亡的基本态度，所以对晚期癌症患者的宁养疗护应该在注重对患者身体不适症状缓解的同时，强化对患者和家属的心理疏导，医护人员要充分体现出对生命的尊重，允许患者及家属经历伤心的过程，消除一些不良的负面情绪，让其接受临终的事实，以保持平静的心理状态，活在当下。

2. 用药与伦理

宁养疗护用药应权衡用药的利弊关系，用药的伦理原则是最大化地缓解晚期癌症患者的身心痛苦，提高患者的生活质量。晚期癌症患者往往生活在巨大的肉体疼痛之中，要力求达到他们无痛苦生存状态，如合理用药解决患者的胸闷、气短、胸水、腹水，减轻呼吸道、肠道的压迫；合理用药缓解患者恶心、呕吐、

---

① 刘俊荣：《当代生命伦理中理性自主的价值与贫困》，《伦理学研究》2013 年第 4 期。

厌食、便秘等消化系统症状;规范化合理使用镇痛药缓解患者的疼痛等等。对晚期癌痛患者在药品使用过程中,应严格遵循"癌痛三阶梯治疗方法",既要用足又不滥用,对药物所产生的毒副作用及患者对毒副作用的耐受程度,医护人员需要权衡使用药物给患者带来的生命质量的改善和可能导致的风险与副作用大小。在临床实践中,有些医务人员和患者家属对阿片类药品存在着很深的"成瘾恐惧"感。他们错误地把阿片类药品等同于毒品,认为用阿片类药品不安全,仅在患者疼痛难忍时才服药,担心吗啡会抑制呼吸等。他们把药物耐受性等同于药物依赖性,躯体依赖性等同于精神依赖性,这是一种传统的偏见。根据临床观察,正确使用阿片类药物引起癌症患者成瘾的现象非常罕见。①

对于晚期癌症患者而言,死亡已不可避免,作为一名优秀的宁养疗护医护人员,在药物的使用中要牢牢把握住一个"度"字,即根据患者的情况和个体对药物不良反应的耐受程度,正确选择好药物、调整好用药剂量,以最大限度地缓解患者的不适症状和出现最少的不良反应,使患者在生命的最后阶段减轻痛苦,这也是医护人员贯彻人道主义与生命伦理的最高体现。

(二)宁养疗护的护理伦理

1. 身体护理与伦理

护理理念经历了从针对疾病、患者再到人的健康的过程。护理伦理遵循平等、公正、互助、有利和尊重的原则,其中尊重原则包括三方面内容:尊重患者的自主权、知情同意权、保密权和隐私权。宁养疗护的服务对象是晚期癌症患者,死亡已不可避免,主要采取姑息治疗,护理应占主导性地位。

由于晚期癌症患者的病情复杂、症状特殊,致使特殊护理的范围广、难度大,要求护理人员根据患者的不同情况,制定整体性护理方案。护理工作既要对患者进行整体护理,又要对患者和家属做好护理指导,尽力满足患者的全面需求,如舒适感、安全感、被认知及社会尊重感等。此外,要鼓励和充分调动患者的主动性,晚期癌症患者同样是有思想、有感情、有生命的生物体,有与社会健康人同样的需求。这就要求宁养疗护的护理人员通过良好的语言、积极热情的态度去与患者开展有效的沟通,鼓励和引导患者积极配合治疗。调动患者体内尚存的抗病能力,提高机体的免疫力。另外,要指导晚期癌症患者学会自我

---

① 孙燕、顾慰萍:《癌症三阶梯止痛指导原则》,北京医科大学出版社 2010 年版,第 17 页。

护理，如具体教会他们怎样饮食、活动、翻身等，使他们在有些方面能够自理，以减轻家人和社会的负担。

2. 社会心理灵性护理与伦理

桑德斯博士在1967年提出“宁养疗护”这一概念时，其基本主张是临终关怀以及临终护理，不再采用传统用药和物理治疗，而更强调在身体、心理、灵性、社会及宗教等层面上提供照顾。[①] 这种照顾理念，一方面通过处理患者的整体性痛苦，以使患者达到身、心、灵的舒适；另一方面，通过对患者亲属的疏导，以减缓家属的心理创伤及痛苦，达到去者善终、留者善别。

对于晚期癌症患者而言，在人生的最后阶段能满足他们的心理需求有时比满足他们的生理需求更为重要，护理的重点应从生理上转移到社会、心理、灵性方面。宁养疗护专注于“人”，从生命伦理的角度看，除适度的治疗与良好的专业和生活护理外，还应该注重患者的整体关怀，协调患者躯体、心理、社会、人与人之间的关系，嵌入社会、文化、人文与灵性关怀的内容，这种全新的服务模式有利于晚期癌症患者的宁养治疗，最大限度地提高患者的生活质量。[②] 在传统的治疗过程中，晚期癌症患者和家属往往只重视用药，有些人甚至认为药物是万能的，这是一种不全面的看法，这种看法也阻碍了宁养疗护工作人员对患者及家属的社会、心理、灵性层面的照顾。

晚期癌症患者健康状况急剧变化，社会角色突然转变，死亡扑面而来，恐惧、绝望、无助、愤怒等情感在内心冲突。家属想尽一切办法将患者保护起来，全方位伺候，甚至到患者临终都不告知其病情。患者及此开始反问自我生命的价值。家属及宁养疗护工作人员应当把患者作为一个仍有价值的人，引导和鼓励患者在苦难中树立坚强、勇敢无畏的榜样，为亲友留下宝贵的精神财富，并从中体认自我价值。

宁养疗护有住院服务、居家服务等，对于居家照顾模式的宁养服务，家属是患者重要的照顾者与陪伴者，与患者密切接触。家属在患者患病期间，消耗了大量的体力和精力，全程目睹了患者衰亡过程，承受了患者所反映的各种情绪，会表现出悲伤、恐惧、忧虑、愤怒等各种不同的心理反应，且家属的言行能直接影响患者的情绪[③]，所以家属同样需要护理，需要心理、灵性的支持，如护理教

① 汤新芳：《护理伦理视域下临终关怀的困境及其出路》，《齐齐哈尔医学院学报》2013年第6期。

② 王京娥：《宁养服务中的伦理探索》，《中国医学伦理学》2010年第3期。

③ 陈博、孟艳秋：《浅谈护理伦理在临终关怀中的应用》，《内蒙古中医药》2010年第7期。

育活动、压力纾缓活动等,用爱心、耐心、同理心给予家属关怀,关注家属的预期性哀伤处理及提供居丧照料,协助家属树立正确的生死观,接受患者死亡的事实,体认到在生命临终阶段提高生活质量的重要性,坦然面对,用自己的方式陪伴患者度过人生的最后时光。

三、晚期癌症患者宁养疗护的伦理原则

(一)不伤害原则,注重生命质量

不伤害原则、注重生命质量是宁养疗护必须遵守的原则。从伦理学的角度看,这不仅是个原则,更重要的应是宁养疗护工作人员的职责。宁养疗护应从患者的整体利益着想,为患者实施最好的医护处理,它所强调的是医护人员以患者最大的利益、最小的伤害为前提,一切为晚期癌症患者的身体舒适、精神愉快、心理安宁着想,给予临终患者的任何医护措施或改动任何的医护方案都应该基于这种原则。

(二)适度治疗,舒适生存

过度医疗是现在临床医疗工作中比较突出的一个问题。据有关资料显示,医疗机构的过度医疗导致卫生资源浪费达20%—30%①,这其中有医疗机构的因素,比如追求经济效益,避免医疗纠纷;也有患者及家属的因素,比如心理期许过高等。宁养疗护是以缓解晚期癌症患者的不适症状为主,使患者达到无痛苦生存的状态,比如对癌末的患者应遵循世界卫生组织提出的“癌痛三阶梯用药方案”:达到无痛生存的目的,并且尽可能地缓解其他生理痛苦,如合理解决胸腹水,减轻呼吸道和肠道的压迫等,并避免过度刺激,力求保持患者相对舒适的生存状态。

(三)尊重患者的意愿

晚期癌症宁养疗护一定要尊重患者的意愿,即患者有对自己病情的知晓权和治疗方案了解权,有选择与决定治疗的自主权。要尊重患者对医护模式的选择和改变医护模式的决定。为了让患者和家属充分了解医护方案的利弊,医护

① 魏军:《临终关怀的医疗原则探讨》,《襄樊职业技术学院学报》2012年第5期。

人员可向患者和家属提供浅显易懂的医护实施方案,并与之共同选择。如宁养疗护中的家庭会议就是尊重患者自主权的较好服务方式。要建立良好的医患关系,医患之间必须以诚信相待,患者要信任医护人员,如实向医护人员叙述病情。医护人员也应寻找适宜的时机,将患者的病情逐渐、适时、如实地告知患者,让其了解自己的疾病状况,做好各方面的准备或及早完成自己的心愿,达到“生死两相安”。

(四) 公平正义

晚期癌症宁养医疗医护人员要充分理解公平正义原则的深刻内涵及要求,树立正确的道德观念,选择良好的医疗道德行为,在实践中努力做到公平正义。晚期癌症宁养疗护是一种高度人性化的医护服务,公平正义的原则尤为重要。宁养疗护要公正对待每一位晚期癌症患者,绝不能厚此薄彼,更不能因种族、信仰、性别、地位、贫富不同而有所差异。另外,晚期癌症宁养疗护需要多学科协作和社会多方面的支持,例如药物供应、必备的设备、医学专科间的会诊、政策的支持和志愿者的配合。这些医疗、社会资源的分配应该做到公平公正。晚期癌症宁养疗护不需要高科技投入和高额治疗费支出,这与偏好高科技、高消费的医治方式不同,晚期癌症宁养疗护更容易体现公平正义的原则。

四、结语

晚期癌症宁养疗护应建立在生命神圣性的基础之上,其所做的工作是对晚期癌症患者的一种预防和缓解患者整体性痛苦,即身体、心理、灵性及社会痛苦的姑息性、支持性医护工作。晚期癌症宁养疗护的医护人员需要在复杂的医护工作中始终坚持关怀态度,要有爱心、有使命感和责任感,在为晚期癌症患者提供纾缓医疗服务的同时,要兼顾正确的伦理抉择。

临终反向关怀模式探析*

康宗林　王京娥　黎莹　李梦倩

一、前言

（一）临终关怀发展概况

临终关怀（Hospice）可溯源至 12 世纪宗教朝圣的中途休息站。由于朝圣的路途艰险遥远，人们饥饿、患病，行善之人就在朝圣途中设置休息站，救助朝圣者。19 世纪，交通工具发展，朝圣道路改善，原来的休息站逐渐失去了原有功能，一些人便将中途休息站改为照顾无法治愈的病患的一种慈善机构。在 1897 年的时候，修女玛丽·艾肯亥主办了专门收治癌末患者的机构——Hospice。到 1967 年西塞莉·桑德斯（Cicely Saunders）创办了世界第一所现代临终关怀院——圣克里斯多福，为癌末患者提供现代临终关怀服务，并于 20 世纪 80 年代末传入中国，缓慢发展。1998 年李嘉诚基金会在汕头大学医学院第一附属医院建立宁养院后，陆续在全国建立了 36 家宁养院，目前在运行的有 31 家宁养院，成为推动中国临终关怀服务的重要力量。

（二）当前临终关怀模式的反思

孟宪武、崔以泰将中国临终关怀实践总结为六种类型，即家庭型临终关怀、

---

* 江西省教育厅 2014 年度科学技术研究项目“临终反向关怀在宁养疗护中的应用研究”（项目编号：GJJ14036），本文原刊于《医学与哲学（A）》2015 年第 6 期。康宗林、王京娥、黎莹、李梦倩，南昌大学第一附属医院宁养院。

社会型临终关怀、宗教型临终关怀、医院型临终关怀、自我型临终关怀及反向型临终关怀。① 然而中国临终关怀模式的研究发展非常缓慢,现存的主要模式②如表 1 所示:

表 1 中国临终关怀实践模式

现存主要模式	主要内容
宁养院类模式	跨专业合作模式等
社区医院组织模式	社区医院临终关怀病房或服务中心、康宁病区等
家庭病床模式	施氏模式、家庭临终关怀等
综合模式	PDS 模式、家庭—社区—医护人员相结合的临终关怀模式等
其他模式	人文护理模式、满足模式等

当前无论哪一种临终关怀模式,其最大的问题是忽略了临终关怀主体。孟宪武、崔以泰认为临终关怀是指对临终者及其家属为客体的关心慰藉活动,其他关怀成员则可视为主体,家属对临终者而言亦为客体。③ 当前以家属及专业照顾团队为主体,临终者为客体的临终关怀,注重家属及专业照顾团队对临终者的照顾品质、给予爱与关怀,却忽视临终者对家属及专业团队的责任。临终者被动接受亲友的关怀照顾,与亲友之间缺乏有效的沟通互动(如图 1),这使临终者感到压力,心生内疚、觉得拖累家人,甚至出现轻生的念头和行为,这无疑增加了临终者的灵性困扰。那么,是否有一种可以协助临终者给予身心灵疲惫的亲友关怀的临终关怀?

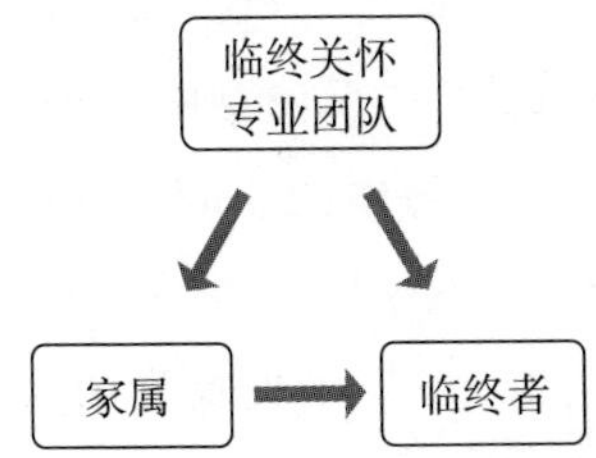

图 1 当前临终关怀模式图

---

① 孟宪武、崔以泰:《中国传统临终关怀思想研究》,《医学与哲学(A)》1992 年第 7 期。

② 朱海玲、史宝欣、王丽娜:《国内临终关怀模式研究的文献计量分析》,《护理研究》2011 年第 13 期。

③ 孟宪武、崔以泰:《中国传统临终关怀思想研究》。

二、临终反向关怀的提出

安详、平静、有尊严、无遗憾地走完人生最后旅程，这是临终者和家属的愿望与权利，它决定了临终者应当是临终关怀的主体、主要参与者。只有以临终者为中心，协助临终者与亲友、专业照顾团队进行情感互动（如图2），才能真正实现“去者善终、留者善别、能者善生”的目标。因此，本研究提出“临终反向关怀”概念，强调临终者应当回归临终关怀的主体性地位，家属及专业照顾团队只是协助临终者实施反向关怀的协助者。

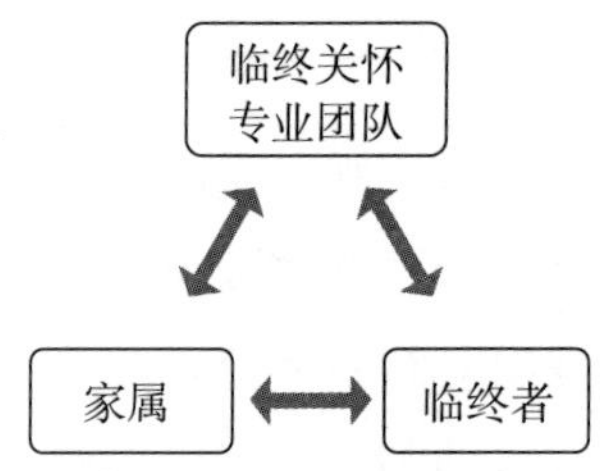

图2　临终反向关怀模式

临终反向关怀在学术界还没有统一的界定，经过文献检索，相关的概念陈述主要有“反向型临终关怀”“反向临终关怀”及佛教临终关怀思想中的“临终反向关怀”。临终关怀团队对临终患者及其亲友所提供身心灵社的“全人、全家、全队、全程、全社区照顾”就是人们所常说的临终关怀。朱华夫认为与临终关怀方向相反，临终者对其亲友、同事等所做的关心慰藉活动，则称为反向临终关怀①，这与孟宪武、崔以泰提出的“反向型临终关怀”概念基本相同。佛教临终反向关怀是针对其临终关怀思想中的正面关怀、自我关怀提出的：临终者不但不需要别来人来关怀自己，也不仅仅是能够自我关怀，而且还能进一步来关怀身边的人和一切苦难的众生。② 朱华夫提到的反向临终关怀与佛教的临终反向关怀都具有一致性，强调临终者对照顾团队的关怀，但从“反向临终关怀”和“临终反向关怀”两个词的结构上看，临终反向关怀体现了关怀行动的主体是临终者，接受关怀的客体是家属及照顾团体。因此本文选择“临终反向关怀”一词来论述。

---

① 朱华夫：《临终心理之光：反向临终关怀》，《华夏长寿》1998年第2期。

② 达照：《饬终：佛教临终关怀思想与方法》，浙江大学出版社2005年版，第314页。

三、临终反向关怀的理论基础与内涵

在宁养服务实践中发现,临终者与亲友及专业照顾团队缺乏双向互动,其根本原因不是临终者对死亡的认识不够透彻,对亲友及专业团队情感不够浓烈,而是临终者临终反向关怀知情意与行为的转化问题。本文基于心理学的"知情意行"行为辅导模式,建构一种临终者"知情意"与"反向关怀行为"之间较为紧密、完整联系的模式,为临终者提供临终反向关怀的行动指引,也为专业照顾团队帮助临终者实施临终反向关怀提供介入策略。

(一) 临终反向关怀的理论基础

人的行为是指人在日常生活过程中所表现出来的一切有目的的活动。人的行为按照自然人和社会人区分,可分为生物性行为和精神性行为。生物性行为包括低级分子性行为和整体性行为,前者认为所有行为都可以表示为:S(刺激)→R(反应);后者提出了行为的一般模式:需要→(引起)→动机→(支配)→行为→(指向)→目标。精神性行为是人的高级行为,它由人的社会属性决定,以行为的一般模式为基础,需要、动机作用于行为。"知情意"是构成人行为的基本要素,并影响行为,同时也反作用于需要和动机。① "知"即认知,指对行为方法及目标了解,并知道如何做;"情"即情感、情绪及情景,指具有反向关怀的情绪状态,有需要表达的情感需求,同时具备反向关怀表达的情境;"意"即意志,指具备反向关怀的决心和勇气(见表2)。

表2　临终反向关怀"知情意行"干预模式②

临终反向关怀要素	知	情	意	知+情	知+意	情+意	知+情+意
临终反向关怀行为表现	≠行	≠行	≠行	容易事=行 有困难时≠行	条件具备=行 条件不具备≠行	缺乏方法≠行	=行

① 卢献、郑岩滨:《略论"知情意行"行为辅导模式》,《教育探索》2004年第4期。

② 同上。

续表

临终反向关怀要素	知	情	意	知+情	知+意	情+意	知+情+意
临终反向关怀行为诊断				知道反向关怀亲友的途径，又具备反向关怀亲友的环境与条件，但缺乏行动的决心和勇气	知道反向关怀亲友的途径，又具备付诸反向关怀行动的决心和勇气，但缺乏行动的环境或条件	具备反向关怀亲友的环境与条件，又具备付诸行动的决心和勇气，但不知道具体的方法	
临终反向关怀干预	+情+意	+知+意	+知+情	+意：给予激励、刺激强化，使临终者愿意付诸反向关怀行动	+情：帮助其优化心理环境，并为临终者创造临终反向关怀的外部环境条件	+知：要给予临终者多种指导，并重视“知”的针对性引导	

（二）临终反向关怀内涵

临终反向关怀即指在亲友及专业照顾团队协助下，临终者对亲友、专业照顾团队、爱心人士怀感恩之情，知道如何给予反馈，愿意并采取行动对他们给予反向关怀，获得心理、灵性的联结与互动，达到临终者善终、家属善别的目标，这是对临终者实施临终反向关怀最大的激励。

临终反向关怀的实施，需要临终者达到“知情意行”的统一，付诸临终反向关怀行动，形成临终者与亲友及专业照顾团队心理、灵性上的互动。反向关怀不仅仅是指临终者给予亲友及专业照顾团队关怀与积极反馈，还强调亲友与专业照顾团队帮助临终者获得“知情意”的支持，如知道如何做、获得反向关怀的行动环境、获得行动的力量，形成三者两两互动的模式。

临终反向关怀境界由低到高分为七等，合并为四个层次：主我层次——被动接受关怀与照顾，认为自己不用为他人做任何事情；立言层次——能在言语方面给予他人反向关怀，下分二等，(1)用言语关怀他人，须靠引导才能付诸反向关怀言语，(2)用言语关怀他人，能主动付诸反向关怀言语；立功层次——不仅仅给予他人言语上的反向关怀，还能够以实际行动树立榜样作用，给予他人反向关怀，下分二等，(1)用实际行动关怀他人，须靠引导才能付诸关怀行动，

(2)用实际行动关怀他人,能主动付诸反向关怀行动;立德层次——除了立言和立功之外,临终者还能够留下具有反向关怀意义的物品,并从精神层面给予他人反向关怀,启发他人与自我灵性联结,有机会迈向生命的完满,下分二等,(1)用具有符号意义的物品及精神关怀他人,须靠引导付诸精神上的反向关怀,留下有意义的物品激励后人,(2)用具有符号意义的物品及精神关怀他人,能主动付诸精神上的反向关怀,留下有意义的物品激励后人(见表3)。

表3　临终反向关怀层次

四个层次	主我	立言		立功		立德	
七等分	一	二	三	四	五	六	七
内容	被动接受关怀与照顾,认为自己不用为他人做任何事情	用言语关怀他人,须靠引导才能付诸反向关怀言语	用言语关怀他人,能主动付诸反向关怀言语	用实际行动关怀他人,须靠引导才能付诸关怀行动	用实际行动关怀他人,能主动付诸反向关怀行动	用具有符号意义的物品及精神关怀他人,须靠引导付诸精神上的反向关怀	用具有符号意义的物品及精神关怀他人,能主动付诸精神上的反向关怀

主我层面的临终者以自我为中心,把自己当作弱者、患者,强调需要他人的照顾,但自己不需要考虑关怀家人。"立言""立功""立德"三个层次的临终者都具有反向关怀家人的动机,当他们因为个人在关怀家人的途径、行动勇气与决心上的差异,以及反向关怀的互动环境影响,呈现出主动、被动的态度,临终者都能够在言语、行动、物品和精神上实施一定的临终反向关怀行为。在"知情意行"视角下,临终者的反向关怀要求工作者协助家属与临终者互动,营造温馨、安全的家庭氛围,启发临终者可以采取的反向关怀途径,并在精神上给予临终者鼓励支持。临终反向关怀的具体方法可分为:言语反向关怀、行为反向关怀、物品反向关怀和精神反向关怀。

第一,言语反向关怀。

临终者用言语反向关怀亲友及照顾团队,言语不仅仅指慈爱的语言符号,还包括态度、表情、眼神、身体、动作等非语言符号,这些语言符号都是会讲话的。临终者可以用"言语"把自己内心想要对他人表示的关怀、体贴和勉励表现出来,像点头、微笑这些动作都可以。临终者可以留下自己的人生经验、生活智慧、名言警句等言语，也可以向亲友“四道人生”，即道歉、道谢、道爱、道别。

第二，行为反向关怀。

榜样作用对亲友的临终反向关怀具有重要意义，临终者采取积极的心态及行动，如真心祷告等，摆脱负面情绪，平静内心，超脱死亡，将安详平和的面容、心态留给亲友，宽慰亲友，在行、住、坐、卧方面以身示范；根据自己的身体状况，在合乎“道”的前提下，积极行善，实践仁义之行，克服临终的困难，都可以给予亲友榜样。临终者亦可在临终之际安排好自己的后事，使家人能够从容处理。

第三，物品反向关怀。

临终者赋予某些物品意义，那么物品作为特殊的符号，传递临终者所要表达的情感、意义。临终者可以把自己美好的形象、人生经历与智慧，以及对亲友的爱、祝福等，用画册、相片集、录音、录像、生命故事书、日记或书信等形式来表达。临终者可借由这些物品在自己过世后继续给予亲友关怀、激励后人，同时鼓励亲友活出生命的意义与价值。甚至临终者可将自己的遗体、器官、组织等作为特殊的礼物留给世人，给有需要的人，或捐献医疗事业，以这种特殊的形式给予社会反向关怀。

第四，精神反向关怀。

临终者首先回归自己的灵性层面，静心冥想，认识临终苦难的意义，内心平安，接纳自我，进而积极处理与天（信仰）、人（他人）、物（自然）的联结，即保持信仰；与他人关系和谐友善，认同、理解和爱他人；与自然和环境融合，感受来自大自然的美丽与感动；临终者以自我的灵性探寻，启发亲友珍爱生命，重视生命灵性的成长与完满，倡导精神的善与和谐。甚至一些仁人志士在临终前用其高尚品德、英雄气概激励亲友及社会。

临终反向关怀的“知情意行”并非相互独立，每一种临终反向关怀行动都须融合“知情意行”四种元素，包括对临终反向关怀的认知、营造临终反向关怀的情境和条件、获取临终反向关怀的能力及途径、产生临终反向关怀的意愿以及反向关怀的具体行动。

临终反向关怀的这七个层次并没有严格的从一至七的顺序。立言层面的临终反向关怀是基础层面，首先在言语层面上表达反向关怀的动机；其次，当临终者获得反向关怀的支持，并有决心和勇气，那么他们将选择适合自己的方式付诸行动；最后，临终者会在反向关怀过程中与家人互动，在精神层面达到反向关怀的最高层次。西方深受宗教及心理学等文化的影响，这种从言语到行动，再到精神层面的顺序是符合逻辑的。但是在中国社会文化中，国人大多羞于赤裸裸地用言语表达情感，采用非语言的行动是国人关怀家人的首选，他们认为“言多不如一行”，言语上的表达显得虚伪。

四、“人间有情”全国宁养医疗服务计划中的临终反向关怀实践

李嘉诚基金会“人间有情”全国宁养医疗服务计划逾十六年的宁养疗护实践中，开展临终反向关怀个案辅导，引导临终者从语言、行动、精神层面反向关怀亲友，积累了很多临终反向关怀实践经验。

案例：右肺癌患者的个案讲述玉叔（化名）通过临终反向关怀，化解了与妻子三十年的恩怨的故事。临终者玉叔，男，与妻子香姨（化名）育有一个儿子，母亲八十多岁。宁养院给患者及家属近六个月有效的镇痛治疗、护理指导等身心灵的支持后，香姨对宁养院工作人员非常信任，前来取药时哭诉与玉叔三十年的婚姻生活。玉叔自己在外面玩乐，不仅对家庭基本就没有支持，还惹来债主上门讨债的麻烦，整个家庭都是香姨在操持。玉叔从未对香姨说过一句感恩的话。玉叔的妈妈心疼儿媳妇，将自己积攒下来的钱偷偷地用来帮香姨母子。玉叔患癌症后，香姨念在多年夫妻之情无奈一边照顾玉叔一边做家政服务维持生计。

（一）认知反应

玉叔以自我为中心，认为病人理所应当获得照顾，难受时发发脾气闹闹情绪是应有的权利。香姨认为玉叔不懂感恩，对家里不负责，现在得这样的病是“报应”“活该”。她曾气愤地对玉叔说“年轻的时候折磨我还不够，现在还搞这个病来折磨我，你就赶快死了算了，大家都解脱”，夫妻感情进一步僵化。

（二）情绪反应

香姨说了气话之后，玉叔内心矛盾、痛苦、无助且烦躁；香姨烦躁、埋怨。两人的对立，使玉叔开始思考与家人的关系。玉叔经常说“我现在好痛苦（身体

和心理)，该怎么办”，然后就闭眼流泪、沉默，表现出了无助与烦躁。香姨说：“现在要工作又要伺候病人，我自己都很累，也很烦，你(玉叔)年轻的时候只顾自己玩，就没有管过家，现在脾气又不好，老是发脾气……”玉叔与香姨内心对立的家庭气氛使双方缺乏深入沟通情感的外部环境。

(三) 精神反应

玉叔面对着“天、人、物、我”多重灵性困扰。在“我”(自我)关系层面，玉叔开始后悔当初没有好好对待家人，现在患绝症，拖累家人，觉得自己是罪人，想早点解脱。玉叔无法接纳自己的过去、当前以及接下来患病的生活。在“人”(他人)关系层面，他与妻子糟糕的关系亦使玉叔内疚，觉得亏欠妻子太多，未能向妻子道歉、道谢、道爱、道别，修复关系。在“物”(自然、环境)关系层面，对于卧床的玉叔，床是他唯一的世界，曾经的花花世界已成为他遥远的记忆。在“天”(信仰、信念)关系层面，玉叔已经绝望，没有勇气继续面对现实，希望能早点离开人世。

(四) 行为反应

内心矛盾、痛苦，精神几乎崩溃的玉叔，曾拒绝服药和进食，想通过这些让这一切痛苦尽快结束。失败后，玉叔平时除了与家人简单地交流外，多选择沉默，香姨在照顾他时，他常常默默地流眼泪。玉叔与香姨除了例行的被照顾与照顾的互动外，别无其他的互动。

(五) 临终反向关怀干预策略、结果与讨论

1. 提供临终反向关怀知识

令人欣喜的是玉叔在首次辅导中就表现出改变的欲望。社工围绕“立言、立功、立德”的临终反向关怀内容，为玉叔提供临终反向关怀指导。立言方面可以对妻子道歉、道谢、道爱、道别，比如对身心疲惫的妻子说声“老婆辛苦了”；立功方面可以放下自己的臭脾气，给予妻子一个小小的亲吻、一个微笑等；立德层面可以将自己勇敢、乐观面对当前病痛的精神留给家人，给予家属精神支持，留下精神财富。

2. 营造临终反向关怀情境

与玉叔初步建立关系后，社工通过尊重、接纳，引导玉叔倾诉其当前身体状

况，并逐步引入其心理感受层面，倾听并引导其宣泄内心情绪，对其临终反向关怀心理进行调适，同时为玉叔营造临终反向关怀的家庭氛围，鼓励其与妻子就彼此感受进行对话，彼此坦诚交流内心感受，练习互相理解与包容，缓和夫妻关系。

3. 付诸临终反向关怀行动

首次辅导时，社工引导和鼓励玉叔对妻子表达"老婆你辛苦了"。回访时香姨反馈玉叔没有执行语言层面的临终反向关怀，但是他开始一改以前的臭脾气，从行动及精神层面给予香姨反向关怀。香姨看到玉叔对她有所改变很开心。接下来的辅导中，社工尝试引导玉叔对香姨说"老婆你辛苦了"，随即玉叔闭上眼睛流泪沉默。在接下来的家访中，社工更多的角色是支持者、陪伴者，鼓励玉叔继续保持行动及精神层面对妻子的关怀，幽谷伴行，陪伴玉叔在其觉得合适的时间、以合适的方式、在合适的情境说出那句深藏内心几十年的话。

4. 临终反向关怀的结果与讨论

香姨到宁养院感动而泣地倾诉，玉叔在社工第四次家访后，第一次郑重地跟她说"老婆你辛苦了"，这句话香姨等了三十年，听到这句话时，她瞬间泪流满面，夫妻之间的恩恩怨怨瞬间烟消云散。香姨表示后悔说了伤玉叔的话，表示将全心全意照顾玉叔到最后。玉叔放不下香姨，怕香姨再受委屈，要求妈妈一定要好好对待香姨，并且要求其妈妈写保证书，保证对香姨好。

中国人不善用言语表达情感，尤其是男士。男士大多认为言语上的表达太过虚假，不如行动上来得实在。因此，他们更倾向于先从行动和精神上实施临终反向关怀，言语放在最后，作为情感的升华。玉叔与香姨的夫妻恩怨在玉叔给予临终反向关怀后获得了和解，尤其在玉叔最后的言语临终反向关怀后，夫妻的情感得到升华。玉叔和香姨都获得了灵性平安，能够坦然面对彼此的关系及接下来的生活。

此外，李嘉诚基金会"人间有情"全国宁养医疗服务计划办公室已经连续四年举办"爱的礼物"作品大赛，鼓励临终者向亲友"四道人生"（道歉、道谢、道爱、道别），协助临终者制作生命故事书、旅行笔记等，用生命故事书、旅行笔记等物品留下自己的美好人生经历及祝福，予以亲友反向关怀。这是临终者留给后人的宝贵财富。

五、结论

临终反向关怀基于心理学的视角，梳理临终反向关怀的模式，积极探索本土化临终关怀模式，将临终者作为临终关怀的主体，主张临终者与亲友、专业照顾团队的互动与联结。临终反向关怀为本土化临终关怀服务开展提出了新的思路，希望引起相关学者及实务工作者的关注，并在实践中不断探索、完善和发展本土化临终关怀服务模式。

社会工作介入临终关怀服务探讨
——以某医科大学社会工作介入临终关怀服务为例*

王卫平　谭卫华　郑立羽

一、问题背景

中国目前已进入老龄化社会,恶性肿瘤等高危疾病的发病率也呈上升趋势,每年约有两亿人口要直接或间接处理死亡问题。据统计,中国每年进入临终期的病人有700万左右。现代社会中的资源枯竭、环境恶化、恐怖主义、贫困和疾病、犯罪等存在剥夺着人类的生命感,漠视生命的行为大肆蔓延。社会急剧变化,矛盾加剧,自杀人数激增,据专业机构的数据显示自杀是15—34岁人群的首位死因。中国每年有28.7万人死于自杀,200万人自杀未遂,170万人因家人或亲友自杀而出现长期、严重的心理创伤。① 随着社会的发展和人们对生存质量的关注,临终关怀越来越得到社会的重视,并成为稳定社会、和谐家庭、提高精神文明的重要社会问题。

临终关怀(Hospice Care)有多种译法,例如"安宁照护"(台湾)、"善终服务"(香港)。临终关怀的含义由世界卫生组织(WHO)提出,是对无治愈希望病患的积极与整体性的照顾;其目的在于确保病患及其家属最佳的生活品质;

---

* 本文原刊于《福建论坛(人文社会科学版)》2014年第8期。王卫平、谭卫华、郑立羽,福建医科大学人文学院。

① 高珂强、温永慧:《死亡教育:老龄化社会到来的呼唤》,《山东省青年管理干部学院学报》2005年第2期。

临终关怀以控制疼痛、缓解患者其他相关生理症状，以及解除患者心理、社会与灵性层面的痛苦为重点；强调的是通过服务者为患者提供保守性的治疗和支持性的照顾，尽可能使病患有尊严地达致安详的死亡。与此同时向患者家属提供支持系统与哀伤辅导。

与西方现代国家相比，我国临终关怀起步较晚。1967 年在英国伦敦，桑德斯开设“圣克里斯多福安宁院”（St.Christopher's Hospice），率先尝试以医疗团队全程陪伴癌症晚期病人，并辅导家属度过哀恸期的医疗照顾方式。随之影响全球，临终关怀在美国、英国、日本等发达国家不断壮大。我国内地临终关怀起步相对较晚，1988 年天津医学临终关怀研究中心成立，1992 年北京松堂医院成立，1998 年李嘉诚先生捐资在汕头大学医学院开始了国内临终医疗服务；从 2001 年起，李嘉诚先生又每年捐资给国内 20 家重点医院，开展临终关怀服务。虽然其发展有了一定的规模和水平，但是同西方发达国家相比还是相差甚远。① 而且由于我国人口众多，封建伦理思想观念和对“死亡”的禁忌的影响，对于临终关怀的发展造成了一定程度的影响，这就需要我们发展形成适用于中国本土的临终关怀模式，需要国家政策层面支持，设立更多的临终关怀机构或者部门，提高临终关怀的社会认可程度。因此，由医生、护士、心理学家、社会工作者、宗教人员和各类志愿者等多学科、多方面人员组成的团队提供的对临终患者及其家属的全面照护，成为社会发展的必然。②

二、社会工作介入我国临终关怀事业的可行性

目前，我国临终关怀大多由家庭成员来完成，社会认可程度低。由于我国传统文化中“孝道”等观念的影响，在我国，尤其是在农村，大多数的临终关怀都由家庭成员提供，只有少数家庭会选择临终护理人员提供服务。显而易见，这种传统观念和做法无法让临终患者得到专业的生理和心理全方位的服务，家庭成员在此期间的心理压力也没法得到有效的缓解。尤其随着城市化，核心家庭的数量越来越多，家庭成员在亲自提供服务和照顾的时候就会显得力不从心。

---

① 路雪芹、白琴：《开展本土化临终关怀面临的问题与挑战》，《中国老年学杂志》2007 年第 3 期。

② 谢开、巫纪英、黄伟坤、罗叶容：《跨专业合作运作模式在临终关怀中的实践运用》，《基层医学论坛》2009 年第 16 期。

医院临终关怀服务也无法满足现有需求。提供临终服务的医院大部分位于发展较好的城市。例如:福建省立医院宁养院成立于2001年,该院采取居家服务、门诊服务、咨询服务等方式,免费为晚期贫困癌症患者提供止痛治疗、心理辅导、护理常识指导等服务,成立11年来,宁养院的服务对象超过5000人。但是很多医院的临终病房大多由医护人员进行常规性的护理,他们很少会关注也难以满足处于此阶段的患者及其家庭的特殊需求。同时由于我国人数众多但医院床位紧张和家庭资金不足的限制,很多病人在临去世前几天才会住院接受临终服务,而这种服务也仅限于对临终患者的医疗护理方面,忽视了患者及其家属的心理状况和需求。

随着社会工作在中国的发展,在临终关怀领域也逐渐受到重视。社会工作的本质对临终关怀有着深刻影响,临终关怀的哲学体系基本来源于社会工作的基本原则。社会工作被看作是持守利他主义的助人理念、以科学的知识为基础、用科学的方法助人的服务活动。现代社会工作的基础起源于两大传统,其一是慈善组织会社(Charity Organization Society),它的思想是改变个体以达至良好的生活与生命;其二是睦邻组织运动(Settlement House Movement),它的观点是通过改善周遭的生活环境来帮助个体,如改变贫困的居住条件、肮脏的卫生环境等等。所以学者施佩希特(Specht)和克雷格(Craig)认为"社会工作是一个具有双重目标的专业,它旨在协助个人或群体达至未能满足的需求,并积极改变环境以回应个体或群体的需求"。一方面,临终关怀受到慈善组织社会个体化取向的影响,强调对于病人和家属的照顾,积极协助患者及其家属有尊严地面对死亡、走向死亡;另一方面,临终关怀从睦邻组织运动中继承了强调改变外部环境的传统,致力于改善传统医疗制度,在医院中建立临终病房,并向社会大众积极倡导"善终"的理念。因此,我们可以这样描述临终关怀的使命,尽力满足临终病人的需求,并推动外部环境的改变,为病人需求的满足创造条件。①

由此可见,临终关怀与社会工作两者密不可分,社会工作的目的是帮助处于困境的个人、团体或者社区,解决遇到的问题,增强面对生活的信心和勇气,恢复和发展其社会功能,提高生活质量。我国目前对临终关怀病人及家属的心理照顾的缺失以及现代医学模式的转变都需要社会工作的介入。社会工作为临终病人能够安详地走完人生的最后历程,家属亦能减轻亲人离世的痛苦并且尽快地回归到正常生活发挥着作用。

① 陈蕃、李伟长主编:《临终关怀与安乐死曙光》,中国工人出版社2004年版,第3页。

三、社会工作介入临终关怀的角色与具体途径

社会工作是以利他主义价值观为指导,以科学的知识为基础,运用科学的方法进行助人的服务活动。现代社会工作持系统论的观点,认为个体与其所生活的社会环境不断发生互动;同时将个体视为“全人”(the whole person),即他有灵性、情感、生理和社会等各方面的需求。因此作为生态论范式的社会工作,比起传统的医疗疾病范式更为有效,它能更好地服务个体并改善他的周遭环境。临终关怀正是引入了社会工作的系统论观点,强调为患者提供“四全照顾”,即全人、全家、全队、全程照顾。在疾病无法治愈、死亡无法避免的情况下,给予病人“全人照顾”,以成全他各层面的需要,最后协助他平静尊严地死亡是社会工作者的主要责任。本文试图在实践基础上,探讨社会工作介入临终关怀的角色和途径。

具体来说,社会工作者在临终关怀服务中扮演如下的角色:①

第一,服务提供者。这是社会工作者在临终关怀中扮演的最主要的角色。作为服务提供者,社会工作者不仅为病人提供心理和情绪上的支持和帮助,还为家属提供情绪疏导和悲伤辅导等服务。使病人缓解对死亡的恐惧和焦虑心理,获得身体和心灵上的舒适感,温暖地离开人世。对病人家属提供哀伤辅导服务,帮助他们尽早回归正常的个人和社会生活。

案例 1:2013 年福建医科大学成立了宁养服务团队,服务团队通过个案、社区、团体等各项活动,为一批宁养家庭提供了社会心理支持。一共 40 名患者和 11 名家属参加了个案服务。同时通过社区宣传,向近 300 名医学生、200 名患者和 2000 名社区居民介绍了宁养服务和宁养理念。另外还有 1 名患者及 42 名家属参加了团体服务。

第二,支持者。这里的服务对象既可以是临终患者,也可以是患者的家属。社会工作者应该积极地倾听患者及其家属,与他们进行及时的沟通,鼓励他们表达内心的情绪和压力,给予精神和心理上的支持。具体方法既可以采取个案工作进行一对一的辅导,也可以开展针对病人家属的心理关怀支持小组,从有

---

① 李义庭、刘芳、付丽、柯斌铮:《以人为本,推进我国临终关怀事业的发展》,《医学与哲学(A)》2006 年第 12 期。

相同境遇的小组成员中,获得经验和支持,从而更好地为患者提供服务。

第三,资源提供者。所谓资源提供者,是指社会工作者在面对患者及其家庭的困难和需要的同时,可以运用他们的社会支持网络,整合社区和社会资源,使他们从社会关系网络中获得支持和帮助。

案例 2:案主王某,男,45 岁,因患胃癌住进某医院放疗科。患者家庭经济困难,其妻因照顾患者无力上班,女儿有 1000 多元的工资收入,因家庭平均工资不低于 300 元不能享受低保。社工评估案主的需求后,向慈善总会和红十字会申请援助,慈善总会考虑是医疗问题建议转交红十字会。红十字会表示可申请城乡困难居民重特大疾病医疗救助基金进行救助,并将相关信息和资料传给社工。社工协助王某申请这笔基金,最后申请成功获得援助。

第四,协调者。这里所谓的协调者可以有两方面内容:一是临终关怀团队内部的协调者。由于临终关怀是由不同专业、不同价值取向的团队共同为临终患者及其家庭提供的服务。因此,难免会因为不同的分工、价值观念和操作方法等方面产生分歧和矛盾。此时,社会工作者就要承担起协调者的责任,缓和团队成员之间的矛盾,促进成员之间的沟通,更好地提升团队的整体服务能力。二是扮演着患者、患者家属和医院三方之间的协调者。当前医患矛盾已经成为不可忽视的重要社会问题,社会工作者是协调医院、患者及其家庭之间矛盾的桥梁和纽带。社会工作作为第三方介入,可以促进双方的沟通,既可以帮助临终患者及其家庭向医院传达其问题和需求,也可以把有关诊疗和护理相关的信息传递给患者。

第五,政策倡导者。政策倡导者是社会工作者的重要角色之一。临终关怀在中国目前的发展情况,不仅与中国的传统观念和家庭以及个人的情绪有关,更与国家和社会的制度和政策有紧密联系。社会工作者在与病人和家属接触的过程中,了解他们在社会政策和社会环境方面的需求,因此,社会工作者能够扮演好政策倡导者的角色,把相关的情况反映给政策制定者,推动有关临终关怀的社会政策的完善,从而促使具有中国特色的临终关怀模式的建立。

案例 3:2013 年 7 月 11 日,宁养服务计划宣传队在福州白马河公园开展“大爱无疆——让每一颗即将陨落的流星在温暖里微笑”宣传活动,并张贴出宁养服务成果图片,让社区居民以更直观的方式了解宁养、了解临终关怀。同时服务团宣传活动选择了金山明星小区作为我们的宣传服务对象，在整场活动中，社工坚持积极、主动、平等、友爱的专业理念与居民沟通交流，队员们拿着宣传册到小区的各个角落向居民宣传讲解，活动结束后，队员们收集到了300个老人的签名。

从根本上来说，社会工作者在临终关怀中所扮演的最重要的角色，就是通过个案工作、小组工作和社区工作三大专业方法为患者及其家庭，提供心理以及情绪上的支持和疏导服务，主要通过以下途径实现：

第一，维持病人、病人家属、医护人员、社区之间良好的沟通关系。

在这一特殊阶段，临终病人由于躯体疾病的折磨、对生的渴求和对死的恐惧，会产生一系列强烈而复杂的心理变化。同时，临终关怀涉及很多人员，大家来自不同的领域，既能发挥各自所长提供优质服务，但有时也难免会带来分歧与摩擦。因此，社会工作者在此阶段中扮演着非常重要的角色。社会工作者的介入，可以更好地协调机构各成员关系，整合资源、澄清彼此之间的分歧、化解不必要的冲突，使机构中各个团队能更好地为病人及其家属提供服务。

案例4：作为癌末患者的家属，他们常常会遇到不知道如何与患者沟通的问题。2013年9月18日，福建省立医院宁养院开展了主题为"沟通零距离——促进家属与患者的沟通与理解"的家属团体活动。通过体验"盲人与哑巴"活动，让一名家属扮演盲人，一名家属扮演哑巴，由"哑巴"引导"盲人"过一段充满障碍的路。通过这个体验活动，社工及时引导大家认识到晚期癌症患者就如盲人一样，没有方向感，而作为家属千万不能是"哑巴"。活动促进了家属与患者之间的沟通与理解，消除积怨及减轻过分的内疚与哀伤，使他们彼此支持，互相谅解。活动结束后，家属都很感动。

第二，协助病人重新体会自己生命的价值。

社会工作服务更多的是运用怀旧、生命回顾等各种方法，令病人回顾自己生命中值得自豪、比较独特的经历或者回顾一生中所有失败、成功，让病人在回顾中体会到生命意义以及自己存在的价值。缓解或解除病人生理上的痛苦以及心理上的不安与恐惧，提高其生命质量。

第三，对病人及老人家属的悲伤辅导。

当病人经历从生命垂危到死亡的过程时，他的家属同样面临着如何照顾患者、帮助其达成心愿、承受失去亲人的痛苦、善后事宜的妥善处置等问题。

案例 5:癌末患者的家属常常陷入是否告知病情的两难情况,为了协助家属处理病情告知的困难,提高家属病情告知的技巧,福建医科大学的社会工作者与宁养院医护人员于 2013 年 9 月 25 日开展了"如何说实话——告诉他(她)坏消息"的活动。社工根据是否把病情如实告诉患者提出问题。让家属热烈地展开讨论,并各自陈述了自己的观点。最后社工告诉大家病情告知的必要性,以及如何告知、何时告知的技巧。

第四,协助老人及其家属处理临终关怀相关事宜。

濒死者经常处于消极和被动接受的状态;但是,无论出于某些实际的原因,或者是为了维护自己的尊严感和价值感,他们需要做出决定和选择。例如,他们需要拟定遗嘱,或者讨论孩子未来的照顾问题;他们可能需要最基本的经济援助,用于支付账单或者为家里安装一部电话。社工可以帮助临终患者及其家属处理社交、情绪上的困难;还可帮助病人和家属与律师处理遗嘱、财产方面的事宜;与牧师或寺院处理宗教灵性等方面的事情,以提升濒死者的生命品质,让他们能够尊严地活到最后一刻。

四、发展临终关怀社会工作的建议

临终关怀社会工作在国内尚属刚刚起步,展望未来,我们仍需在以下几方面积极努力:

第一,推展临终关怀社会工作,进行全社会死亡教育,倡导和宣传"善始善终"的生命理念。

死亡教育有助于社工对生命价值和生命质量的探索,对临终关怀、安乐死、与死亡的判定,对生命神圣论、生命价值论和生命质量论的统一认识。树立生命神圣的思想,能将对生命的敬畏之情转化为对患者的人性关怀,有利于更好地开展临终关怀服务,改善医患关系,最终促进医学的人性化;有利于对末期患者的身心灵照顾,保障病患临终生命有品质、家属今后生活有保障,使人们心怀感恩、珍惜生命,实现人生"优逝"的最后心愿,成为临终病人的教育者、指导者和护理者,担当起人类生命的守护神角色。

第二,制定临终关怀政策。

目前的临终关怀工作主要由李嘉诚先生赞助的全国二十家宁养院来推展,

随着这项工作的深入人心，我们相信会有更多的机构来提供服务。现在我们已经看到由于各自软、硬条件的不同，导致各个服务机构自身的运作方式也不尽相同。此外，现在的服务品质很大程度上依靠专业人员的使命感与责任感，缺乏外在的品质保障机制。因此政府有必要考虑制定临终关怀社会工作的相关政策，包括设置职业规范、作业标准、考核制度、医保给付等方面。①

第三，加强专业人员的临终关怀技巧培训。

从事临终关怀的人员必须经过严格的专业教育与训练，其内容包括临终与临终关怀的基本概念，临终患者生理及心理变化，相关伦理道德及社会问题。国内的社会工作教育已经发展了二十多年，临终关怀教育还未完全进入社会工作与医学中的专业领域，临终关怀社工需要在知识、技术及伦理方面加以培训。冀望更多的院校能开医务社会工作等专业课程，积极探索临终关怀相关内容的教学与培训，推动我国临终事业的发展。②

第四，建立本土化的临终关怀社会工作模式。

临终关怀起源于英国，经中国台湾和香港地区传入内地，由于其间涉及地域、文化、宗教等因素，探索出一套适合中国国内情况的临终关怀社会工作模式至关重要，这使得我们必须考虑本土化的问题。因此，我们必须将本土文化与我国广大群众需求相结合。我们相信随着政府高度重视、医院积极推展、社会工作者积极介入，民间基金会和专业机构广泛参与，我们的临终关怀社会工作会得到真正快捷和良性的发展，最终使民众在生死品质上获得极大提升。

---

① 刘芳、李义庭、付丽、李芳：《临终关怀的理论与实践》，《医学教育探索》2003 年第 3 期。

② 蔺晓贤：《21 世纪中国临终关怀事业展望》，《浙江中医学院学报》2001 年第 6 期。

医务社会个案工作的伦理困境分析
——基于宁养个案服务的实证研究*

李丹　马军武

癌末患者不但面临着躯体健康状况恶化、经济压力过大等问题,而且要承受化疗的痛苦,癌症患者生理及心理所受到的打击是难以想象的。对癌症患者实施的宁养服务,能够减轻其压力,解除其对疼痛及死亡的恐惧和不安,满足了患者的生理、心理和社会的需要,使患者能在生命的最后岁月,在充满人性温情与爱的氛围中,有尊严地离开人世。国内宁养服务的开展者主要是社会工作者、医生、护士。社会工作介入宁养服务,能够有效改善癌症患者的生活质量。但是,由于社会工作强烈的专业性,以及受到中国传统文化的影响,宁养服务开展的过程中,社会工作者时常面临一定的伦理困境。本文就社会工作介入宁养服务过程中涉及的伦理困境进行分析,并提出解决对策。

一、研究对象和研究方法

(一)研究对象

本研究从河南师范大学开展的宁养服务项目的20个案例中选取具有代表性的7个案例,分析其中存在的伦理问题。

---

* 本文原刊于《医学与哲学(A)》2015年第8期。李丹,河南师范大学社会事业学院;马军武,新乡市新华医院内二科。

（二）研究方法及样本信息

笔者采用文献研究、参与式观察、深度访谈的方法，通过实地接触癌症患者及其家属获得研究资料。通过观察案主、社会工作者的行为，发现并思考个案介入过程中的伦理困境。根据晚期癌症患者的生理、心理特点和研究主题需要，选取7个典型个案，兼顾性别、年龄、疾病、个案家庭的经济收入以及家庭关系等因素，对患者本人及其家属进行访谈。根据变量英文字母对案例进行编码，具体个案信息及编码方法见表1。此外，对参与该项目的11名社会工作者也进行了深度访谈，分析社会工作者在项目开展的过程中存在的伦理困境。

通过查阅文献，发现以往对于个案工作伦理困境的研究存在两个缺陷：一是多从单一的变量因素分析伦理困境产生的原因，缺乏综合性的思考；二是较多从思辨的角度论证伦理困境，缺乏与社会工作实务经验的结合。根据已有研究，结合宁养社会工作项目的实际经验，笔者从社会工作者和伦理困境成因两个视角，从中国传统社会价值观与专业价值观冲突、社会工作者专业能力不足、社会工作者感情枯竭、社会工作者角色冲突、保密的程度与情况、案主自决与社会工作者专业知识冲突六个维度分析个案工作者的伦理困境。

表1 受访案主基本信息编码表

序号	个案编码	年龄	性别	子女数	疾病名称	患病时间	备注
1	FPC-1	60	女	2个儿子	肺癌	2013	早年丧夫，家属隐瞒病情，其中一个儿媳不愿意承担照顾责任
2	FMN-2	77	女	1个女儿，1个儿子	胰腺癌	2008	家庭经济困难，儿子占有部分卖地存款，但不愿意拿出来给其治病
3	MHC-3	80	男	2个女儿，1个儿子（在北京工作）	肺癌	2010	由老伴照顾，子女虽较多，但都相互推卸照顾案主的责任
4	MUC-4	65	男	2个儿子	贲门癌	1995	患病时间较长，案主与老伴单独居住，儿子们离其较远

续表

序号	个案编码	年龄	性别	子女数	疾病名称	患病时间	备注
5	MPN-5	72	男	2个女儿	肝癌	2010	开始时家属隐瞒病情,后来在案主追问下被告知,案主得知病情后心情烦躁,家庭经济困难
6	MHN-6	51	男	1个儿子	肝癌	2011	家在农村,经济条件较差
7	MHC-7	57	男	2个女儿	肺癌	2009	得病后,脾气暴躁,听不得一点响声

二、个案工作介入临终关怀服务伦理困境实证分析

(一) 中国传统社会价值观与社会工作专业价值观冲突导致的伦理困境

雷默曾定义“伦理困境”:所谓伦理的困境是专业核心价值中对专业人员要求的责任和义务发生相互冲突的情形;而社会工作者必须决定何种价值要优先考量。① 劳温伯格等认为社会工作的伦理困境起源于现代社会价值的多元性和矛盾性,当一个从业者面临公正与平等、服务效用与效率或能力与平等相互冲突的价值时,伦理困境就可能产生。② 社会工作专业是一个包含强烈价值观倾向性的专业,社会价值观、社会工作专业价值观的不同易导致伦理困境的产生。其主要表现在两个方面,一是家庭观念的价值观冲突。中国传统的社会价值观认为家庭是一个私密的场所。“家丑不可外扬”,外人无权干涉个人家庭的问题。此外,晚期癌症患者往往面临复杂的家庭关系问题。由于医药费、患者照顾等问题,家庭成员之间出现很多矛盾,原来和睦的家庭关系陷入僵局,有的患者甚至面临无人照顾的悲惨境地。社会工作者在开展个案服务的过程中发现,案主或家属对于社会工作者进入家庭持保留或抗拒的态度。有幸能够介入家庭纠纷的社会工作者,面对案主的家庭纠纷,由于中国传统社会文化观

① F. G. Reamer:《社会工作价值与伦理》,包承恩、王永慈、郭璃滟等译,洪叶文化事业有限公司(台湾)2000年版,第61页。

② F. Loewenberg, R. Dolgoff, *Ethical Decisions for Social Work Practice*, New York:F. E. Peacock Publishers, Inc., 1988, p. 44.

念的制约,往往感到难以下手,陷入伦理困境。

案主 FMN-2 说:“我辛辛苦苦把他(案主的儿子)拉扯大了,给他成了家,帮他养孩子。现在我老了,得病了,他一句问候的话都没有,每次到医院看我,从来到走就说两句话,一直在那玩手机……他有点卖地的钱,上次化疗没钱了,问他要点钱,他就说没……能有啥办法,自己的儿子,摊上了。”

二是中国传统生死观与临终关怀服务生死观的冲突。在中国传统文化中,死亡始终是一个禁忌的话题,几千年传统死亡文化的桎梏,忠孝观念的束缚,使案主家属难以接受放弃治疗患者的观点。因此当患者面临死亡的威胁时,不惜使用各种方法延长患者生命,虽然延长了患者的生命,但却增加了痛苦,降低了生活质量。

(二)实习社会工作者专业能力不足导致的伦理困境

在宁养服务开展的过程中,实习社会工作者专业能力不足易导致伦理困境,主要表现在两个方面:第一,个案工作者生活阅历不足导致的伦理困境。个案工作者主要是在校的社会工作专业大学生,由于年龄以及生活阅历等原因,社会工作者对生死、人生还没有足够的理解,虽然有宁养院医生、护士的培训,专业教师的指导,但当他们面临不同的癌症患者时,还会产生一些问题,如缺少患者的人生阅历,不能够充分理解案主的复杂心理,面对个别案主棘手的家庭问题束手无策。第二,晚期癌症患者日常照顾问题引发的伦理困境。晚期癌症患者需要专人照顾,一般是由患者家属提供照顾。但传统家庭模式的照顾系统缺少专业的服务理念、设施和技巧,有的家庭甚至缺少照顾人员;对于照顾患者的家属而言,既要照顾患者,又要兼顾工作,产生很大的精神压力。实习社会工作者,不具备专业的照顾知识,难以提供专业的照顾指导,偶尔的帮忙,也仅仅是解决患者及其家属的燃眉之急。患者及其家属的需求难以有效满足,社会工作专业效能难以得到有效的发挥,不能更好地增加案主的福祉,从而导致伦理困境的产生。

(三)社会工作者感情枯竭导致的伦理困境

感情枯竭是职业枯竭的重要组成部分。马斯拉奇等人认为职业枯竭包括三个核心成分：一是情绪衰竭；二是非人性化；三是个人成就感枯竭。[①] 主要表现为两个特征：一是情绪上的极度疲劳，表现为情绪处于极度的低落、消极的状态，对自己所从事的工作完全失去热情。案主大部分是被动求助者，由宁养院的医生、护士转介而来，是通过项目的关系介入癌症患者心理疏导问题。目前中国内地社会工作还处于发展阶段，由于整个社会工作服务体系的不成熟，人们对社会工作的认同度较低，社会工作者的专业角色不明确。很多宁养服务的受益家庭并不了解"宁养社会工作"，甚至说没有听说过这个名字。患者并不知道社会工作者的角色，一开始普遍对社会工作者持怀疑态度，有的患者甚至不配合社会工作者的工作。部分接受服务的患者，认为社工开展的工作是理所应当的事情，时间长了会导致社会工作者的自我认同感降低，对本职工作失去兴趣。二是工作的成就感降低。案主改变不大，导致社会工作者自我成就感降低，对自己所做的工作产生严重怀疑，认为是毫无意义的。由于中国传统家庭文化的影响，许多家庭不愿意社会工作者介入开展服务。社会工作者勉强介入的家庭，也由于种种原因，解决问题较慢，社会工作者的积极性受到较大的打击。

社会工作者 1 说："其中一个老爷爷，得病好多年了，每次见他，总是告诉我他很疼，我没一点办法，感觉自己很无能。"

社会工作者 2 说："端午节的时候，去看牧村的阿姨，我们买了点水果，到她家，聊了一段时间，她一点感谢我们的意思都没有，唉！感觉挺受挫的。"

（四）角色冲突导致的伦理困境

罗肖泉和尹保华认为社会工作实践中的伦理困境表现为由目标的冲突导致的伦理困境、由忠诚的冲突导致的伦理困境、由责任的冲突导致的伦理困境、由角色的冲突导致的伦理困境、由利益的冲突导致的伦理困境五个方面。[②] 项目开展的过程中，笔者发现社会工作者资源链接者角色的缺失，治疗者角色的缺失都会导致伦理困境的产生。

---

① C. Maslach, S. E. Jackson, *Maslach Burnout Inventory*, Palo Alto: Consulting Psychologists Press, 1981, p. 70.

② 罗肖泉、伊保华：《社会工作实践中的伦理议题》，《学术论坛》2003 年第 3 期。

1. 资源链接者角色的缺失

个案工作者在开展服务过程中承担着一定的资源链接者、心理疏导者、社会支持者的角色,但是由于种种原因,社会工作者部分角色难以有效发挥。[①]个案工作者介入宁养服务的过程中发现,社会工作者在心理辅导方面发挥了重要作用,许多患者也表达了对社会工作者这一角色的肯定。但是,社会工作者资源链接者的角色难以充分发挥。由于内地社会工作服务体系不成熟,社会工作者难以调动更多的社会资源。许多癌症患者家庭最迫切需要解决的问题往往是经济问题,社会工作者作为资源链接者角色缺位,不能为家庭经济困难的患者链接更多的社会资源,更不能为家庭经济困难的患者提供更多的经济支持。

2. 治疗者角色的缺失

大部分癌症患者面临着生理问题:疼痛、失眠、进食困难、排便困难等,部分案主出现水肿、恶心、呕吐等症状;心理精神也存在较大压力,如精神抑郁;还有一部分案主家庭结构功能失调,由于患者治疗费用问题,导致家庭关系紧张,一些少子女家庭面临照顾压力。社会工作者在个案干预的过程中,只能提供心理上的疏导及照顾者的支持。社会工作者不是专业的疾病治疗者,难以有效解决案主疼痛的问题;由于时间、人力及财力的限制,社会工作者无法对案主的家庭提供持续的照顾,案主的需求难以得到有效的满足。

> 案主 FPC-1 说:"现在为了看病已经花费了大量的积蓄,从今年年初查出得病以来,已经花费了五六万元,但是现在的情况越来越严重,止痛药对于病痛的缓解作用越来越小,医生也没有好的建议。现在只能走一步看一步。"
>
> 案主 FMN-2 说:"我每天晚上腿疼得受不了,睡不着觉,看着他(案主老公)睡那么香,就很生气……每次去化疗,都难受得不想活了。"

(五) 保密的程度与情况导致的伦理困境

社会工作伦理困境分为决策困境和结构困境。决策困境表现为:保密的程

① 顾东辉:《社会工作伦理:视角、困境与应对》,《中国社会导刊》2008 年第 6 期。

度和情况、自决的权利与尊重、自由意志与环境、自助方式与选择。结构困境表现为四个方面:一是弱势个人对强势社会的冲突;二是案主需求与科层制的矛盾;三是专业伦理与个人伦理的分际;四是西方经验对本土文化的差异。社会工作专业的价值观要求案主有做出自己选择的权利。案主自决的原则也要求社会工作者充分尊重案主的这种权利。除非案主同意,社会工作者或另外的专业人员不能介入案主的生活或领域。[①] 这就要求社会工作者在做出干预决定前要使案主了解每一种可能的选择及可能的后果。但在社会工作实务中,案主的知情权与保密的限度往往产生冲突,导致伦理困境的出现。个案工作介入临终关怀服务的过程中,社会工作者发现有很多家庭对患者隐瞒了病情;被隐瞒病情的患者,无法理解得病原因,导致心里苦闷;治疗效果比较差,带来较大心理压力;被隐瞒病情后的案主,疑虑较大。如果社会工作者告知病情有可能导致案主由于经不起打击,提前结束自己的生命,隐瞒实情则可能鼓舞案主对抗疾病的信心。社会工作者陷入由案主知情权引发的伦理困境。

案主 MHC-7 说:"本来吧,我就不是特别爱说话,得病之后,心情更加烦躁了……一开始孩子们不敢告诉我,说是普通的肝炎,你想想啊,啥肝病得老去医院啊,我后来就使劲儿问,老伴儿说是肝癌,还晚期了,这不就说是等死吗? 心情更加不好受,听见一点声音都烦闷得不行了……"

(六)案主自决与社会工作者专业知识冲突导致的伦理困境

社会工作伦理守则要求社会工作者尊重个人固有的尊严和价值。正因为如此,应该尽可能允许人们自己决定自己的行为与生活方式。在社会工作实务中,如果社会工作者依据自己多年专业知识的沉淀所做出的决定与案主自己做出的决定发生冲突,社会工作者会陷入伦理困境之中。晚期癌症患者要承受持续化疗的痛苦,一些案主忍受不了痛苦,或者由于家庭经济困难,希望放弃治疗。如果坚持案主自决的原则,案主做出放弃化疗的决定,则有可能危及案主的生命;如果坚持社会工作者的建议则可能面临一定的难题。此外,一些出现家庭结构功能失调的案主,子女关于患者日常照顾问题、经济问题产生很大纠纷,社会工作者想帮助案主申请法律诉讼,通过法律途径解决,但由于案主碍于

---

① M. Mattison, "Ethical Decision Making: The Person in the Process," *Social Work*, Vol. 45, No. 3, 2000, pp. 201-212.

情面,不愿意起诉自己的孩子。

案主 MUC-4 说:“我不想看了,反正也是看不好,除了拖累孩子们,早晚都得死。”

案主 FMN-2 说:“他(社工)想帮我走法律途径,唉,家丑不可外扬,我不想告我儿子,就算要到钱(患者卖地的钱,被儿子据为己有),又能怎样?反正这病也看不好。”

三、医务个案工作伦理困境的解决对策

社会工作实务的多元化时常把社会工作者置于困难的伦理抉择面前。面对不同的伦理困境,做出正确的抉择,直接影响到社会工作工作方法、介入模式、服务目标的确定以及社会工作实践的效果。由于伦理事件本身的特殊性,伦理困境的千差万别,要找出一个具体的参考标准来指导社会工作实践是困难的。① 要做出正确合理的伦理决策,需要综合考虑伦理决策的主体、伦理事件本身及伦理抉择所涉及的环境。② Ralph 根据其他研究者的成果和自己的实践原则提出“伦理原则筛查方法”③,他认为,当遇到伦理困境时,首先应分析案例中涉及的伦理原则,进而按照先满足高一级原则再满足低一级原则的要求,做出选择。

结合既有的研究,针对本研究宁养服务中发现的伦理困境,笔者认为,解决伦理困境的总原则应是把保护患者生命与提高患者生活质量放在同等位置,坚持照顾为主、适度治疗的原则,不以延长生命过程的治疗为主,而以解除患者的痛苦、提高患者生活质量的姑息治疗为主。具体来说,应将保护案主生命与提高生活质量放在同等重要的位置,围绕社会工作者角色定位、中国传统文化、社会工作伦理守则、社会工作者专业技能四个方面展开。具体方法如下:

第一,需要把保护案主的生命原则与提高案主生命质量作为最高的伦理准则。生命权是案主的基本权利,保护案主的生命是社会工作伦理准则的最高原则。当伦理困境产生时,一切决定的出发点应以保护案主的生命权为最高准

---

① 赵芳:《社会工作专业伦理中双重关系的限制、困境及其选择:一项基于城乡社会工作者的实证研究》,载王思斌主编:《中国社会工作研究(第十辑)》,社会科学文献出版社 2013 年版,第 51—73 页。

② W. Robison, L. C. Reeser, *Ethical Decision-Making in Social Work*, Bsoton: Allyn & Bacon, 2002, pp. 24-26.

③ 拉尔夫·多戈夫、弗兰克·洛温伯格、唐纳·哈林顿:《社会工作伦理:实务工作指南(第七版)》,隋玉杰译,中国人民大学出版社 2005 年版,第 58—59 页。

则。当任何损害案主生命权的行为发生时，社会工作者应打破保密、案主自决等价值原则，一切以案主的生命权为基本出发点。但晚期癌症患者不同于其他疾病患者，延长案主的生命与提高案主的生活质量应放在同等重要的位置，应提高案主最后生命阶段的生活质量，使其在最后的生命阶段保持做人的尊严。第二，社会工作者应准确定位自身角色。社会工作者在宁养服务中承担的角色为专业的心理疏导者、资源链接者、服务提供者，治疗者的角色应由医生、护士来承担。个案工作者只有准确进行角色定位才能提高其自我效能感，减少感情枯竭，减少伦理困境的产生。第三，社会工作者应根据中国传统的文化价值观并结合案主的实际做出伦理选择。中国传统的人际关系基本模式是由人情、人伦、人缘构成的三位一体的结构，其核心是人情①，中国社会是公私界限模糊的差序格局，家庭观念在中国人的观念中根深蒂固。当宁养服务中的案主家庭出现问题时，社会工作者应遵循中国传统文化，结合案主家庭实际做出伦理选择。第四，需要社会工作具体伦理规则的指导。社会工作具体的伦理规则为社会工作实务中伦理困境的解决指明了方向。② 中国2012年出台了全国统一的社会工作伦理守则，虽然不够详细具体，但可以使社会工作者面临伦理困境时，明确评估自己在抉择时应尽的责任和义务，从而做出正确的决策。第五，社会工作者应不断提高个人专业技能。社会工作是一门专业性较强的学科，除了学习社会工作专业知识外，社会工作者个人技能的提高还需要在社会工作专业实践中不断积累，以从容应对实务中的伦理困境。

---

① 刘志红：《传统社会的人际交往特性对建立社会工作专业关系的影响》，《求索》2003年第2期。

② 高鉴国主编：《社会工作价值与伦理》，山东人民出版社2012年版，第102—106页。

癌末患者家庭支持困难问题研究*

沈月娥　于欧洋

癌末患者是一个特殊的社会群体，他们基本丧失了有效劳动机能，难以再为家庭创造财富，更不能给他人提供帮助实现社会价值，甚至在痛苦的精神状态下也很难通过正常的人际交往获得生活乐趣，赢取他人尊重，作为连简单的日常生活都需要他人协助照料的病人，他们几乎就是完全意义上的失能者和消费人。在调查中我们发现，是否有配偶并与家庭成员共同居住，在很大程度上影响着癌末患者的生活水平和精神健康。对患者的婚姻及生活照顾情况进行的调查如表1—2：

表1　城乡癌末患者婚姻状况分布表

婚姻状况	城镇	百分比	农村	百分比	合计
已婚与配偶同住	18	78.26	14	82.35	32
已婚与配偶分居	1	13.04	1	5.88	2
已婚丧偶	3	4.35	2	11.77	5
从未结婚	1	4.35			1
合计	23	100	17	100	40

* 本文原刊于《黑河学刊》2015年第1期。沈月娥、于欧洋，长春工业大学人文学院。

表2　癌末患者照顾状况分布表

主要照顾者	频率	百分比
配偶	19	47.5
子女或配偶	15	37.5
其他家庭成员	3	7.5
其他亲友成员	2	5.0
义工	1	2.5
邻居	0	0.0
合计	40	100

来源:长春工业大学社会学系:《宁养服务社会支持现状与模式——来自长春市的调查报告》,内部资料。

从表1、表2数据中我们不难发现,配偶是癌末患者最为主要的照顾者,对癌末患者来说,婚姻质量对生命质量的影响要远比普通人大得多。在此前提下,与癌末患者关系亲密的家庭成员就首要地成为宁养服务的生力军,而当前绝大部分癌末患者都在受益于这种家庭依赖型支持模式。在调研中我们甚至见到过离婚经年的夫妇,在闻听配偶罹患癌症之后,主动复合重建家庭与其共同应对病魔的感人事例。当患者能够与家人进行比较密切的交往,并且从交流中分享快乐,分担精神痛苦,患者与家庭成员之间就能够形成一种平等、亲善、支持的良好关系,在宁养服务中有着至关重要的意义。

宁养服务的社会支持网络由以政府有关部门为主导的正式支持网络,和以家庭为核心联合民间组织共同建构的非正式支持网络两部分组成。在癌末患者的日常生活中,配偶、子女等家庭成员的生活照料和精神关怀是宁养服务中最为重要的环节。关注癌末患者的宁养服务问题,不能仅仅是为其提供简单的医疗援助,更多的应该关注他们的家庭环境,无论是哪种社会救助,都不能取代家庭支持的重要性。然而在现今的宁养服务开展过程中,人们往往更关注癌末患者本身,而自觉或不自觉地忽略了患者家属的相关情况。笔者认为,作为宁养服务的主要参与者,患者家庭成员的生活及精神健康也应纳入到人们的关注视野和援助范畴当中。当前,癌末患者家庭支持中所面临的问题主要包括四个方面,分别是:经济收入水平低,生活保障水平差;家庭成员受教育程度低,就业困难大;社会地位低下,基本话语权缺失;社会承受力脆弱,生存风险大。

一、经济收入水平低,生活保障水平差

经济条件是决定宁养服务效果的重要方面,然而经济收入水平低,生活保障水平差,却是大多数宁养家庭支持的主要困难。微薄的经济收入与昂贵的医疗费用之间形成巨大的反差,直接导致了癌末患者家庭生活质量上的极端贫困。

癌末患者的家庭经济收入低于社会人均收入水平,伴随而来的,还有居住条件差,配套设施低等问题。调查显示城镇居民住房类型以一居室为主,占70%,二居室及以上的家庭占22%,有些还与子女共同居住。这些住房往往样式陈旧、老化,市面上热销的商品房根本与这些家庭无缘。在其日常消费中,基本生活资料的支出占收入的绝大部分,水电燃气等日常开支异常节俭,更谈不上休闲娱乐等精神享受。而没有自己住房,需要租住他人房屋的患者家庭,生活条件则更加艰难,有时甚至会入不敷出,连基本的衣食温饱都受到威胁,生活水平徘徊在绝对贫困线的危险边缘,经济上极端被动。

二、家庭成员受教育程度低,就业困难大

造成癌末患者家庭经济困难的原因很多,其中家庭成员就业难度大是一个比较重要的问题。我们在调查中发现,在以家庭成员为主的宁养非正式支持现状下,癌末患者的家庭成员也大多属于城乡社会阶层中的弱势群体,他们或是失业,或是缺少相对稳定的经济来源,劳动能力较弱的中老年群体在其中更占到半数以上。这些人本身就处于需要社会救助的弱势阶层,还背负了癌末患者这样的生活重担,乃至精神包袱,个人及家庭的稳定性和健康状况都不甚理想。

宁养家庭支持的主要参与者中,有一部分人因家庭成员患病所累而无法就业,另一部分人则有着比较严重的下岗失业情况。他们或是由于年龄偏大,找工作非常困难,想自主创业又缺少资金和经验,而更多的则是因为自身受教育水平低,只能承担收入微薄的体力劳动,所得报酬根本无法满足整个家庭的生活需求。在被访患者的家庭成员中,受教育水平偏低是比较普遍的现象。本科以上学历者无,大专学历者占5.1%,中专及高中学历者占18.4%,余者为初中及以下学历。在这些数据中,高中专学历主要指患者的部分成年子女,而患者

的配偶往往只具备基础文化教育水平。虽然国家普及九年义务教育,但在乡村,由于种种原因人们往往自动放弃这一教育机会,因而农村癌末患者的家庭成员受教育水平还要低于城镇居民。

由于文化水平偏低,患者的家庭成员基本只能承担繁重的体力劳动,而长久持续的重体力劳动又会对劳动者身体健康造成损害。长此以往,本来身为宁养家庭支持主要力量的家庭成员也可能因为健康问题,成为这个家庭新的生活负担,从而使生活陷入难以挽救的恶性循环。

就业负担系数大,个别家庭甚至没有就业者。在照顾癌末患者的同时,家庭成员还要承担赡养老人,抚养子女的生活重担,这些都是癌末患者家庭支持的困境所在,随时都有可能成为压死骆驼的最后一根稻草。

三、社会地位低下,基本话语权缺失

经济收入低,教育水平低,就业层次低,并且这些问题久久得不到改善,种种原因直接导致了癌末患者及其家庭成员的社会地位处于整个社会生活的较低水平,最终则可能成为社会边缘化人群。

现阶段,我国的社会保障体系尚处于改革完善阶段,这些处于社会生活的相对底层的癌末患者家庭,常常无法被及时地纳入到整个社会的保障体系中,因而自身的权益很难得到有效保护。教育水平有限,生活压力所累,他们的社会交往对象也大多是社会声望较低、职业相同或相似,生活环境相似的同类型社会群体,这都使得他们面临困境时有苦难言,有求无门,基本的话语权和诉求权无法有效满足,更加谈不上所谓政治权力资本了。

四、社会承受力脆弱,生存风险大

由于缺乏坚实的经济基础,自身也缺乏足够的社会竞争能力,癌末患者及其家庭抵御社会风险的能力就十分有限,这也是宁养家庭支持所面临的困难之一。

由于无法很好地被纳入到社会的保障体系当中,这些家庭就会游离在社会的保险体制之外,无论是些许的政策调整还是生活变故,在社会风险的冲击下,这一群体往往首当其冲,面临风险,他们就会无所适从,甚至惊慌失措,彼此伤害。所谓“久病床前无孝子”,长久的生活压力会使得患者的家庭成员缺乏社会安全感、对未来生活失去信心、自卑感强烈、心理承受能力变得脆弱,如果他们的自我调节能力也较差的话,那么这类人就可能会产生心理失衡、心理障碍等诸多问题,极端者也可能对社会产生仇视、敌对的心态,进而激发对抗、过激的反社会行为。同时他们也会有比较严重的被剥削感和较为强烈的受挫情绪,找不到有力支撑自己的社会支持感,而“具有较低社会支持感的人对他人的评估比较消极,而对自己本身,则产生人际交往无能、焦虑及社会排斥感”①。当这些压力得不到积极排解时,就会造成心理上的高度敏感,甚至产生被社会所抛弃的消极情绪。这种情绪如果在患者及其家庭成员中蔓延开来,造成的负面影响不可想象。

总之,造成癌末患者家庭支持困境的原因是多种多样的,其中既有个人因素、自然因素、社会因素,也有某些不可抗拒的外力因素,也会触及就业、社会保障、税收、法律援助、社会公正、社会稳定等诸多问题。但无论原因如何,结果都是患者和其家庭成员很难依靠自己的力量改变艰难的生活处境。笔者认为,关注癌末患者,更应该关注他们的家庭情况;救助癌末患者,同时也应该向他们的家庭成员伸出援助之手。改善癌末患者的整体生活水平,实现真正意义上的人文关怀,才是宁养服务的关键所在。

① 李强:《社会支持与个体心理健康》,《天津社会科学》1998 年第 1 期。

关于“癌症患者家属减压小组”的案例分析*

苏光　黄红　武玉宝

一、案例背景

全国肿瘤登记中心发布的《2012中国肿瘤登记年报》显示，我国每年新发肿瘤病例约为312万例，每年因癌症死亡病例达270万例；平均每天8550人中招，每分钟有6人被诊断为癌症，有5人死于癌症，人们一生中患癌的概率为22%。除了病痛对癌症患者的折磨，“癌症对于整个家庭来说，都是一个严重的‘应激因素’，尤其对承担着照顾责任的家属更是如此。其不良心理状态又对病的治疗和康复产生直接影响”①。癌症患者家属的需要与感受已经成为被关注的焦点。随着癌症治疗水平的提高，癌症病人的存活率和生存时间也有逐渐提高的趋势，但如何使癌症家属在亲人患癌期间维持较高的生活质量，减轻其不良情绪反应，建立起有效的抗癌联盟，仍是我们需要去努力的方向。

癌症患者家属是病人最重要的看护者和支持者，在家庭发生突发事件后，家属由于照顾患者的需要、多重的角色与责任、压力、分离焦虑、孤独感等而不堪重负，患者家属在表达情感上的痛苦、探索灵性上的痛苦和一些实质性需求（照顾患者的知识与技巧、疾病的了解、心理的需求）进一步呈现，其面临的压

---

* 本文原刊于《社会工作与管理》2014年第5期。苏光、黄红、武玉宝，黑龙江工程学院人文与社会科学系。

① 刘爱琴、陈小红、吴美华：《住院化疗的癌症患者主要照顾者心理状况分析》，《中华护理杂志》2006年第3期。

力不断升高。但出于对患者的照顾压力，患者家属疏解压力的需求往往未得到重视或满足。这不仅影响癌末患者家属自身的身心健康，同时会影响癌症患者的生活质量。如何通过专业服务，为癌末患者家属提供相关的社会心理支持服务也成为当务之急。

此实务研究基于中国社会工作教育协会2013年李嘉诚基金会“人间有情”全国宁养医疗服务计划在H省示范点的服务实践。宁养服务（Hospice）也被称为“姑息医学”（Palliative Medicine）、“安宁疗护”，“是为临终患者及其家属提供全方位的照顾……使患者的症状得到控制，生命质量得到提高，家属的身心健康得到维护，使患者舒适、有尊严地走完人生的最后旅程”①。宁养医疗服务在满足患者生理需要如疼痛的缓解、药物治疗的同时，也为贫困癌末患者及其家属提供社会心理支持服务。

二、预估分析

（一）理论支持

1. 马斯洛的需求层次理论

马斯洛的需求层次理论在爱和归属的层面包括两个方面的内容。一是友爱的需要，二是归属的需要，即人都有一种归属于群体的感情需要，在群体中相互照顾和支持。癌症患者家属长期为解决经济问题以及照顾患者，需要奔波与打拼，家庭面临的经济压力较大，原有的支持网络以及社会交往都失去了稳定性，缺乏他人的尊重、接纳和认可。活动设计的基本支持理论是，通过小组活动方式使家属能在具有同质性问题的小组成员中得到相互关爱与彼此支持，同时获得其他组员的认可与劝慰，通过彼此互助进而整合社会资源，解决照护病人与自我压力舒缓方面面临的困境。

2. 社会支持网络理论

社会支持网络概括而言，就是社会支持的提供机制，是社会个体从社会和他人处获得的支持的总称。具体包括物质帮助、行为支持、亲密的互动、指导、反馈、正面的社会互动等六种形式。癌症患者家属在面对亲人病痛的压力以及

---

① 杨锐、陈钒、戚宜晶、张艳玲、郭美珠、王金红：《宁养院患者的临终关怀及其药物治疗》，《中国现代药物应用》2008年第1期。

长期照顾的倦怠之下，更加需要通过病缘的关系，建立非正式患者家属之间的支持关系，并通过专业的护理人员对其提供护理、健康知识，为其调动资源、完善患者家属的社会支持网络，形成互助网络体系，降低癌末患者家属的无助、迷茫感，从而减轻其压力。

（二）评估方法与过程

1. 文献法

主要查阅了近年来国内外在宁养服务、舒缓治疗、姑息治疗等方面的研究成果，从文献梳理和总结的结果来看，患者家属在发现、诊治、接受的过程中，无论是家庭经济还是身心都遭受到巨大的损害，对患者护理、自我压力舒缓、情绪管理等方面存在着很大的需求。

2. 访谈法

我们采用了结构式访谈和非结构式访谈的方法，对 H 市的 2 名医生、5 名护士、2 名宁养院工作人员、5 位患者家属进行了访谈，主要内容围绕着患者病情诊疗、医患关系处理、病人情绪疏导、患者家属心理关怀等方面。

3. 测量法

针对 20 名患者家属，采取了家属需求评估量表（Family Inventory of Need Survey, FINS）进行评估测量。具体量表内容包含信息获得、医护保证、心理需要、社会支持、亲近患者、身心健康 6 个方面 20 个条目，采用 5 级评分法，从需求程度和满足程度两个方面进行测量，这些收集到的数据对于真正了解和发现患者家属的需求以及制定小组活动方案具有非常重要的借鉴作用。

（三）预估结论

通过文献的查阅、与 H 市肿瘤医院宁养院工作人员的访谈、癌症患者家属的调查以及对晚期癌症病患家属的个案服务过程，得到预估结论：癌末患者家属面临着较大的压力。这主要包括：对癌症相关医疗知识缺乏了解、护理行为的操作不规范、自我心理需要得到社会的支持以及家属的自身健康知识有待提高。鉴于癌末患者家属之间因为有相同的心理背景和体验，容易沟通，其心理体悟与经历更有说服力，因此，以小组的形式搭建一个可以链接的社会支持网络进行相互支持、帮助、分享，进而降低癌症患者家属的压力，具有必要性和可行性。

三、服务计划

（一）小组理念

以需求评估为提供服务的基础，发现病人及其家属的需求，为其提供支持和服务，使家属能够正确认识和面对现实，增强信心、学会护理、舒缓压力、调节情绪，更好地与患者共同度过困难时期。

（二）小组目标

1. 总体目标

为癌末患者家属提供相关医学知识、护理技巧，使癌末患者家属能更好地应对患者生理及心理的变化，及时调节和舒缓自身的压力，从而提高癌末患者及其家属的生活质量，并促使服务对象形成朋辈相互支持网络。

2. 具体目标

（1）癌末患者家属增加对病理知识的了解及提高护理患者的技巧；

（2）缓解癌末患者家属长期照顾的压力；

（3）提升癌末患者家属对自己身心健康的关注意识；

（4）服务对象之间建立朋辈支持网络。

3. 小组性质

癌末患者家属减压小组。

4. 小组对象

H市医科大学附属肿瘤医院宁养院所服务的癌末患者家属8—15人，根据小组工作需要，由宁养院负责帮助协调和组织。

5. 小组活动时间及程序

（1）时间

2013年5—7月，每周二10:00—11:30，共8节。

（2）程序

① 选取访谈及调查对象开展需求评估；

② 根据需求评估结论确定服务目标、对象；

③ 根据服务目标制订服务计划书及单元计划书；

④ 选取服务对象，并根据开展服务状况调整服务方案。

⑤ 开展小组服务工作。

6. 需要的资源

(1) 宁养院办公室、移动桌椅、开展活动所需的纸、笔、办公文具以及小礼品；

(2) 宁养院工作人员的配合与支持；

(3) 开展小组活动的志愿者与社会工作者；

(4) 宁养院提供止痛药物；

(5) 团结稳定的服务队伍；

(6) 志愿者与社会工作者的专业素养与能力提升；

(7) 稳定与高水平的督导教师团队。

7. 预计困难和解决办法

(1) 没有组员参加或组员太少：积极动员，请宁养院工作人员帮助动员；

(2) 成员不配合或跟不上进度：把活动尽量做得有吸引力，并且精练、简洁；时刻把成员当成主角，多鼓励、表扬成员，给成员自信心；

(3) 由于小组成员碍于面子，不愿敞开心扉，因此在小组活动时，尽量鼓励每一位成员发言，也可以在私下与有顾虑的组员进行接触，了解真实原因；

(4) 小组时间控制不好：准备可选活动内容，根据小组成员的反应或者小组气氛，补充或删除部分内容。

四、服务实施过程及目标达成情况

(一) 第一节小组

1. 名称："宁养"在你身边

2. 目标

(1) 让患者家属了解"宁养"项目及对他们的意义，明白此次小组目标，并订立小组契约；

(2) 患者家属彼此初步了解并熟悉，为建立相互支持系统做准备。

3. 具体活动

(1) 破冰游戏——香蕉运动；

(2)“宁养”在身边;

(3)找名字;

(4)五指山;

(5)制定小组契约。

4. 目标达成情况分析

(1)服务对象在社会工作者的带领下,很快进入状态,小组气氛开始活跃起来;

(2)服务对象在社会工作者的讲解之后,了解了宁养项目,并清楚了此次小组的目标;

(3)在社会工作者的引导下,服务对象彼此开始了解,并介绍自家患者的情况。

(二)第二节小组

1. 名称:“你说我听”

2. 目标

在活动中发现患者家属的困境及压力来源,提高对压力问题的重视。

3. 具体活动

(1)破冰游戏——波涛汹涌,活跃小组气氛;

(2)勇敢者说,鼓励服务对象倾诉自己的困境和面对的压力;

(3)有奖问答,通过回答问题的方式,帮助服务对象确认压力来源;

(4)你知我心,鼓励服务对象相互表达,并给予建议;

(5)服务对象小组内分享。

4. 目标达成情况分析

(1)在学习的过程中,服务对象表现得十分投入、认真;

(2)在服务对象倾诉自己的困境和问题时,开始并不是十分顺利,后来经过引导和鼓励,大家纷纷进行了表达,但还有个别对象不能完全参与进去,值得关注并给予鼓励;

(3)通过有奖问答和你知我心的活动,将小组活动推向了热烈的氛围,小组讨论氛围有序而热烈起来。

（三）第三节小组

1. 名称："同帮互助"

2. 目标

通过经验分享，使癌末患者家属吸取来自其他成员的护理患者的经验，从而减轻照顾的压力，初步建立彼此相互支持的关系。

3. 具体活动

（1）破冰游戏——杯水传球，活跃小组气氛；

（2）你我同行——彼此合作；

（3）你和我说——小组成员各自提出面对的问题，由小组成员给予更好的建议；

（4）同心园地——相互鼓励、支持并分享各自情况及照护经验。

4. 目标达成情况分析

（1）成员随着小组领导者的指引，彼此心中的陌生感消除，此刻他们传递的不仅是一颗小球，传递的更是一颗爱心；

（2）每个小组成员认真地把自己的认识和在照顾癌症病人方面的知识与技巧写在纸上，之后通过小组领导者引导，家属们彼此分享了起来，活动达到了高潮；

（3）一位阿姨激动地说："感谢你们给我们这样一个机会，能学到这么多在照顾病人方面的经验，真的非常感谢你们。"

（四）第四节小组

1. 名称："沟通连线"

2. 目标

通过活动使患者家属了解沟通的重要性和不同方式，从中获得沟通的技巧，减少与患者的沟通压力。

3. 具体活动

（1）热身游戏——轻松一刻"007，啪"；

（2）撕纸游戏——体验沟通的重要性和沟通方式对沟通的影响；

（3）情绪病毒——使小组成员能够理解情绪的传染性，自身情绪变化会影响到家属的情绪变化；

(4)“无沟通、不快乐”,让小组成员自由表达沟通中遇到的问题,并提供解决方法。

4. 目标达成情况分析

(1) 组员举起手中的气球,高喊拟声词“啪”配合情境,缓解紧张情绪,将烦恼抛在脑后,全身心地动了起来,小组氛围活跃;

(2) 通过游戏使服务对象理解单向沟通仍旧容易产生歧义,小组成员在简单的游戏中体验到沟通的重要性以及选取不同的沟通方式会有不同的效果;

(3) 小组工作人员通过游戏来唤醒小组成员的沟通意识,了解更多影响沟通的因素与有效沟通的技巧,提升与患者以及其他人的沟通能力。

(五) 第五节小组

1. 名称:“放飞心灵”

2. 目标

使患者家属了解压力舒缓的不同方法,并从同辈群体中学习缓解压力的技巧,减少因照顾患者产生的压力,进一步加深彼此的了解和认识,完善相互支持网络。

3. 具体活动

(1) 热身游戏——猜五官;

(2) 相互按摩;

(3) 让我放飞——用动物描述自己的生活状态;

(4) 轻松一“夏”;

(5) 小组分享。

4. 目标达成情况分析

(1) 小组成员在猜五官和相互按摩中热身;

(2) 小组成员各自找到了属于自己的代表动物,描述了自己的生活状态,诉说了目前面对的压力,通过现场的放松训练,在身体和身心上都得到了放松。组员分享时,表示内心从未感到如此舒畅过,且今后会经常使用;

(3) 在轻松一“夏”的活动中,部分成员勾选减压的方式多种多样,在成员分享时,成员们纷纷进行了交流,更有些成员激动地流下了眼泪,感谢大家分享让自己知道了这么多舒缓压力的方式,有位阿姨流泪诉说道:“自己以前把苦恼全埋在心里,每天感觉到这个世界的多彩与自己毫无关系,却忘记了怎样才能放松,谢谢今天大家的提醒,让我明白了自己应当学着减压。”

(六) 第六节小组

1. 名称:“开心一刻”

2. 目标

在活动中使服务对象的身心得到放松,并学会自我减压的方法。

3. 具体活动

(1) 热身游戏——同舟共济;

(2) 火山爆发,选一名“倒霉鬼”扮演者,在其他组员诉说倒霉事时,一次次吹气球直至爆破;

(3) “彼此消气”;

(4) “不错也是错”;

(5) “烦恼都丢掉”。

4. 目标达成情况分析

(1) 小组活动在同舟共济的热身游戏中开始,大家都能比较放松地参与到活动中。

(2) 在火山爆发的活动中,有位姓杨的大哥主动承担了“倒霉鬼”的角色,组员分享时,每个人都笑了起来,有位阿姨分享道:“每当气球炸开的那一瞬间,让我感到无比的欢乐,仿佛回到了儿时。”

(3) 通过游戏“不错也是错”,引导成员体验紧张与压力,并释放积累的紧张与压抑,有位大爷分享道:“现如今我们不要耍小聪明,任何错误其实大家都看在眼里,人就应该老老实实做人,踏踏实实做事,有错误就勇敢承认,我们在生活中就是这么做的。”他的分享得到了组员的赞许和掌声。

(4) 最后一个活动“烦恼都丢掉”,成员们将自己的所有烦恼全都写在了纸上,彼此之间都不去看,然后将其揉成一团,撇在垃圾袋中。组员真心地感谢志愿者为他们所做的一切,其中一位阿姨还主动提出和志愿者合影,他们的幸福笑容是那么的真诚,这是他们失去了很久的笑容。

(七) 第七节小组

1. 名称:“关爱自己”

2. 目标

提升癌末患者家属对自己身心健康的关注意识,掌握一些关爱自己的技巧，让自己身心得到休息，学会关爱自己。

3. 具体活动：

（1）热身游戏——我最高贵；

（2）“嘭出你的爱”；

（3）“物极必反”；

（4）放松健身操；

（5）小组分享。

4. 目标达成情况分析

（1）小组活动通过“我最高贵”热身游戏的引导，领导者不断地说出钱数，让大家抢着争取营地。几次尝试后，成员便很快消除了陌生感，彼此相互配合，相互交流。

（2）每当气球“嘭”出知识纸条后，成员们纷纷抢小知识和大家分享，分享后组员将纸条装到口袋里。问其原因时，有位阿姨朴实地回答道：“我怕自己忘记，所以带回家时刻提醒自己记着，感觉每一个小知识对自己都很有用。”另一位阿姨还争抢着说：“最近脸上色斑越来越多了，把那张关于祛斑的纸条给我吧。”听到这样的分享，让人感到无比的欣慰和快乐。

（3）通过往装满水的纸杯里放图钉直至水溢出，让大家思考讨论水溢出的原因，有位阿姨分享道：“我们看到水溢出的表面现象就像人的压力一样，如果压力不断积累，得不到释放，总有一天健康的人就会倒下，我们是照顾病人的脊梁，我们不能倒下，如果我们倒了，病人也就真的没有活的希望了。”阿姨的话获得了成员的热烈掌声。

（4）成员们做的都特别认真，而且很多成员都自觉地闭上了眼睛，试图让自己全身心地投入，全身心放松。有个成员站出来说：“今天是我最放松的一天，至少在我们活动的时刻我是快乐的，这种快乐我原以为我丢失了，是今天这帮孩子们提醒了我，让我学着找到，真心谢谢你们，谢谢李嘉诚基金会。”

（八）第八节小组

1. 名称：“一路相伴”

2. 目标

通过活动鼓励成员之间彼此相互支持，处理好离别情绪，促进服务对象结束小组活动后继续保持联系，相互支持。

3. 具体活动

（1）热身游戏——解开心扉；

（2）感谢有你；

（3）心有牵牵结；

（4）祝福你我；

（5）爱在你我；

（6）小组分享。

4. 目标达成情况分析

（1）最后一次的小组活动让成员比较留恋，也伴随些许伤感。因此，热身活动就有意识地选择让大家在相互配合下采取竞赛的形式。领导者一声令下，组员们默契地配合着，打开自己心中的那个“结”。此刻的他们是快乐的，是天真的。

（2）在活动中大家特别投入，彼此相信对方的指引，四组成员都成功渡过难关。分享时，成员们纷纷表示：“别人相信我，当把手交给我的那一刻，我就要对她今后的路负责，无论怎样的坎坷，我都尽到我最大的责任。”“人生路上离不开朋友，我们要谢谢我们身边的朋友。”

（3）在大家的集体智慧下将“结”慢慢打开，领导者不断地鼓励大家，成员默契地配合，就这样五分钟左右，“结”被成功打开。在这个活动中，大家彼此的关爱非常明显，没有埋怨，没有责备，只有彼此的鼓励和支持。

（4）在祝福你我的活动中，一位姐姐送出祝福：“生活中有许多困难和不如意，但我依然很幸运，我遇到了很好的人，给予了我和家人很多帮助，希望这些人都能幸福快乐，更要感谢李嘉诚基金会，给予了我母亲临终前缓解痛苦的照顾，此刻我只想道一声谢谢！”“祝天下人永远健康快乐！”“世界充满爱，感谢你我！”一张张纸条写满了大家的祝福和心声。

（5）“你把爱传递给我，我也要传递下去，你抛、我接、你抛、我接。”就这样大家相互传递着，五分钟后，一张“爱心网”被结成了。这是大家集体的“爱心结晶”，任何东西都无可阻挡。之后，组员们自发组织留照合影，第八次小组活动就在大家的微笑合影中完美结束。

通过八次精心设计的小组活动，使组员在体验游戏中发现自己身上存在的压力，并学会如何利用身边的资源和朋友关系去处理和缓解压力，以更好的心态去面对困境和压力。

五、总结评估

（一）评估方法

(1) 对参加小组的成员进行前测和后测，在小组活动初期进行服务前测，在结束后由宁养院工作人员带领患者家属进行培训。由于此次小组活动并非封闭式小组，而是开放性小组，小组成员变化程度较大。从回收的后测问卷来看，超过50%的人了解并能够在此基础上感受到小组活动所带来的积极影响。

(2) 虽然整体来说小组成员变化较大，但单元小组的人数出席率较高，所以在单元相对设计上总体实现了小组目标。小组单元比较独立，目标也很清晰，通过设置观察员进行记录与观察，包括参加者态度、参与程度、出席率、守时性、活动热情度及意见进行组员评估，发现单元小组成员参与热情高，活动结束后评价积极，并表达了时间允许条件下继续参与的意愿。

（二）活动成效

从小组工作开展的全过程来看，成员的参与度呈曲线变化，人数也由多变少又由少变多。究其原因主要是，最初小组成员主要由宁养院方面帮助联系，很多成员参与的原因是碍于情面和配合宁养院工作的考虑，并未对自己在小组活动有收获的期盼。由于工作时间或其他事情的影响，参加的人数减少了，经过调整和沟通以及对小组活动方案不断修改，尤其是小组活动对参与者的影响，使得小组中后期参加的人数逐渐稳定，并有增加的趋势。通过小组活动的开展，我们发现了小组成员从第二节小组就相对比较稳定，能够按时参加活动。

从小组工作开展的成效来看，尤其是对小组工作的前后测比较分析结果来看，在服务成效方面有比较明显的改变。67%的患者家属在病人病情认知方面感觉有收获，71%的患者家属认为增长了日常照护知识，94%的家属认为在自身心理调适、压力舒缓等方面都有了新的改变，能够正确面对残酷的现实，并接受可能出现的结果。从整体来说，通过小组活动的方式对患者家属提供服务，对改变患者家属相对消极的生活状态有了很大的改观。很多小组参与者在活动之后都对活动的内容和形式给予了很高的评价，并表达了继续参加的意愿。

从整个服务的社会影响来看，小组减压活动引起了很好的社会反响。通过社会宣传，宁养服务得到了社会各界的广泛关注，尤其是通过几次大型社区宣传活动，使得更多的人了解了宁养医疗社会工作。《黑龙江日报》《公益时报》都对宁养服务活动进行了跟踪报道，并给予了高度的评价，尤其是《黑龙江日报》的记者对减压小组活动给予持续关注，并进行连续报道。

六、专业反思

（一）以需求为本，开展专业服务

“以人为本，全人照顾”是宁养服务的宗旨，是对患者进行全身心的照顾，实施人文关怀，并对患者家属给予更多的关注与慰藉。小组活动方案的设计要以服务对象需求为本，这就需要更多地与服务对象和相关人员进行更多更深入的访谈，很多需求是通过认识程度的深化和交流次数增多后才慢慢表现出来的。因此，需求评估的工作是整个服务方案设计和实施的重中之重。当患者经历从生命垂危到死亡的过程时，他的家属同样面临着如何照顾患者、帮助其达成心愿、承受失去亲人的痛苦、善后事宜的妥善处置以及回归个人社会生活等问题的挑战。相对于患者本人，其亲属对于安宁理念的认知以及各种社会心理需求的满足，更需要社会工作者来提供服务。这就要求我们在优先缓解患者病痛状况的前提下，探索其亲属在情绪、精神方面的需求，更好地帮助其寻找存在的压力，并提供有效的舒缓方式，提高自身认知能力；帮助患者和家属度过最艰难时期，给长期处于压力环境下的病患家属一个契机转换心情、释放压力、树立良好生活态度，并将这些活动期望和正能量传递给患者，提高患者生命质量。

（二）明晰提供专业服务的角色意识

社会工作者是癌症患者照顾团队中的重要一员，若要提升专业地位、扮演好专业角色、发挥专业功能，就必须明确自身在小组工作中的角色、任务。社会工作者要提供社会心理方面的照顾，辨别和动员力量，减缓周遭压力，体现生命的意义。社会工作者在给予病人及其家属社会心理方面的辨别、支持和照顾上，具有重大意义和作用。“因为我们相信，他们在实践的过程中，在癌末病人贫困、痛苦的撞击中，在无私奉献互相帮助的氛围中，他们的道德品质上都会得到不断提高，他们的爱心也会得到升华。”①同时，在服务中要不断根据服务对象的需求调整自身的小组角色，尤其是要不断调整单元计划，改变小组的工作

① 梁飞燕、张振路、何穗芬：《义工服务浅析》，《中华护理杂志》2000年第2期。

方式以增强小组活动的吸引力;要通过体验式的游戏来增加服务对象的参与热情,把学习的专业理论知识运用到实际活动中,更好地展现出小组工作对服务对象的独特作用。

(三) 必须具有整合资源的能力

社会工作者资源整合的能力是其他人员无法替代的。由于对病人家属减压服务还会涉及社区资源、社会资源的使用,例如临终病人的社区照顾、病人生前意愿的达成、死后的各项事宜、家庭医疗财务负担等,都需要社会工作者链接社会资源,以最大限度地提高资源的整合与利用,去满足病患及其家属的需求。只有真正帮助患者家属减轻其存在的困难和负担,才能更好地实现减压的目的。同时,医疗社会工作涉及医学中的专业领域,需要在知识、技术及伦理方面得到帮助,这样才能解决宁养医疗社会工作的专业服务需求问题。

宁养疗护中的嵌入性灵性照顾
——基于癌末患者家属团体活动的案例分析*

王京娥　康宗林

李嘉诚基金会全国宁养医疗服务计划宁养院自成立以来，最大的服务特色是居家服务，并以“全人、全家、全队、全程、全社区”五全照顾贯穿其中。居家服务模式中，居家照护是花费时间和精力最多的部分，照顾者与患者的互动也主要是通过照护活动来实现，而灵性照顾是促进居家照护品质的重要内容。

一、嵌入性灵性照顾视角下的宁养服务

（一）灵性照顾的内涵

台湾“宁养之母”赵可式博士认为，灵性是在与天、人、物、我的关系上寻求融合，寻求永恒生命意义与价值，并在不断超越的整合中达到平安的感受。宁养疗护要坚持“疼痛控制是基础，居家照护是重点，心理、灵性照顾是核心”的理念，强调医生、护士、社会工作者三方面服务相融一体，使患者获得身体平安的同时，也能够获得心理平安和灵性平安。

---

* 本文原刊于《医学与哲学(B)》2016年第1期。王京娥、康宗林，南昌大学第一附属医院宁养院。

（二）嵌入性与嵌入性灵性照顾的内涵

“嵌入性”概念最先由波兰尼提出，认为经济从属于政治、宗教和社会关系，嵌入概念本身还具有信任、相互理解和法律对契约的强制执行的内涵。①

格兰诺维特（Granovetter）进一步拓展和丰富了“嵌入性”概念的内涵，认为经济行为嵌入于社会网络之中，将嵌入看作是经济行动与社会结构的理论节点，强调社会关系网络在现代经济行动过程中的作用，其后“嵌入性”概念被学者广泛重视。

格兰诺维特对个人之间联结进行描述，并将“联结强度”定义为：它是一个时间上的集合、情感上的汇聚、联系密切的累积和相互服务的增益。② 关系嵌入是指单个活动主体的经济行为嵌入或缠结于与他人互惠而形成的关系网络中，与此同时，活动主体所处的网络联结着其他社会网络，从而构筑整个社会网络的结构，将联结分为强联结和弱联结。③ 那么，当患者与家属之间互动交流越频繁，情感碰撞越激烈，联系越紧凑，互惠交换越广泛为强联结，反之则为弱联结。格兰诺维特重视弱关系传递信息方面的作用，而边燕杰强调应当重视强关系，他认为，强关系的相对优势是人情交往、信任充分和障碍克服。④ 在中国差序格局的社会中，家庭及宗族中讲人情、重关系，对于患者而言，强关系的支持显得尤为重要。

“嵌入性灵性照顾”即将与“天、人、物、我”联结的灵性照顾元素嵌入到家属为患者提供照护的互动关系之中，使照护成为患者与家属的情感、灵性联结与互动的路径（见表1）。本文借用和分析“嵌入”与“嵌入性”概念，反思嵌入性灵性照顾家属团体活动，力图拓展嵌入性的使用空间、探寻嵌入模式与嵌入过程。

---

① 卡尔·波兰尼：《大转型：我们时代的政治与经济起源》，冯钢、刘阳译，浙江人民出版社2007年版，第15页。

② 马克·格兰诺维特：《镶嵌：社会网与经济行动》，罗家德等译，社会科学文献出版社2015年版，第57—58页。

③ 李文秀、赵浩兴：《跨国公司子公司网络嵌入模式探讨》，《华东经济管理》2004年第2期。

④ 孙晓娥、边燕杰：《留美科学家的国内参与及其社会网络强弱关系假设的再探讨》，《社会》2011年第2期。

表 1　患者与家属情感联结强弱表

联结强弱	互动频率与次数	感情强弱	亲密程度	互惠程度
强联结	高、多	深	高信任度	多
弱联结	低、少	浅	低信任度	少

二、嵌入性灵性照顾家属团体活动计划

（一）活动的理念

宁养服务的终极目标是实现“去者善终、留者善别、能者善生”，其中患者与家属充分的交流，激烈的情感碰撞，以及广泛的互惠交换，可以促进患者与家属的灵性联结。访谈及经验总结显示，患者主要的需求是获得良好的疼痛控制及照护，家属的主要需求是获得护理、营养、沟通、自我压力纾缓及爱的表达等方面的支持。在嵌入性灵性照顾家属团体活动设计中，以患者及家属的需求为本，“家属课堂”为载体，“身心灵社”全人照顾理念为指导，每节活动都融入“身、心、灵”元素。① 在家属团体活动中，将灵性照顾的元素嵌入家属团体活动的各个环节中，使患者与家属在互惠交流中达到强灵性联结，患者获得灵性平安，能够善终，家属欣慰，能够善别。

（二）活动的目标

1. 总体目标

为家属提供针对临终患者照顾的各种服务支持，并嵌入灵性照顾理念，使家属能够更好地应对患者身体、心理及灵性问题，及时调整自我和纾缓压力。

2. 具体目标

让家属了解并基本掌握居家照护技能、灵性照顾知识、沟通技巧、营养支持、压力纾缓、爱的表达等基础知识和技能。

（三）活动性质

癌末患者家属支持小组。

① 陈丽云：《身心灵全人健康辅导模式》，中国轻工业出版社 2009 年版，第 34 页。

（四）活动对象

南昌大学第一附属医院宁养院所服务的癌症末期患者家属，每节活动人数一般为8—16人。

（五）活动时间及程序

1. 工作时间

每节家属团体活动开始时间为上午9:30—10:30。

2. 工作程序

(1) 选取家属及患者进行访谈和调查，了解服务对象的需求；

(2) 根据需求确定服务目标；

(3) 根据服务目标制定服务计划，邀请家属参加团体活动；

(4) 根据服务的实际情况及时调整服务方案；

(5) 进行总结。

（六）所需要的物资

宁养院活动场所、桌椅、活动所需办公用品及物资，医生、护士、社工、义工的合作。

（七）预计困难及解决方法

(1) 家属时间有限，无法长时间参加团体活动：将每节团体活动内容设计紧扣主题，环节之间衔接紧凑；(2) 参与的家属太少：前期做好充分的宣传工作，尤其是活动内容设计新颖、符合患者及家属的需求，吸引家属前来参与；(3) 参与家属的积极性不高：以家属为主体，鼓励家属参与，适时表扬，给予家属信心。

三、嵌入性灵性照顾家属团体活动与目标达成情况

2014年3月至9月，宁养院围绕家属需求开展两期家属课堂。第一期4节，第二期5节，除第二期有两节活动主题与第一期相同外，两期共开展了7节不同主题的家属团体活动，根据实施情况评估目标达成情况。

（一）第一节活动

1. 主题："心理直通车"

2. 目标

让家属明白团体活动的内容及意义，了解"灵性"概念；建立家属团体活动的契约；为家属提供与患者沟通的基本技巧，缓解家属与患者沟通上的困惑，给予家属照顾上的支持。

3. 内容

（1）介绍家属课堂、本节家属团体活动的内容及"灵性"概念；

（2）破冰游戏——开心 VS 开怀；

（3）制定小组契约；

（4）讲解与患者沟通的技巧及其中的灵性元素，并进行实战演练。

4. 目标达成情况

（1）介绍家属课堂、家属团体活动的基本情况后，家属都表示欢迎，活动内容基本符合家属的需求；

（2）对"灵性"概念有了初步的了解；

（3）通过"开心 VS 开怀"破冰游戏，活动气氛被调动起来，家属很快进入状态；

（4）家属积极地讲述了对团体活动契约的看法；

（5）家属专心听老师讲解沟通技巧，同时踊跃参与沟通的情景模拟。

（二）第二节活动

1. 主题："舒适身心灵"

2. 目标

教导家属基本的照护技巧，并让家属认识到照护互动对患者与家属灵性联结与互动的重要性，通过照护活动提升患者与家属的亲密度，使患者与家属获得强情感联结。

3. 内容

（1）由义工担任助理，护师为家属讲解并示范基本照护操作，用关爱的语言、表情、行为，让患者感受到与他人和谐的人际关系，达到患者与家属高互动频率和多互动次数的效果；

(2) 由护师指导，家属现场演练基本的照护操作。在演练过程中，工作员讲解照护中的灵性照顾元素，让家属体验有灵性照顾元素和无灵性照顾元素照护的感受。

4. 目标达成情况

(1) 家属能够主动提出自己在照顾患者时遇到的困惑，互动效果好；

(2) 通过体验，家属对灵性照顾很认同，认为在照护中融入灵性照顾元素后，能给人更加舒适、温暖的感觉。

(三) 第三节活动

1. 主题："点食成金"

2. 目标

指导家属为患者制作营养均衡的匀浆膳，一方面给予患者营养支持，使患者获得与"物"(自然)的灵性联结；另一方面增强家属照顾患者的信心，促进患者与家属的情感联结。

3. 内容

(1) 了解家属对患者饮食摄取的困惑；

(2) 匀浆膳的现场制作与教学；

(3) 引导家属可以用患者喜欢的食物、熟悉的味道作为媒介，使患者获得与"物"(自然)的灵性联结，促进情感交流与互动。

4. 目标达成情况

(1) 家属学习专注，能够将患者个性化的口味等特征提出来，与营养师互动交流；

(2) 匀浆膳的制作过程包括从食材的选择、加工、处理，直到烹制，家属要清楚每个步骤和整个流程。

(四) 第四节活动

1. 主题："身心松弛自疗法"

2. 目标

教家属自我松弛的方法，学会自我压力纾缓，体验与自我的融合，同时让家属为患者做放松训练，一方面促进患者与家属的互动，另一方面促进患者自我融合。

3. 内容

（1）宽心自在深呼吸；

（2）音乐冥想放松，通过冥想音乐及引导语带领家属在自由的畅想中放松自己，感受自己，与自我融合；

（3）学习肌肉松弛法，派发身心松弛自疗法宣传单，让家属按照引导语及流程为患者做冥想放松，使患者感受自己，与自我融合。

4. 目标达成情况

（1）通过冥想放松，家属找到了一个压力宣泄的渠道。一位家属张女士在冥想中想到了她患病的丈夫，无法接受，潸然泪下。工作员给予尊重、接纳、同理与支持，邀请张女士站在中间，其他家属围成一圈，将手搭在张女士肩上，并大声对其说“我们在一起，加油”。张女士很感动，表示感受到了大家传递的力量。

（2）一系列的放松活动下来，家属都觉得身心获得了不同程度的放松。

（3）家属期待可以用这些放松的方法帮助患者调整情绪、减少身体不适感。

（五）第五节活动

1. 主题：“濒死症状及护理”

2. 目标

为家属讲解患者濒死阶段的症状，了解濒死阶段的照护，心理、灵性照顾等基本知识，以增加濒死阶段患者与家人的情感互动，提高患者的生活质量及与家人的灵性联结强度。

3. 内容

（1）家属分享癌末患者的身、心、灵的状况；

（2）工作员讲解患者的濒死症状、护理及其中的灵性照顾元素。

4. 目标达成情况

（1）随着团体活动工作员将家属带入患者濒死症状的话题，家属似乎一下子打开了话匣子，纷纷分享患者出现的濒死症状；

（2）工作员在讲解濒死症状及护理过程中，家属表现活跃；

（3）通过与家属探讨人在临终时的尊严与最后愿望，家属理解了与患者坦诚交流，尽力协助完成心愿及进行情感互动的重要性。

（六）第六节活动

1. 主题："温馨之家"

2. 目标

指导家属在关注患者身体状况的同时，能够关注心理灵性对亲近自然美的需求，为患者创造机会亲近自然，与自然融合。

3. 内容

（1）用患者亲近自然、改善精神状态的案例切入主题；

（2）学习宁养院编撰的服务手册《生命的灵性之花——晚期癌症患者灵性照顾手册》；

（3）赠送温馨美丽的自然风光墙贴纸，在患者居家环境中增加自然元素。

4. 目标达成情况

（1）在抛出案例后，家属开始讨论不能卧床的患者怎么办，表达了对此话题的关注；

（2）在学习灵性照顾手册后，家属感叹，原来这么平常的生活，这么熟悉的环境，增加自然元素后，可以给患者带来不一样的感动和精彩；

（3）家属挑选墙贴纸时，倾向于选择绿色树木、红花、蝴蝶、向日葵等代表希望、阳光等类型，家属希望这些积极的符号可以带给患者好的状态。

（七）第七节活动

1. 主题："中秋情·宁养爱"

2. 目标

与家属共庆中秋佳节，帮助家属释放压力，并借助中秋佳节，协助家属向患者表达情感，促进患者与家属互动交流和情感联结。

3. 内容

（1）庆中秋，诉压力，与家属共享月饼、柚子，引导家属倾诉压力；

（2）穴位按摩；

（3）中秋灯笼表祝福——赠送中秋灯笼，让家属在灯笼上写上送给患者的祝福语。

4. 目标达成情况

（1）邀请家属分享自己的压力时，家属却大篇幅地谈论患者的情况。专业照顾团队和家属可能过度关注患者,而忽略了照顾者的身心状态。工作员给予同理,引导家属表达照顾患者时的自我身心感受。

(2) 进入穴位按摩环节后,家属开始关注自己的身心感受,表明他们主要存在睡眠不足,眼睛、头部、颈椎、胸背部不适等问题。工作员逐一讲解相应的穴位按摩方法;

(3) 家属很认真地在灯笼上写下了送给患者的祝福语。一位男士家属在灯笼上写下"希望爸爸保持好的精神状态,战胜病魔"。一位女士在灯笼上写下"老公,我永远爱你!"同时宁养院也收到了一份特殊的中秋礼物,即一位家属在灯笼上写下"感谢宁养院,感谢李嘉诚先生"。

四、嵌入性灵性照顾家属团体活动的成效评估

从目标达成度来看,家属团体活动切实回应了家属在照顾患者过程中的需求,目标达成。整个家属团体活动在开展前做了需求评估,服务设计符合家属的需求,与家属进行了较充分的互动,家属对活动内容及形式满意。

从家属团体活动过程来看,参与的家属人数存在一定的波动,但平均维持在 10—11 人。分析原因发现,居家服务模式下的宁养服务,家属通常利用取药时间到宁养院,居住偏远的家属非取药时间参加团体活动的概率低;能够参加团体活动的家属也不希望活动时间太长。因此,考虑到参与团体活动的家属具有同质性,目标取向一致,希望在最短时间学习最实用技能。于是,及时调整团体活动的时间及环节之间的衔接,从第二节开始取消了热身游戏环节,直入活动主题。

从家属的改变来看,参与活动后,家属压力得到纾缓,困惑获得有效回应,脸上困惑减少、笑容增多,信心提升,学习到相应的照顾技能,对患者临终身体、心理、灵性上的状况有了较全面的了解,能够从容面对,家属也从患者的积极回应获得了支持,情感联结增强。

五、嵌入性灵性照顾家属团体活动的专业反思

(一) 双向互动促进强情感联结

患者与家属的强情感互动不应当是其中一方主动,另一方被动接受,需要

家属的临终正向关怀与患者的临终反向关怀相互动。① 唯有家属和患者都能放下照顾者与被照顾者的角色，彼此携手探寻生命的意义及灵性上的升华②，才能获得彼此强情感联结，“去者善终、留者善别”的目标才能更好地实现。在家属与患者的互动中，宁养工作人员是“导师”的角色，一方面教导家属居家照护与灵性照顾，引导家属给予患者关怀与力量，这属于临终正向关怀；另一方面给予患者精神上的引领和鼓励，引导患者坦然面对，留下患者在生病过程中的精神财富，给予家属积极反馈，这属于临终反向关怀，从而促进患者与家属的灵性联结与互动。

（二）灵性照顾是嵌入性强关系的具体化

灵性照顾的核心是协助患者与“天、人、物、我”的联结，使其能够获得和谐的人际关系、融洽的情感交流、更多的社会支持，这与强关系强调的高频繁的互动、更亲密的关系一致。在家属团体活动中，家属灵性照顾的知识和技巧，使患者在被照护的时候获得更具舒适、安心的体验，从而减少相应照护需求，回馈家属好的心情。家属从患者的反馈中，照护压力得到纾缓、疲劳得到缓解，使家属和患者在灵性照顾中互惠。

（三）强情感联结促进家属善别

对一些人来说，他们担心患者与家属强情感联结会使家属深陷与患者的情感之中无法自拔。通过与主要照顾者访谈了解到，至亲的离世对家属来说是一件悲痛的事，不可避免。家属课堂应引导家属因人而异，用自己特定的方式保持与逝者的联结，如回忆、影集、故地重游；也可尽心照顾逝者，同逝者温馨相处最后一段日子，给家属的回忆增添欣慰与美好，从中肯定自己的付出，坦然面对与逝者的情感，达到哀而不伤。

（四）嵌入性灵性照顾的高信任度，促进患者情感表达

家属学习灵性照顾知识后，在照护患者时，举手投足之间嵌入灵性照顾的元素，如温柔的言语、爱的触摸等，使患者能够体会到家属的爱与关怀，二者不

---

① 康宗林、王京娥、黎莹、李梦倩：《临终反向关怀模式探析》，《医学与哲学（A）》2015 年第 6 期。

② 林维德、罗敏洁：《宁养的概论及实施》，《医学与哲学（B）》2014 年第 5 期。

离不弃,建立彼此的信任关系。借由嵌入灵性照顾元素的照护,家属得以轻松进入患者心灵深处,基于患者与家属的信任关系,使患者获得安全感,将自己心里的想法、后事的安排等告知家人,向家人“四道”,即道谢、道歉、道爱、道别。患者与家属更容易达到情感共鸣。

(五)建立和完善患者与社会的强联结

协助患者与家属在微观系统建立强联结支持外,还需要从中观及宏观层面为患者及其家庭建立强联结支持。中国的临终关怀事业还处于起步阶段,相关的支持机构有限,提供临终关怀服务的社会组织少,临终关怀义工队伍紧缺。日本的临终关怀服务中,高龄临终家属可申请上门看护费、疗养费;在中国台湾地区及欧美国家,临终关怀患者的主要照顾者可申请“喘息服务”,由专业人士代为照顾,主要照顾者可以获得喘息的机会。当前我国临终关怀相关政策缺位,亟待相关政策支持。① 这种弱联结患者及其家庭同社会的互动频率低,互惠少、情感联结弱、信任度低,公众的社会归属感不高势必导致个人或家庭游离于社会。可喜的是,杭州西湖区率先在国内推出失能老人“喘息服务”②,以缓解亲属疲惫的身心。

随着老龄化及疾病死亡问题的突出,整合社会资源,发展临终关怀机构、临终关怀义工队伍建设等需要提上议程。政府应当承担宁养服务这项巨大的民生工程,进一步建立和完善社会保障及临终关怀政策体系,发展临终关怀服务机构,丰富临终关怀服务内容,增加政府对临终关怀服务经费的投入。③只有患者及其家属与专业机构、组织以及社会形成了三个互动的强联结支持网络,临终者才能更加安详、平静、有尊严无遗憾地走完人生最后旅程,家属能够善别,临终关怀事业才有可能健康、快速发展,社会文明、和谐才能迈上新台阶。

---

① 邓帅、李义庭:《我国临终关怀医疗服务相关政策的现状研究》,《中国医学伦理学》2015 年第 3 期。

② 江南:《养老,杭州推出“喘息服务”》,《人民日报》2014 年 10 月 24 日第 020 版。

③ 刘端祺、李小梅:《导言:优逝——生命关怀中的题中应有之意》,《医学与哲学(B)》2014 年第 5 期。

六、结语

居家服务模式支持网络中,家属是主要照顾者,是关系网络中的关系,照护则是患者与家属灵性联结的关键节点。将理解宁养理念,如基本照护技能,沟通技巧,营养支持、灵性照顾等视为嵌入的重要节点,以促进患者与家属灵性的联结与互动。家属课堂的内容设计所创造的联结、互动,让家属学会自我照顾与照顾患者,能够回应患者"身、心、灵、社"的需求。

照顾者的照顾：对癌末患者遗属的哀伤辅导的行动报告

张青　李静　徐中坛　徐丽娜　张明慧*

一、研究背景

（一）项目来源

2013年，中国社会工作教育协会“宁养（临终关怀）社会工作服务示范项目”获得中央财政支持，依托李嘉诚基金会“人间有情”全国宁养医疗服务计划，在全国17个省（直辖市）展开，由18所社会工作专业高校的师生与李嘉诚基金会全国宁养计划的18家宁养院合作，共同开展宁养社会工作服务的有益探索，为贫困癌末患者及家属提供支持服务，以改善其生活质量与“死亡质量”，同时探索医务社会工作服务模式。沈阳师范大学与宁养院合作，积极参与了该项目。

（二）个案来源

本个案由中国医科大学附属盛京医院宁养院转介，案主是位身患骨癌的年轻女士，态度积极乐观，在与案主建立关系后，随着癌症程度的加重，案主因救治无效去世，这沉重地打击了案主母亲，案主母亲陷入情感困境，表达出接受辅

* 张青、李静、徐中坛、徐丽娜，沈阳师范大学社会学学院；张明慧，中国医科大学附属盛京医院。

导的意愿。我们的服务由针对案主本人的支持服务转向对案主母亲(遗属 S 女士)的哀伤辅导。下文所指案主为案主母亲。

二、个案状况

(一) S 女士的基本信息

S 女士,53 岁,高中文化水平,身体健康,现依靠每月一千多的退休金生活。案主平日待人亲切,之前的同事及雇主对她评价都很好,且愿意帮助她。

S 女士与前夫育有一女,前夫在女儿患癌期间与 S 离异,离异后未曾给女儿及 S 女士提供过任何费用。女儿 29 岁,未婚,患有骨癌两年,现已去世。女儿生前主要的照顾者是 S 女士,女儿的男友也帮其分担一些压力。S 女士与婆家关系不好,其女儿的大部分费用都是由娘家人承担的,女儿去世后,S 女士现在跟 88 岁的母亲住在一起,不怎么出门。

图 1 中各图示代表的是:□表示男性;○表示女性;▨表示案主 S;╳表示死亡;//表示离婚;居住在一起的人用实线◯圈在一起。

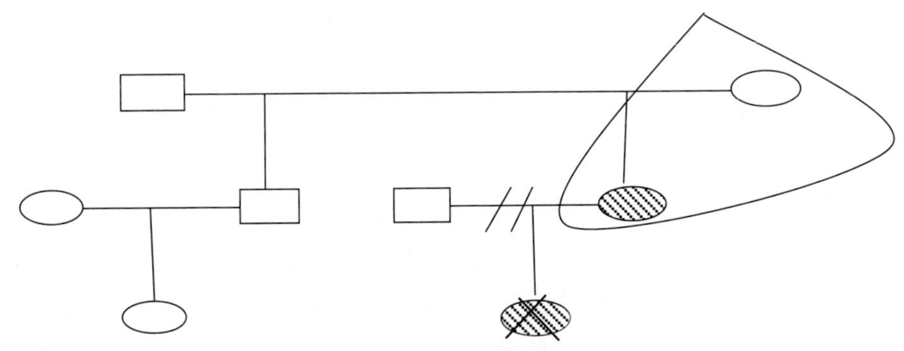

图 1　S 女士的家庭族谱图

(二) 对案主 S 女士的三维评估

(1) 生理方面:案主处于中年阶段,身体健康、眼明耳顺、吐字清晰、做事干练,有一定的学习能力。由于 S 女士之前独自照顾女儿,操劳过度,现身体很疲乏,易上火,缺乏精神。

(2) 心理方面:案主长期和女儿相互依靠,互相鼓励,女儿去世后,她失去了情感依托,情绪低落,异常孤独,负面情绪的积压不仅损害身心健康,还会影响她的生活观。

(3) 社会方面:案主平时对人友善,乐于助人,同事及其邻居都愿意帮助她。之前忙于照顾女儿,她没有足够的时间人际交往,需要加强与亲朋好友的联系,丰富自己。家庭关系较好,案主有两个弟弟,父亲去世,母亲 88 岁,现住在案主家中陪伴她。女儿生前男友经常过来陪伴她,在一定程度上缓解了案主的情感孤独。

综上,笔者所在的小组将需要解决的问题概括为以下几点:

(1) 建立与案主的良好关系,增进彼此的信任。

(2) 建构 S 的心理支持系统,帮助她找到新的生活动力,发挥其优势,增强其价值感。

(3) 使其树立积极的心态,投入到社会生活交往中。

三、理论依据及治疗模式

(一) 理论依据

1. 优势视角

所谓危机,就是危难和机遇,一件事的发生可能带来机遇也可能催生灾难。任何人、任何事情都有其优势,工作者要正确对待人和事,发现服务对象的优点,促使其相信自己有解决问题的能力,从而推动思想、行为的自觉改变,实现成长。运用优势视角辨识和挖掘案主身上的潜能,增强案主的自信及自我成就感。①

2. 人本主义理论

该理论关注的焦点是案主,而不是问题,强调对生命的投入与体验,对人的尊重。相信案主有能力自己解决问题,决定行动的方向。工作者要引导案主理解与依靠自己拥有的资源,调动案主的内在能力,协助其发挥引导自己的本能,自我克服发展的障碍。② 在整个服务的过程中,工作者要运用同感、尊重等方法协助案主挖掘自己潜能。案主 S 本身有很多优势,如家人的支持,朋友的关心等,协助她了解自己的内在资源,突破自己,从而更好地度过生命的低谷期。

---

① 许莉娅主编:《个案工作》,高等教育出版社 2011 年版,第 12 页。

② 李晓凤主编:《社会工作:原理·方法·实务》,武汉大学出版社 2008 年版,第 132 页。

（二）治疗模式

1. 叙事治疗模式

人生充满了许多有意义的故事，工作者可以通过倾听案主对自己经历的叙述的方式，了解其思想、态度及行为倾向，帮助她重新定义生活的意义，回到正常的生活中，使案主在叙述中相信自己有解决问题的能力。

2. 寻解导向模式

该模式通过工作者与案主交流的过程，共同构建出对问题的新理解，特别是问题的解决之道。相信案主有能力与资源解决问题，只是自己暂时未察觉，故在交谈中，工作者要提供足够的空间让案主表达对负面行为的理解与感受，并关心与引导他们期望的转变，协助案主发掘自己的优势与成功经验，增强其应对问题的能力。①

四、服务目标

（一）总目标

在与案主建立信任关系的情况下，帮助她舒缓长期积累的压力，建构新的心理支持系统，寻找新的生活目标，通过努力，使其生活状态有所改变，活得更快乐。

（二）具体目标

（1）建立关系：向案主表明来意，建立彼此信任关系，从而使沟通持续下去，服务不断推进。

（2）丰富案主生活：在与案主进一步交流中，寻找其兴趣点、关注点并鼓励她去追求自己喜欢做的事，建议她合理安排自己的生活，出去散步，与邻居打打牌、聊聊天以充实自己的生活。

（3）情感的恢复：通过对案主的观察，帮助她分析自己情绪的根源，尽力淡化往事，重新定义自己的生活，过开心简单的生活。

（4）改变心态、树立自信：让案主看到自己的闪光点，意识到自己的优势，

① 李晓凤主编：《社会工作：原理·方法·实务》，第133—134页。

投入到社会、社区生活中，摆脱压抑悲观的心态，找到生活的动力，开心过好日子。

五、服务计划与过程

（一）第一次服务过程

服务过程：工作者得知案主女儿去世，在案主女儿去世三天后走访了服务对象，经讨论决定本次服务的目标为安抚案主的情绪，同时了解一下其生活现状。

案主头发服饰都比较乱，情绪异常沮丧，表情平静但精神状态较差。看到工作者，她很积极热情地招待，工作者本着倾听、平等、尊重的原则将S女士看成独立有能力的人，倾听案主的倾诉，帮助其宣泄悲伤情绪。

工作者通过与案主女儿男友的交流，了解到案主有很多优点，比如性格温和、擅长厨艺等。工作者随后通过寻解导向的方式，让案主认识到自己的优点，增强自信。当问到女儿有没有留下一些照片时，案主很兴奋地去找照片，拿给工作者看，并在旁边叙说照片当时的情况，在这个过程中案主的情绪有所好转。工作者提出帮案主女儿制作视频，且希望她能将对女儿的感情留在内心，积极地面对生活。针对案主睡眠浅的情况，工作者为她提供了很多提高睡眠质量的方法，比如早上不要睡觉，白天多活动等。

访谈评估：与案主建立了初步关系，获得案主一定的信任，服务取得初步成果。谈话中案主一直表露出积极正面的情绪，没有负面消极情绪的表达，这对于处在丧女初期阶段的她是一个反常的现象，面对该现象，需要工作者认真反思，多与督导、同伴交流，补充知识，改进服务方式，有效的帮助案主。应针对上述问题制订下次服务计划，帮助案主获得情感宣泄，接纳现实，勇敢走出困境。

（二）第二次服务过程

服务过程：督导与工作者一起来到案主家通过询问其女儿小时候的经历、爱好等，从而达到帮助案主舒缓内心压力的服务目标。这次服务距上次有一周时间，案主精神状态较上次好了很多，她很热情地与督导、工作者打招呼，我们给予积极回应。

督导运用同理的方法与案主沟通，当说到女儿的去世时，案主没有克制自己的感情,默默地哭了,督导没有立刻劝慰,而是给案主一个释放悲伤情绪的机会,哭泣持续了五分钟后,督导悉心安慰她并通过引导案主回忆女儿的故事,帮助案主稳定情绪。督导老师引导案主回忆案主女儿的生命故事,成长中给案主带来的快乐和记忆深刻的故事,案主讲述了很多关于女儿的故事,且充满自豪与爱意,在讲述的过程中案主的情绪舒缓了许多。

工作者安慰S,女儿将在另一个世界永远看着她,希望她能积极快乐地生活,同时在其有意愿的情况下,邀请其加入志愿者的队伍中,或参与为癌末患者家属提供交流平台的小组活动,分享照顾经验,发挥自己的潜力去帮助有需要的人,同时与案主一起探索其优势,如为人和善、吃苦耐劳的品质和厨艺高等,帮助其增加自信与自我价值感。案主很开心督导与工作者能去看她并表达了谢意,主动邀请工作者们下次来再来。

访谈评估:在督导的帮助下,案主得到了一定程度的压力释放,双方关系进一步加深,信任感增强,本次服务的目标基本达成。在服务中,工作者认识到有关情感深入的辅导应该找到适宜点,在以上工作的基础上,工作者制订了下次服务计划是协助案主重整人生目标:寻找新的情感寄托,丰富自我,充实生活,同时表明结案原因。

(三)第三次服务过程

服务过程:询问案主最近的身心状况,将制作好的女儿生前的视频交给她,鼓励她参与社会活动,充实生活同时做好结案预期心理准备,向其说明结案原因。

案主这次的精神状态比上次更好一些,情绪也明显有所好转。工作者了解到案主最近常去公园跑步,参加了一个健身团队,还积极寻找工作。当工作者把做好的视频给她时,案主很感激。心情较好,聊了很多最近的情况,工作者根据叙事治疗方法让案主表达,透过其故事了解她的性格、习惯、情感形成的原因从而帮助她更清楚地定位自己,发觉自己的潜能,做自己喜欢做的事。

结案后,双方正式关系结束。

访谈评估:工作者吸取之前的沟通教训,全神贯注地关注案主,与案主的座位距离缩短,减少沟通障碍。这次访谈比较成功,双方高度互动,完成了之前没完成的目标。案主积极参与社会活动,自我改变的意愿增强,使服务更有效。在结案后,需要继续跟进个案,观察服务整体的效果。

（四）第四次服务过程

服务过程:结案后继续跟进。由于时间限制,工作者不能对案主进行家访,通过网络QQ聊天、电话询问的方式,了解案主最近生活状态,或通过QQ空间看其发表日志的情感倾向,判断她情绪状态。案主空间上传的照片都是团体生活照、休闲娱乐照,照片中案主充满微笑,从中可以反映她的变化。

访谈评估:通过几次的努力及案主的配合,对案主的哀伤辅导取得了一定的成效,其态度、心态比辅导前有了明显改善,能够比较积极乐观地生活。应防止案主负面情绪的周期性反弹。

六、服务效果的三维评估

（一）生理方面的评估

在工作者的建议及其母亲的带动下,案主经常参与体育活动,锻炼身体。身体素质提高了,抵御疾病能力增强,疲劳感降低,比以前更健康,更有活力,有精神。

（二）心理方面的评估

在工作者的帮助下案主进步明显,失落和悲观的情绪有所转变。S在女儿去世后心理受到打击,陷入低迷期,需要一定的恢复,在此期间忽略了自己的优势,在工作者的帮助下,案主宣泄了压力,心理有转变,转移了视线,关注现实的变化,寻找新的心理支持。

（三）社会方面的评估

经过辅导,案主不仅重新与朋友、同事保持较紧密的联系,还积极参与团体活动,扩展自己的交际圈、生活圈,积累一定的社会经验。同时主动寻找工作,回归社会正常的生活中,周围的社区,邻居也积极接纳、帮助她,促进其融入社会。

七、工作总结与反思

总体上看,本次服务还是比较成功的,案主有些变化,开始新的生活,并且意识到自己还有母亲、弟弟等亲戚在关心自己,思想带动行动转变,生活逐渐步入正轨。回顾服务的整个过程,引发了工作者一定的反思,主要表现在以下几点。

(一) 社会工作的发展

由于起步晚,发展速度慢,区域间社会工作专业呈现不均衡状态。大部分地区的民众没有接触过,不了解社会工作者想干什么、能干什么、有什么用。在笔者服务的案主中,他们很多都不知道社会工作是做什么的,尤其在患有疾病的情况下,案主更不愿意接触新事物,有抵触情绪,甚至有些人就直接说自己需要钱,缺乏积极的配合。在服务中,当工作者介绍自己是宁养院派来的义工,案主通常很热情地接纳,但再接着说自己是沈阳师范大学社会工作专业的学生或义工时,案主就显得有些疏离。

(二) 角色的设定

在服务过程中,案主及家属主要询问一些有关医学、缓解疼痛等方面的知识,不太信任社工。由此笔者想到在民众的心里始终存在着权威信念,习惯被动地接受安排,服从指挥。所以在介入案主的服务中,为了取得成效,工作者就要充当权威者的角色,令案主信服进而接受治疗,这也是社会工作本土化的一点。由于文化的不同,人们的思想也不同,社会工作者需要依托有力的政府权威组织,建立起自己的社会认同感,然后形成独特的体系与队伍,赢得民众的支持,自主化地介入案主,与案主共同设置方案解决难题,促进个体、环境与社会的和谐。

(三) 传统文化的限制

受传统文化内敛性与“耻感文化”的影响,人们遇到问题习惯在家族里商量,依靠亲戚的力量去解决。同时在“遮羞”心理的作用及“好事不出门坏事传千里”观念的阴影下,人们担心自己的问题会成为别人的笑话,损害其尊严,所以他们不愿意让陌生人接触到自己的内心、问题,习惯遮掩起来,信任感的缺失也使社工介入比较难。[①] 在笔者接触案主时,虽然案主很热情地接纳,主动回应工作者,但其表达的内容多是一些表面易得的,很少涉及个人内心真实想法,这就需要工作者自己去捕捉。

---

① 王瑞鸿:《人类行为与社会环境(第二版)》,华东理工大学出版社 2007 年版,第 8 页。

（四）工作技巧的运用

运用个案方法的介入需要遵循一定的流程，使运作模式正规化，显示专业性，消除案主疑虑。[①] 在整个过程中要贯彻社会工作专业的价值理念"助人自助"及尊重、接纳、平等、非批判原则等给案主一个心理安慰的空间，同时要注意依循案主的情绪、意愿设计服务计划，依据每次服务评估的结果，及时调整方案。但有时社工过于倚重书本知识，没有因时因地变化，影响服务效果。在笔者服务的过程中，没有将理论、案主、环境三者联结起来，只是将知识硬套在案主身上，寻求解决模式，忽略对方需要的不是治疗，而是倾听。当我们平静地听对方描述，解读到话中符号的意义，就能了解其内心情感倾向，提供案主实际需要的服务，双方也能在轻松的环境中解决问题。

（五）工作者的局限

由于对癌末患者家属的辅导，需要死亡学知识，医学知识、心理学知识及社会工作专业知识等多门学科的积淀，形成对患者家属情感的理解，运用哀伤辅导帮助案主走出情感的困境。但由于工作人员的专业能力，自身经验的不足，不能完全地同理案主，再现情境，在服务中，案主就会隐藏真实情感问题，排斥工作者，影响解决问题的有效性与时效性。需要工作者不断提高学习，在实践中积累经验，提高专业化素质，减少服务中的障碍。

随着社会工作在各领域作用的加大，工作者要增强自身理论知识与专业技巧，灵活运用形成独特的服务模式，提高在社会上的声誉，建立自己在民众中的地位，获得认可与接纳，推动专业化社会工作的建设。

---

① 王思斌主编：《社会工作概论》，高等教育出版社 2010 年版，第 8 页。

叙事治疗在儿童预期性哀伤辅导中的应用

张明慧*

一、引言

自弗洛伊德关注哀伤问题以来(1917 年发表《哀伤与抑郁》),哀伤心理谘商在西方受到了理论研究者和临床心理实践的关注。哀伤主要分为急性哀伤和预期哀伤,每一种哀伤都有其特定的情形,隐藏在社会环境、家庭背景、个人经历的个体化差异中。相较于成人,儿童的哀伤更加隐蔽,不被发觉,却又产生致命伤痛,甚至影响儿童成长后对家庭社会的观念价值与行为方式。儿童通过父母亲给予的爱、照顾、安全感以及其他基本需要的满足,逐渐建立“自我”。然而,对于丧亲儿童来说,在失去至亲的同时,他们也丧失了部分自我。

“生死”问题对于儿童而言带有未曾正式体验的神秘感,也是传统思想的“禁区”,儿童不能完全明白丧亲所带来的复杂情感,以及家庭支持结构、角色的改变。“以理导情”“以理制情”以及视伤恸为正常心理的传统的中国式理性抚慰模式已不能完全应用于儿童。目前处理儿童预期性哀伤以及应激哀伤的理论,主要有现实疗法、理性情绪疗法等。本案中,结合我国本土文化以及案主的个性化特质,选择了开放的辅导模式,采用理性疗法调整案主生活信念并且进行预期性哀伤辅导。

* 张明慧,中国医科大学附属盛京医院。

二、个案准备阶段

(一) 家谱图

W,十二岁,独生女。从小生活在一个完整的三口之家,母亲因为情感原因患间歇性精神疾病,不能独立完成工作,在家偶尔能够做饭,料理家务,但是害怕见到陌生人。父亲是个勤劳的农民,靠种田的收成养家糊口,供女儿读书,为家庭的主要照顾者和经济支柱。W 的姥爷曾经再婚,与一个农村妇女一起生活,后来姥爷去世,这个农村妇女留住在 W 家隔壁,一起帮忙照顾 W,W 平日与这位没有血缘关系的姥姥关系很好。见图 1。

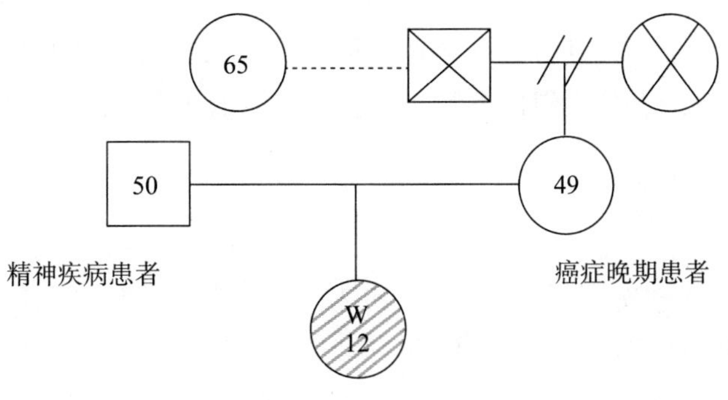

图 1 W 的家谱图

在学校,W 成绩一般,不愿意与同学交往,不善言语,但总是拿出一张爸爸西装革履、妈妈穿戴整齐的三口之家的照片向同学展示,并且表明自己的家庭与其他小朋友一样,很完整。一年前,父亲患肿瘤晚期,且疾病越来越严重,家庭的经济支柱倒塌。后其父亲接受宁养疗护,由非血缘关系的姥姥帮助案主父亲取药,经病情评估,其父亲生存期很短暂。在这期间,W 的成绩下滑,上课偶有发呆的情况。老师主动跟 W 谈心,并帮助 W。W 喜欢讨好同学,从而获得被认同感。W 的心情愈加低落,成绩不理想。

(二) 利用萨提亚模式进行家庭及个人问题评估

1. 家庭结构分析

根据萨提亚模式,W 成长在变异残缺型家庭(父母都在身边,但是无法像正常家庭一样行使责任)。在一个家庭结构健全且正常的家庭中,家庭权力框架的操纵权在父母手里。而W家庭的情况表明,原本权力框架是由父亲承担,由于母亲角色的不完全缺失,父亲又承担了一部分母亲角色,成为W最坚实的依靠,一旦父亲离去,其母亲由于精神疾病不能承担家庭责任,四叔虽为邻居但是不参与内部家庭事务,没有血缘关系的姥姥不具有家庭话语权,会导致家庭重心的坍塌,那么就会使得案主成为主导角色,形成一种"倒三角"——子女支配安排母亲。在这种混乱的情形下,未成年孩子的负担增重,可能被要求扛起大人的责任,包括分担家事,甚至分担经济。而正在成长阶段的W很容易在这个缺乏安全感的青春发育期在没有家长的约束下以叛逆行为来抗议或是认命地努力成为"大人",这两条都是艰辛的成长道路。

非正式支持介入的矛盾性。母亲是患精神疾病的不完全劳动能力人,父亲又即将离去,家庭结构的转变使得家庭问题突显。而无血缘关系的姥姥一直扮演着照顾者、协调者的身份。这个家庭极其需要姥姥进行调和,但却因为"不是一家人"传统理念的束缚以及其他非直系亲属的干预,姥姥又不能掌控家庭诸多事务,包括对W的照顾。

2. 讨好型应对模式

根据萨提亚家庭治疗的冰山模式,行为是自我价值的外在表现,只是人内在深层世界显露出的一小部分,犹如浮于水面的冰山一角。行为之下还有应对方式(doing)、感受(feeling)、观点(opinion)、期待(expecting)、渴望(desirability)、自我(self)。[①] 用该模式了解到W的应对姿态为"讨好型",该方式的人通常通过讨好他人来掩饰自身的脆弱。当她觉得只有通过说"是"才能获得朋辈群体的支持,只有说"是"才能获得周围人群的洗耳恭听,她认为自己没有做错,只有通过违背意愿地说"是"才能获得支持。这里充分反映出她用自我视角去看世界,过分执着不断渴求别人对他的关爱。W的自我价值低,没有安全感,所以她尽量在同学面前以一种伪装的姿态去展现她的家庭与其他同学的一样,当同学对她冷落时,成绩退步时,她感到沮丧、愤怒(参见图2)。

3. 哀伤辅导的认知

W虽然知道父亲得了疾病,但是由于父亲还能够下地干活,对父亲身体的真实状况并不完全知晓,不知道该疾病会威胁生命,父亲很快就会离开。家人

---

① John Banmen, ed., *Satir Transformational Systemic Therapy*, C. A.: Science and Behavior Books Inc., 2008.

不完全告知孩子,W 对父亲的即将离去没有认知,这会导致 W 在父亲离世时,毫无准备,造成致命的打击。

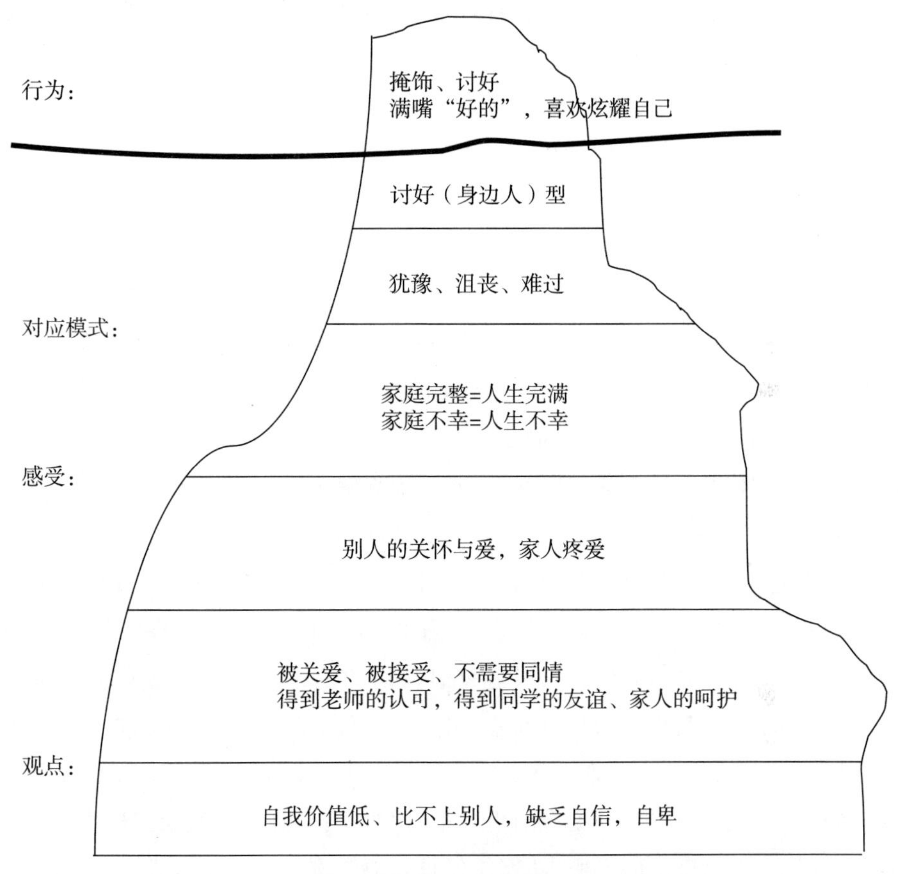

图 2　W 个人内在冰山的隐喻

（三）辅导目标

由于案主问题与案主家庭背景密切相关,家庭又是社区的一个细胞,那么从社区入手,帮助案主 W 及家属进行辅导。通过社区资源整合的方式充分链接农村村委会大队和案主学校的资源,通过再学习理论指导哀伤辅导的整体化思路,通过叙述疗法使得案主对问题本身重新界定,采用访谈形式引导案主对父亲疾病的认知。

第一,调动社会资源,整合支持系统。与村委会大队建立关系,链接社会福利机构;从案主的学校入手,通过班主任了解案主在校情况,告知其家庭状况以及面对问题，通过学校的老师和同学给予案主心灵的帮助；调动社会义工进行经济支持和长期帮扶，让其得到社会关爱。

第二，改变案主的认知，使其明白不是一味地讨好就会换回别人的关爱，学会说“不”。让案主与社工订立契约，双方就失落心路历程进行记录。

第三，与案主建立长期的信任关系，帮助案主对父亲的离去有心理预期，能够充分珍惜现有与父亲、母亲在一起的时光。

三、介入过程

在 W 的父亲生病期间，其岳母主动到宁养院求助。宁养疗护团队对个案及其家庭进行了 1 次登记、8 次家访、14 次电话追访，4 次免费取药，历经 5 个月。下面从 4 个阶段记录个案追踪的过程。

第一阶段：了解病人的家庭情况，并且确立案主。

病人的岳母来到宁养院为病人办理免费取药手续，医务人员通过登记了解到病人家庭陷入贫困危机，转介给社工，并约定次日到家中探访。病人居住在偏远的农村，靠种田为生。病人知道自己的状况，排斥一切抗肿瘤治疗，唯独接受宁养疗护。深入到病患家中，通过家居探访的形式与病人建立关系，评估病人的疼痛程度，就其出现的咯血问题，向家人交代处理方法，并为其提供舒适护理指导。病人以及岳母非常客气和礼貌，但被询问女儿的情况时，病人不愿多谈。病人的妻子躺在炕上，见有陌生人来，把被子捂在脸上，时而露出头。病人女儿的屋子，堆满破旧的衣服，课桌仅仅是几块潮湿木头钉制而成。由此，可推断出女儿生活和学习的艰辛，以及在主要照顾者离去后对尚不知父亲病情的年幼女儿的伤痛。于是，确立 W（其女儿）为案主，形成被动型的个案辅导与追访。目标是通过综合性方法引导其知晓父亲病情，讨论病情，并且能够协助调适预期哀伤。

第二阶段：资源整合，授之以“礼”。

在初步评估其家庭状况后，社工期望通过应急性的物质救助对家庭进行临时物质帮扶。于是，发动社会义工，通过义工号召周围人群，对案主 W 进行了无偿捐赠，捐赠物质包括春夏秋冬的儿童衣物、学习用品、体育用品、成人衣物，累计捐赠物资八箱。随后，链接 W 所在的学校，医务人员、社工、义工和案主的姥姥一同前往该校探望 W，进而通过班主任了解 W 在学校的情况，并且告知老师其父的身体状况，期望通过老师以及同学的关怀使 W 在丧亲后得到持久的关怀、接纳和支持。在单独的教师办公室内，W 看到来访的团队时很胆怯，也很拘束，通过与 W 交流后，W 略显放松。学校的校长表示愿意跟宁养团队一同关注孩子的成长，义工也与孩子建立起长期的一对一关系。通过社会资源的整合，使得案主能够感受到社会的关爱，也能够得到切实的帮助。

第三阶段：接触失落事实，辅导预期哀伤。

丧亲少年负向感受纾解模式是台湾临床应用较多的哀伤纾解理论，发展自埃里克森的发展任务理论。"自我发展"是少年阶段最为主要的发展任务。"丧亲"事件使得少年因丧亲而冲击自我认同，挑战其因应危机的能力。在协助当事人因应危机时，应首先着力于能否有效地"解除"他的紧张状态，而不是"解决"问题。① 所以，为了给案主创造一个开放而宽松的谈话环境，"解除"紧张状态，带领案主进行了周边城市的凡河莲花池的舒缓之旅。在旅行中，进行开放式谈话，引导案主"预期哀伤联结""认知生命"进而提高其正向思考的能力。

附谈话记录：

辅导者：去过凡河吗，那里有大片的莲花池。

W：没有，可以去吗？

辅导者：当然啦，以前谁经常陪你玩？

W：爸爸！

辅导者：现在爸爸还陪不陪你玩了？

W：不了，爸爸得病了。

辅导者：你了解你爸爸得了什么病吗？

W：我知道，是癌。

辅导者：你是怎么知道的？

W：通过大人们聊天，我听到的。

辅导者：你知道这是什么样的疾病吗？你周围的人得过这样的病吗？

W：得过，旁边的邻居得过。

辅导者：那他(她)还在吗？

---

① Jane Littlewood, *Aspects of Grief: Bereavement in Adult Life*, New York: Routledge, 1992.

W：不在了。（若有所思的样子。）

辅导者：你爸爸跟你说话不？

W：说。

辅导者：都说什么了？

W：爸爸说，如果他不在了，我跟妈妈在一起过，妈妈不听话，就不给她买米吃。（W有些黯然。）

辅导者：你怎么回答的？

W：我说爸爸你不会不在的。

辅导者：这么安慰爸爸是对的，还要这么说，以后可以亲亲爸爸，摸摸爸爸的脸，抱抱爸爸，跟爸爸说爱他，好不好？

W：好。

辅导者：那你真的觉得爸爸不会离开吗？

W：对。

辅导者：每个人都会离开，这是不变的规律。（W若有所思。）

辅导者：这种离开跟丢了玩具再找回来是不同的，想想看。

W：找不回来了。

辅导者：对。

W：我不像其他小朋友那样，很可……怜！

辅导者：这是你自己觉得的吗？

W：其他人也这么说？

辅导者：为什么这么觉得？

W：因为家庭，我还要干活。

辅导者：是哦，那洋洋（W的昵称）都会干什么活？

W：我会洗碗、扫地、做饭、洗衣服！这些都会做！

辅导者：有人帮你吗？

W：有！老师偶尔来我家帮我洗头呢，村里的人会来我家，还有你们，呵呵，还要四叔，跟我一起学英语！（W略显兴奋。）

辅导者：你看你也从生活中获得成长了，对不对？

W：对！我学会了做饭、洗衣服，这些别的小朋友不会的！

辅导者：真棒！洋洋非常有生活能力！（W会心一笑。）

辅导者：洋洋，你觉得什么是幸福？

W:跟家人在一起最幸福,爸爸有时不在家,我就害怕,不知所措。

辅导者:那爸爸在家呢?

W:在家他说话逗我们笑,我跟妈妈开心。

辅导者:那你现在幸福吗?

W:还行吧。

辅导者:如果幸福有指数 0—10,你觉得你是多少分?

W:我是 5 分。

辅导者:看看这孩子,太懂事了,成熟了。

辅导者:洋洋你想过最坏的情况吗?

W:想过,爸爸走了,妈妈在家,我……

辅导者:那你怎么办?

W:勇敢地面对呗!

辅导者:好样的,好好学习,通过学习才可以改变,一点一点改变命运,好好努力,首先要做好清洁,然后才是美丽对不?

W:不对,还要整齐!

辅导者:你说得对! 现在我们是朋友了,我们拉钩,拉钩你就要做到,好不好? (W 变得开心了。)

通过谈话,案主明白生活中可能有很多遭遇,但要坦然面对,认识"死亡"。辅导者试着从陪伴中看见儿童独特的悲伤,提请温暖的关注。通过会谈让孩子提前接触失落的事实,想象至亲离去的画面,使其有心理预期,提前面对情绪,再通过游览减退一些负向情绪,珍惜与至亲在一起的最后时光。

四、综合性辅导策略:运用叙事治疗

叙事治疗是基于社会建构理论、后现代主义、社会建构主义和结构主义叙事论而发展起来的心理咨询流派,通过来访者的问题事件,找到其中的"闪光点",利用问题外化和解构,将问题和人分离,使故事"由薄到厚",同时挖掘"闪光事件",最后构建积极的生活认识。① 从萨提亚冰山模型中,可以了解案主觉得自己很不幸,为了掩饰,让大家觉得自己和他们是一样的,获得认同,拉拢和

---

① 刘亮、赵旭东、缪绍疆:《后现代主义下的叙事治疗及其临床应用》,《上海精神医学》2007 年第 4 期。

他人的关系,所以采用讨好式的方法去应对周围的事情。

(一)外在化解构过程

“外化式对话是许多人第一次体验到自己选择的责任,因为问题就是这个人。当问题在人外面时,他就能负担起如何与问题互动的责任”。通过外在化,使故事从薄到厚,使得 W 被掩埋的期望和积极的理念被挖掘和寻找出来。W 充满问题的主线故事是:“我总这么可怜”“因为需要干活,不能学习”“我家不像其他小朋友,我生活不幸”。案主将年少时期家庭的不健全归咎于生活的不幸的无助感和失落感溢于言表。

(二)建构意义

在找到案主问题的同时,提醒案主用全方位的视角分析问题,对问题进行处理,建立新故事,控制问题引起的负情绪与自我评价。引导 W“由薄到厚”地叙述很多积极的故事:“老师偶尔来我家帮我洗头”“村里人会来我家看我”“我叔叔跟我一起学英语,给我讲故事”。积极的引导,会使得案主改观负性评价,提升信心,对生活改观。

(三)重构生活

通过前两个步骤,案主认识到旧叙事的偏移,进行故事链接,产生新的生活视野和积极力量。重构后“我有一个不幸的家庭,父亲身患重病,母亲有精神病,但是关心我的人不少”“生活很苦,但是我学会了做饭、洗衣服,这些别的小朋友不做的事情”“我有了生活能力”“我的幸福指数是 5”。

叙事治疗过程中,鼓励案主挣脱旧的固有框架,改变旧的叙事框架,建立新的影响机制,重构生活,找到意义。

(四)悲伤家庭的任务

华许和麦戈德瑞克、罗森通过延伸任务取向的做法来处理家庭悲伤①,本个案中也以此作为导向,通过会谈使得 W 能够有心理准备,在开放式的环境中引导 W 接受事实。并且通过表 1 中四个维度作为预期哀伤辅导的任务内容。

---

① 侯南隆:《我不是坏小孩——丧亲少年的生命故事与偏差行为》,南华大学生死学研究所硕士论文,2000 年。

表1 W个案哀伤辅导计划

任务(哀伤家庭及儿童要等)	情绪方面	行为方面
讨论对死亡事实的理解与真相	接受失落的定局	开放的沟通 在凡河游玩的路上进行沟通 "最坏的情景是爸爸离去了"
分享悲伤痛苦的经验	接受各种可能的情绪	分享情绪"我会难过" 葬礼上号啕大哭
重组家庭系统	接受家庭面临改变将不同以往	整合旧关系——转换依恋对象 遇见新角色——"姥姥" 适应短期解组——姥姥代为照顾
重整家庭关系和目标	想象没有逝者的未来	允许人生有四季 接受弹性需要 "要是爸爸走了,妈妈不听话,就不给买米吃"、爸爸离开"就勇敢生活呗"

五、治疗结果

通过预期哀伤辅导,案主对父亲的情况有了更深入的了解,以下为其父亲走后,从治疗关系、哀伤情绪、学校适应和W自评、W安置上对任务完成情况进行分析。

(一)辅导关系

经过几次探访,整个过程中案主的态度是静默见证和共感理解。第一次的会面,W处于沉默、冷淡、抵触阶段,第二次的对话交流为个案创设了一个自由与受保护的空间,这样的情境下,W表达自己的语言增加,主动发起对话,并表达自己的情绪,并且在凡河舒缓游览中,始终与社工、义工形影不离,袒露心声。

(二)自我评价

在辅导过程中,W谈到"父亲离开了,就与母亲好好生活!"虽然开始阶段时W始终觉得父亲不会离去,但是W在引导中已经意识到父亲的离去将是一个不可逆的事实,她新的认识是"父亲还会跟家人在一起""家人在一起才是最幸福的,我的幸福指数为5”。最后,她坦陈“最坏的情境是父亲离开,就勇敢生活呗!”自评反映出W已经逐渐经历了“不接受——讨价还价——接受”的过程。

(三)家庭安置

在辅导过程中,W的姥姥热心帮忙,期望能够把W的母亲安置到东北的一户农村家中做媳妇,而自己抚养W成长。医务人员鼓励其姥姥尊重孩子的意见,达成最好的方式。村委会建议将其母亲安置到养老院、W由其姥姥代为抚养,每月给予生活费。最终,经过几轮商议综合遵从孩子、孩子亲姑姥的意见,将孩子送到开发区的孤儿院中、将其母亲送到精神病院接受治疗,其费用由民政部门支持。

(四)学校适应

其父亲走后,与学校老师联系,老师反映W的情绪没有受到强烈影响,与同学的联系反而多了一些,上课期间能够集中精力,没有特别失落感,愿意主动和班里的同学玩了。

六、社会工作者的角色和功能

社会工作者介入患者家庭治疗的过程中,要有心理预期。一是由于国人传统文化中“家丑不可外扬”的理念制约,介入的深度和宽度要有分寸;二是东北农村对社会工作者角色的不知晓性导致最初工作的开展不能得到充分的信任。所以,社会工作者需要在辅导过程中不断渗透给案主及家属助人理念并且寻得支持。

第一,社会工作者是宏观规划者。

在与案主进行互动过程中,就要预先分析其家庭的经济和人力支持功能,并且了解以案主为中心的资源整合情况。W是一个12岁的儿童,家庭、学校、村委会大队是其生活情境。家庭结构失调、经济支持欠佳、学校人际关系不佳这些都是案主面临的压力。社会工作者要统筹链接能获得的资源,调动可以利用的方式,给予全方位的帮助。

第二,社会工作者是指导者。

社会工作者与案主互动中,发现案主的问题,指导案主挑战非理性信念和自我挫败的行为,指导案主停止不恰当的应对模式,指导未成年案主能够认知死亡,在面临至亲离去时能够"哀而不伤",指导案主能够预先规划面临丧亲压力事件的应对方式。

第三,社会工作者是辅导者。

社会工作者在面临哀伤个体时候,要及时评估及预见哀伤个体情况,当有哀伤危机出现的情况下,要及时进行危机干预。

第四,社会工作者是质辨者。

在传统家庭中对生死的一些根深蒂固的理念无法一瞬间抹除。社会工作者做一个引领者尽力去帮助和引导,在挑战案主原已接受或未曾怀疑就封为真理的不正确信念时,要极力讨论和反复论证引导,但也要尊重案主自决的原则。

七、总结与反思

哀悼的工作是用心在体验真实的痛苦,接纳所有被排斥的不堪的情况。生命的整合是一辈子的事情,让自己真实处在此时此刻,即使心痛、心碎,却得以转化过往的心境,让心自由感受。孩子亦一样,不要为了短暂的"庇护",让孩子处在"悲伤剥夺"的境地,即使痛,也要感受,才能放下。只有通过辅导者的心灵互动,才能让辅导变成心贴心的对话而不是脑—脑的分析。哀伤儿童能真切地感受你的陪伴、接纳与回应时,就可以在谘商关系中展开"愈"的过程。本案中,对母亲的反思较少,精神疾病具有遗传性,尤其在儿童成长过程中面临痛苦、忧郁时候就能促发疾病,在儿童成长中要随时注意。预期性哀伤辅导的时候,辅导者要试着从陪伴中看见儿童独特的表达,提请温暖的关注,只有这样才能使儿童悲伤来临时能够"哀"而不"伤"!

志愿者在癌末适度治疗中的重要作用*

刘晓芳

一、癌末的适度治疗

(一)癌末的非合理治疗

适度治疗又被称为"合理治疗",反之就是"非合理治疗"。[①] 我国癌末患者的非合理治疗主要表现为以下两方面。

第一,过度治疗,延缓死亡。采取没有意义的放疗、化疗等,使用呼吸机、血液透析等人工生命支持技术延缓死亡。这种无效的过度治疗让患者在临终时痛苦不堪,不仅十分不人道,而且造成医疗资源的巨大浪费。

第二,放弃治疗,消极等死。家人或患者放弃抗癌治疗,但现有纾缓治疗或宁养病房很少,其他病房往往拒绝收治癌末患者,导致其"无处可去",只能回家"等死"。患者和家属存在"抗癌治疗才是'积极治疗'"的认识误区,认为放弃抗癌治疗便等于放弃一切希望,于是每天生活在巨大的身心痛苦中,没有生活质量可言,更有患者提出"安乐死"。

(二)癌末也要"积极治疗"

世界卫生组织(WHO)在肿瘤工作的综合规划中确定了四项重点:预防、早

---

* 原文《志愿者在晚期肿瘤适度治疗中的重要作用》刊于《医学与哲学(B)》2014 年第 5 期。刘晓芳,李嘉诚基金会"人间有情"全国宁养医疗服务计划办公室。

① 赵广秀、唐国慧:《癌症病人非合理医疗的伦理探讨》,《中国医学伦理学》2013 年第 2 期。

期诊断、根治治疗、纾缓(姑息)治疗(Palliative Care),并认为纾缓治疗在多数常见肿瘤中占重要地位。纾缓治疗反对安乐死、放弃治疗和过度治疗等不尊重生命的做法,把濒死视作一个正常的过程,既不刻意加速死亡,也不拖延死亡;缓解疼痛及其他痛苦症状,提供社会心理及灵性的关怀。[①] 纾缓治疗可以贯穿肿瘤治疗全过程,癌末更是以纾缓治疗为主,通常称之为"宁养服务"(Hospice Care)或者"临终关怀"(End-of-life Care)。

纾缓治疗和宁养服务是 WHO 推荐的适度治疗,更是一种"积极治疗",体现在提供支持系统,帮助癌末患者尽可能以积极的态度活着,直到死亡。

(三) 志愿者也是重要的支持系统

相对于家人、朋友、单位和同事等,在中国传统熟人社会的环境中,志愿者这一原本是陌生人的群体,很容易被忽略。

2005 年美国一项实验研究报告了有趣的发现,在基线特征无明显统计学差异的前提下,定期接受志愿服务的患者比未接受志愿服务患者的生存时间显著延长。[②] 另一研究在对其他影响因素进行控制之后,发现接受志愿服务时数越长的宁养患者家庭对于照顾质量的评价越高。[③]

即使以上结论亟待更多的研究证实,但志愿者在肿瘤治疗特别是纾缓治疗中的重要作用,早已在世界范围内得到共识。

二、志愿者的重要角色与作用

(一) 志愿者起源与发展

志愿者(volunteer)也称作"义工",是指任何人志愿贡献个人的时间及精力,在不为任何物质报酬的情况下,为改善社会服务、促进社会进步而提供的服

---

① M.S. Watson, C.F. Lucas, A.M. Hoy, I.N. Back:《牛津临床姑息治疗手册》,任军、马力文译,人民卫生出版社 2006 年版。

② Kathryn L. Herbst-Damm, and James A. Kulik, "Volunteer Support, Marital Status, and the Survival Times of Terminally Ill Patients," *Health Psychology: Official Journal of The Division of Health Psychology*, Vol.24, No.2, 2005, pp. 225-229.

③ Eve M. Block, et al., "Got Volunteers? Association of Hospice Use of Volunteers with Bereaved Family Members' Overall Rating of the Quality of End-of-Life Care," *Journal of Pain And Symptom Management*, Vol.39, No.3, 2010, pp. 502-506.

务。志愿服务的四个特征是志愿性、无偿性、公益性和组织性。

志愿服务起源于 19 世纪西方国家宗教性的慈善服务。① 两次世界大战后，欧美等国家先后通过一系列有关社会福利的法律法规，志愿服务逐渐受到政府的重视，扩大为一种由政府和民间社团所举办的广泛性的社会服务工作，走向规范化、制度化。

1973 年，美国国会通过《国内志愿服务法》，1990 年又通过《国家与社区服务法》，对志愿服务各项标准做出规定，在弘扬全民志愿服务精神，发动青少年积极参与志愿服务，引导志愿服务深入基层社区解决实际问题等方面起到积极作用。2012 年，美国志愿者人数为 6450 万人，平均志愿者参与率达到 26.5%、贡献 79 小时的无偿服务，创造价值高达 1750 亿美元。②

改革开放后，我国部分沿海城市开始探索志愿服务模式，建立志愿服务团体。2000 年前后，依托各级共青团组织、民政部门开展的中国青年志愿服务、社区志愿服务等推动了全国范围内志愿服务的深化发展。2008 年被称为中国的志愿者元年，志愿者在汶川大地震中和北京奥运会中的积极参与，标志着中国志愿服务发展到一个新的阶段。据统计，2008 年全国志愿者队伍的规模已近亿人，全国参与赈灾服务的志愿者超过 1000 万人，经济贡献约 185 亿元。③

（二）志愿者与医疗服务模式转变

随着传统生物医学模式向现代生物—心理—社会医学模式发生转变，要解决医疗服务领域中存在的社会问题，满足患者多层次的服务需求，仅依靠医务工作者是远远不够的。在发达国家，志愿服务已成为医疗服务体系不可或缺的重要组成部分，逐步进入组织化、规范化和系统化的轨道，形成了一整套服务体系。④

2009 年，我国卫生部联合八部委决定在全国范围内开展“志愿者医院服务”活动。2010 年，中国医院协会医院社会工作暨志愿服务工作委员会正式成

---

① 熊亮：《中美志愿服务立法比较研究及发展建议》，《法制与社会》2012 年第 10 期。

② 《美国 2012 年志愿服务统计报告》，美国志愿服务及公民社会网站，http://www.volunteeringinamerica.gov/infographic.cfm，2014 年 5 月 1 日访问。

③ 潘修华：《我国志愿服务的基本情况、存在问题与对策探析》，《社团管理研究》2011 年第 11 期。

④ 吴韬、吴皓、孙大麟：《上海某公立医院开展志愿者活动的调查与分析》，《中国医院》2008 年第 5 期。

立，旨在推动“志愿者医院服务”活动在全国各个医疗机构广泛开展，并引导广大社会公众积极参与医务志愿服务。

（三）志愿者在纾缓治疗和宁养服务中的重要作用

各国多项研究证明濒死患者及其家属认可志愿服务的价值①，视志愿者为专业医疗团队不可或缺的补充②，特别是居家探访志愿者，在医疗团队和患者家庭中扮演重要的中间人角色③，有效地协助濒死患者在社区中得到良好照顾。④ 很多家庭照顾者感激志愿者所提供的持续的情感支持与陪伴，以及在必要时替代服务让自己可以休息。⑤

加拿大的研究报告了宁养居家探访志愿者的七项重要功能：建立信任关系，个性化照顾，安慰及关怀，道德及灵性上的支持，家属喘息照顾，协助适应及促进沟通。⑥ 英国的研究指出志愿者对临终关怀的几个重要领域都可以有贡献：全人照顾，生活质量，症状控制，纾缓压力以及平静死亡。⑦

英国一项有关志愿服务成本效益的研究结果显示，在支持和管理志愿者方面每投入 1 英镑，将从志愿者工作中得到 7—9 英镑的价值回报。在宁养服务机构中，这个回报比率要高于大多数其他社会服务机构。⑧

---

① Barbara Pesut, et al., "Promoting Volunteer Capacity in Hospice Palliative Care: A Narrative Review," *The American Journal of Hospice & Palliative Care*, Vol.31, No.1, 2014, pp. 69-78; Sara Morris, et al., "A Narrative Literature Review of the Contribution of Volunteers in End-of-Life Care Services," *Palliative Medicine*, Vol.27, No.5, 2013, pp. 428-436.

② Simon Dein, and Syed Qamar Abbas, "The Stresses of Volunteering in a Hospice: A Qualitative Study," *Palliative Medicine*, Vol.19, No.1, 2005, pp. 58-64.

③ Lori E. Weeks, and Colleen MacQuarrie, "Supporting the Volunteer Career of Male Hospice-Palliative Care Volunteers," *The American Journal of Hospice & Palliative Care*, Vol.28, No.5, 2011, pp. 342-349.

④ Stephen Claxton-Oldfield, et al., "Palliative Care Volunteerism Among College Students in Canada," *The American Journal of Hospice & Palliative Care*, Vol.22, No.2, 2005, pp. 111-118.

⑤ 吴韬、吴皓、孙大麟：《上海某公立医院开展志愿者活动的调查与分析》。

⑥ Andrée Sévigny, et al., "Helping Them Live Until They Die: Volunteer Practices in Palliative Home Care," *Nonprofit & Voluntary Sector Quarterly*, Vol.39, No.4, 2010, pp. 734-752.

⑦ Julia M. Addington-Hall, and Saffron Karlsen, "A National Survey of Health Professionals and Volunteers Working in Voluntary Hospices in the U.K. II. Staff and Volunteers' Experiences of Working in Hospices," *Palliative Medicine*, Vol.19, No.1, 2005, pp. 49-57.

⑧ K. Gaskin, *The Economics of Hospice Volunteering*, London: Hospice Information, 2003, p.57.

三、志愿服务促进癌末适度治疗的作用机制

（一）扮演支持性角色

对加拿大某肿瘤中心患者进行访谈的结果肯定了志愿者的支持性角色：(1)带来人性化和正常化的感觉；(2)安全感；(3)协助满足非医疗性需求；(4)给缺乏陪伴的患者以支持。① 另一项调查中，家属认为志愿者花费很多时间陪伴患者和家属，可以将他们从照顾的重担中暂时解脱出来，并且提供资讯和情感支持。家庭成员所列出的在以上方面对自己影响最大的个体中，志愿者往往排在前面。② 家属认为志愿者重要的个人品质是(重要性高低排序)：

(1) 有同情心及关怀；

(2) 尊重的态度；

(3) 尊重个人隐私；

(4) 不害怕末期疾病或死亡，对死亡与濒死感到自在；

(5) 不批判/开放/容忍；

(6) 同理心/温暖；

(7) 仅仅是花时间陪伴在患病亲人身边就让人感觉很舒服；

(8) 可信赖、依靠和信任的；

(9) 好的倾听者；

(10) 好的沟通技巧；

(11) 平静；

(12) 幽默感，能感受快乐。

（二）推广人性化照顾

在科技日益高精尖但去人性化危机日益严重的医疗环境中，死亡变成一种“科技化”体验，而非一种自然的过程。志愿服务属于“非正式照顾”，中和了死

---

① Rinat Nissim, et al., “Transforming the Experience of Cancer Care: A Qualitative Study of a Hospital-Based Volunteer Psychosocial Support Service,” *Supportive Care in Cancer: Official Journal of the Multinational Association of Supportive Care in Cancer*, Vol.17, No.7, 2009, pp. 801-809.

② Stephen Claxton-Oldfield, et al., “A Survey of Family Members’ Satisfaction with the Service Provided by Hospice Palliative Care Volunteers,” *The American Journal of Hospice & Palliative Medicine*, Vol. 27, No.3, pp.191-196.

亡过程中科技方面的影响。很多研究证实志愿服务有助于建立亲密的人际关系及提供个性化照顾,在讨论生前预嘱及照顾需求等方面发挥重要作用。① 志愿者没有佩戴专业人士和权威专家的标签,很多志愿者自身是肿瘤患者,或曾经历过亲人离世的伤恸,更容易对死亡过程形成具有同理心的理解。② 很多志愿者认为自己和患者之间经常开展有意义的对话,这种对话必须是在建立一定的互动关系之后方可开展,常见的主题有生命意义与信仰、生命故事、死亡与灵性、家庭与关系,以及兴趣爱好等。③

对于专业医疗人员来说,经常与患者开展以上对话是一个花费时间的负担。一项研究中,四分之三被调查护士反馈志愿者为患者提供的陪伴是她们没有足够时间完成的。④ 患者反映志愿者像一位好朋友,这种友谊可以帮助自己有勇气去谈及自身的痛苦经验。除医疗专业人员、家人和朋友之外,志愿者能够通过值得信赖的对话,帮助濒死患者发现"生命价值和意义的提升"。当有一个陌生人不带任何企图,愿意花时间陪在自己身边时,患者会感觉很特别。这促成了一种深层次的人际关系体验,是其他形式所无法复制的。

有学者从如下角度作出论证:从务实角度,医疗照顾系统不能完全满足濒死患者和家属的需求,特别是接受居家照顾、社区照顾的患者;从伦理角度,社会—心理—灵性照顾等深层次需求只有在建立紧密的人际关系的基础上才可以得到满足,这无疑对有限的医疗人力资源是一个挑战⑤;而志愿者有时间和能力与患者建立紧密的人际关系,是专业医疗团队的有益补充。

(三)肿瘤患者亦可助人自助

在纾缓治疗比较发达的国家和地区,肿瘤治疗中心和社区照顾机构经常提供互助、支持性活动,常见形式有一对一探访、互助支持团体、电话和网络支持

---

① Barbara Pesut, et al.,"Promoting Volunteer Capacity in Hospice Palliative Care: A Narrative Review."

② M. Guirguis-Younger, et al.,"Professionalization of Hospice Volunteer Practices: What Are the Implications? " *Palliative and Supportive Care*, Vol.3, No.2, pp. 143-144.

③ Sally Planalp, Melanie R. Trost, and Patricia H. Berry, "Spiritual Feasts: Meaningful Conversations Between Hospice Volunteers And Patients," *The American Journal of Hospice & Palliative Care*, Vol.28, No.7, 2011, pp. 483-486.

④ Stephen Claxton-Oldfield, et al.,"Nurses' Perceptions of Hospice Palliative Care Volunteers," *The American Journal of Hospice & Palliative Care*, Vol.25, No.3, 2008, pp. 169-178.

⑤ F. Randall and R.S. Downie, *The Philosophy of Palliative Care: Critique and Reconstruction*, New York: Oxford University Press, 2006, pp. 143-144.

项目等，通常由肿瘤患者志愿参与和自我组织，提供个人经验分享、资讯和教育、互动支持等，通常被称为同侪支持项目。多项研究证实肿瘤患者志愿参与同侪支持项目可以带来资讯、情绪和工具性层面的功效①，相对于没有参加以上活动的患者紧张、疲劳以及应对不适感减轻，更有活力，生存比率较高，幸福感提升。② 社会比较理论（Social Comparison Theory）假设当人们与自己有相似经历的他人比较时，可能会将经验正常化，提供正向的角色示范，促进有益健康的行动，以及提升自尊。

另外一个机制是担任助人者任务可以治疗当事人的原则（helper-therapy principle）。③ 与志愿者的分享、互动可以让患者觉得自身有价值，因为很多志愿者反馈很高兴成为患者生命的一部分，并且从他们的生命学习到宝贵经验。前文提及的检验志愿者支持与患者生存时间关系的研究中，提出一项假设是志愿服务直接影响患者的控制感和意义感，从而对免疫功能产生积极影响。④

（四）社会生死教育的重要渠道

服务濒死患者可能会带来悲伤、困难和挑战，但同时也有重要收获。⑤ 一项研究中，超过半数志愿者报告参与宁养服务的原因是自身有家人、朋友患病或死亡的经历；大多数宁养志愿者报告生命态度发生改变，如更能欣赏生命与感恩、学会如何正确看待事物、更能接受死亡和珍惜当下等。

《牛津纾缓医学教科书》中提到，适当运用志愿者可以很大程度上扩展为患者及其家属提供服务的多样性和范围。志愿者更具有一个优势，那就是代表患者所来自的社区，有能力教育和影响社区有关失落、丧亲和纾缓治疗的价值与理念。志愿者将这种个人体验反馈至社区，通过这种方式，社区成为一个为

① H. Sharon Campbell, M. R. Phaneuf, and K. Deane, "Cancer Peer Support Programs-Do They Work?" *Patient Education and Counseling*, Vol. 55, No.1, 2004, pp. 3-15.

② Linda Edgar, et al., "An Oncology Volunteer Support Organization: The Benefits and Fit Within the Health Care System," *Psycho-Oncology*, Vol.5, No. 4, 1996, pp. 331-341.

③ Ibid.

④ Kathryn L. Herbst-Damm, and James A Kulik, "Volunteer Support, Marital Status, and the Survival Times of Terminally Ill Patients," *Health Psychology: Official Journal of the Division of Health Psychology*, Vol. 24, No. 2, 2005, pp. 225-229.

⑤ Stephen Claxton-Oldfield, and Jane Claxton-Oldfield, "The Impact of Volunteering in Hospice Palliative Care," *The American Journal of Hospice & Palliative Care*, Vol. 24, No. 4, 2007, pp. 259-263.

濒死个体提供照顾的场所。①

四、国内纾缓治疗及宁养志愿服务发展的思考

（一）建立纾缓治疗跨专业团队

肿瘤引发一系列生理、社会、心理和经济等问题，需要由综合性跨专业团队来合作处理。其中，社会工作者由于其专业训练背景及链接各项社会资源的优势，通常成为社会心理照顾的主要提供者和志愿服务的组织协调者。但我国社会工作专业教育恢复较晚，体系尚不完善，目前仅有少数城市开展医疗社会工作实践，在纾缓治疗和宁养服务领域更是很少。

2012 年"中国医院社会工作及志愿服务工作研讨会"上，卫生部要求各级卫生行政部门和医疗机构尽快制订"十二五"医院社会工作和志愿服务工作推进计划，为患者提供更全面、人性化的服务。

（二）制定明确的志愿服务政策

首先，将发展志愿服务纳入医院或机构发展策略。视志愿服务为常规工作之一，制定志愿服务发展政策与规章，明确运用志愿者的目的及志愿者角色定位，并且指派专人负责。

其次，提供足够的培训、督导及支持。社会工作者担任督导的角色，在确保服务质量的同时，及时处理志愿者的情绪与压力，加强团队建设，给志愿者提供成长的空间。

最后，尊重志愿者，维持志愿者积极性。志愿者不是替代现有人员的工作，也不是可以随意指派工作的免费劳动力。机构应为志愿服务提供充分的资源支持，精心设计志愿服务项目，定期对志愿者进行评估及表彰。

（三）推广医学人文教育新模式

2000 年起，美国所有医学院均讲授有关"死亡和濒死"的内容，法国医学教育法令附件规定对医学生开设"疼痛、纾缓治疗及死亡"的教学讲座。英国所

---

① G. Hanks, ed., *Oxford Text Book of Palliative Medicine*, New York: Oxford University Press, 2011, p. 193.

有本科护理学院都开设临终关怀课程。[①] 台湾的医学院为低年级医学生开设“与患者为友”计划，学生分组陪伴末期患者家庭，借此了解患者的痛苦与需要。

开设“纾缓医学”选修课程，鼓励医学生参与纾缓治疗和宁养志愿服务，从中学习人文关怀、合理治疗的理念、沟通技巧及生命态度等，是值得推广的医学人文教育新模式。

（四）发展志愿服务组织

志愿服务组织是指依法登记，从事公益服务的非营利性社会组织。拥有相当数量的、活跃于医疗机构和社区的临终关怀志愿服务组织，是纾缓治疗发展成熟的标志。目前国内此类组织数量不多，李嘉诚基金会全国宁养医疗服务计划、蝴蝶之家儿童临终护理中心、上海手牵手生命关爱发展中心及其他志愿者团体、教会团体等全国性、地区性志愿服务组织，为癌末患者特别是在社区、居家接受照顾的患者提供有价值的服务。

推动政府制定相关扶持政策，同时倡导开展社区生命教育，动员更多民间人力、物力和财力资源投入，是培育、发展更多成熟的临终关怀志愿服务组织的关键。

癌末的适度治疗是医学科技与人文发展的标志，志愿服务更是一个城市文明程度的体现。志愿者在纾缓治疗和宁养服务中可以发挥重要作用，需要得到政府、各级医疗机构和社会服务组织的共同重视。

参考文献

Luijkx, K.G. and J. M. G. Schols ,“Volunteers in Palliative Care Make a Difference,” *Journal of Palliative Care*, Vol. 25, No. 1,2009, pp. 30-39.

---

① 朱健、康玉唐：《发达国家医学院校人文课程设置概况及其对我国的启示》，《复旦教育论坛》2008 年第 3 期。

第二编

实 务 案 例

个案工作案例

用心陪伴

陈招霞　姚丽　王浩

一、接案来源

2015年5月,由于患者及其家属缺乏经济资源与相关支持系统,经团队成员魏老师转介至我处。

二、基本情况

患者高爷爷,男,80周岁,已婚,老伴健在,育有一儿一女。患者夫妇与50岁的长子生活在一起,日常饮食起居照顾的责任由儿女共同承担。

三、建立关系

良好关系的确立是服务有效开展的基本保障,服务伊始,我们便与患者及其家属建立了较好的沟通关系,倾听、理解他们的想法与感受,增强服务对象对我们的信任,评估分析案主需求,协助制定后续服务目标。

四、预估

为了制订更具有针对性的服务计划,我们在服务开始前对患者及其家属的生活状况进行了预评估。

患者方面,近期体质较弱,食欲不振,一天中昏睡的时间较多,交谈时气息很弱,因此无法长时间与人进行沟通;但患者的心态总体上表现得较为平和。

家属方面,由于长期积累的照顾压力和经济困难,普遍感到疲惫与自卑。与此同时,照顾者与患者之间亦存在少许矛盾冲突,影响双方良好沟通。

五、服务目标与计划

(一) 服务目的与目标

服务目的:患者末期身心安适,善终;家属无憾,善生。

服务目标:(1)了解患者个人经历及家庭情况;(2)了解患者需求,社工协调帮助其达成心愿;(3)舒缓患者不良情绪;(4)协助患者及其家属处理好分离焦虑。

(二) 服务计划

为达致上述目的与目标,拟进行6次个案服务,具体时间与工作目标(实际服务中需根据服务反馈与评估情况适时作出调整)安排如下:

1. 第一次个案服务

时间:2015年5月9日上午8:00—10:00。

地点:服务对象住所。

目标:(1)与患者及其家属建立良好的服务关系,增进相互间的信任;(2)收集核实个案资料,制定后续服务方案;(3)发掘患者身边资源,建立社会支持网络;(4)介绍宁养义工服务。

2. 第二次个案服务

时间:2015年5月23日上午8:00—10:00。

地点:服务对象住所。

目标:(1)了解患者此前一周的情况,进而通过结构式访谈收集患者的翔实信息;(2)通过对患者的需求进行评估与分析,明确服务总体目标和具体分目标;(3)针对患者的特殊需求和兴趣爱好,设计具有可操作性的小游戏(活动),从而确立真诚、信任、积极主动的工作关系。

3. 第三次个案服务

时间:2015年5月30日上午8:00—10:00。

地点:服务对象住所。

目标:(1)及时分析和总结,适当调整计划和目标;(2)通过前期关系确立和情感联结,确立进入工作阶段;(3)通过不同的方式对其进行适当的情绪处理、心理辅导和生活帮助。

4. 第四次个案服务

时间:2015 年 6 月 6 日上午 8:00—10:00。

地点:服务对象住所。

目标:(1)增进患者与家庭的沟通交流;(2)通过不同方式对其进行适当的情绪处理、心理辅导和生活帮助。

5. 第五次个案服务

时间:2015 年 6 月 16 日上午 8:00—10:00。

地点:服务对象住所。

目标:(1)对患者在前几次的探访过程做一个总结回顾;(2)与患者共同着手处理离别情绪,并对后续的追踪探访初步达成一致。

6. 第六次个案服务

时间:2015 年 7 月 10 日上午 8:00—10:00。

地点:服务对象住所。

目标:(1)告知案主,社工即将结束服务,处理好结案情绪;(2)告知今后将定期通过电话回访跟进。

六、介入

第一次服务时,患者为我们讲述了他过去的情况,我们认真倾听,适时表达尊重与同感,整个交流过程中的氛围十分融洽,收集到了很多有用的个人资料信息。由于患者身体积弱,在接触过程中时常感到疲惫,社工根据患者身体情况灵活掌握会谈时间,以患者身体适宜为主。

患者有一儿一女,均已下岗,但患者孙子已经工作,患者的老伴患有糖尿病,身体还算硬朗,每天一个人出去锻炼身体,购买生活用品。他们表示,患者自患病后,身体明显变得虚弱,一天中昏睡的时间比醒着的时间还多。会谈尾声,社工向患者家属讲述了宁养项目的背景及目的。

在第二次服务中,我们首先对于上次服务过程做了简要回顾,收集了一些患者及其家属的反馈信息,同时向家属说明我们此后的工作方向和内容。

值得注意的是,我们此次服务中看到患者能如厕自理,并在客厅走动活动身体,相比于之前躺在床上虚弱的他,看到了患者的积极改变和潜在力量。在与患者老伴的交谈中,我们得知患者退休前是一名新闻工作者,对于曾经的工作经历和政治情感至今还印象深刻、念念不忘。这些往事回顾无疑增进了我们与患者的关系和感情。

通过对前两次的服务分析和总结，对于前期的工作效果进行评估分析，我们适当地对第三次服务的工作目标做出调整。通过前期对个案中患者的生理、心理、社会支持网络评估，有针对性地进行一些游戏互动、心理辅导和生活帮助。

在与患者的交谈中，我们发现，患者最近心情较差，不想出门，经常把自己闷在屋子里，并封闭自己的内心，不愿意让他人看到自己现在的样子，可见他对于自己的外在关系网络存在较大顾虑，自我支持系统出现混乱，无法接纳现实中的自己。与此同时，我们还了解到患者是一个书法爱好者，曾经有过书法方面的荣誉和经历。现今生活里遇到烦心事就不停练字以摆脱烦恼，陶冶情操。我们认为可以以患者的书法爱好为切入点，通过拓展和延伸患者的辉煌经历，帮助患者找到美好的自己，增加其生活自信心。

在第四次个案服务过程中，通过与患者及其家属接触，发现患者的情况相较前几次稍微有了一点点改变，对社工的信任度增强，但情绪依旧比较低落，不想过多接触外面的人和物，经常把自己闷在屋子里，对自己目前的状态感到不满意，经常一个人待着睡觉，患者的身体较虚弱，睡觉的时间居多，但患者可以在屋子里简单走动，而且患者也很注意个人卫生。

在后续的服务过程中，我们注意到患者还是对书本和新闻比较感兴趣，于是我们在制订和准备服务计划时，对患者喜欢的书籍和新闻类型进行大致了解，以期拉近与服务对象的距离，增进其对社工的信任。通过设计与案主爱好相关的小活动，帮助患者减轻挫败感，增强其生活的自信心。

通过前几次对患者开展的心理疏导，在第五次服务时，我们对患者的情况重新进行了评估，在了解患者目前的情绪状态下继续对患者进行服务。

此次与患者及其家属接触的过程中，可以发现患者的情况相较前几次有了改变，虽然情绪没有很明显变化，但仍然能感受到患者对社工的态度有了转变，也愿意与社工进行交流。在继续探访中，我们从患者感兴趣的书本和新闻入手，作为切入点，患者饶有兴趣地对我们讲述了他的个人往事，患者对社工的信任明显增加。社工在此过程中试图与患者进行深入的交谈，了解患者无法释怀的东西，帮助患者减轻病痛带来的挫败感，以乐观向上的心态面对生活。在上述与患者的接触过程中，社工始终专注倾听，适时表达同感、鼓励与支持，也与患者分享一些遇到或者看到的逸闻趣事，使患者尽量保持愉悦的心情。

七、评估与结案

个案服务的评估不仅体现在服务的开始与结束阶段，为确保服务成效，需要我们在实际服务的每一个阶段均开展评估活动，从而系统全面地掌握服务对象所发生的变化，及时调整服务目标及计划。

第一次个案访谈结束后，我们发现需要进一步与患者及其家属沟通，了解详实资料，可于近期安排探访。同时，联系宁养院，对患者进行更为全面的生理与心理状况评估。之后，在前两次服务基础上，我们发现患者有未达成的心愿，遂与家属沟通，希望能够与其一起，对患者的需求给予回应和资源性的帮助和支持。在第三次个案服务结束后，我们意识到，现阶段工作目标较多，与现实效果差距较大，因此决定结合实际的时间安排和患者及其家属的反应，放慢节奏做出调整。

与此同时，交谈中家属对于工作人员的部分专业术语和心理辅导过程存在不解，因而我们总结经验，把交谈内容调整为更通俗易懂的话语，并对家属的疑惑和不解做出解释和说明。

第五次服务结束后，我们认为通过两个月的服务与陪伴，明显缓解了患者的不良情绪，协助患者及其家属处理好双方长期积累的冲突与矛盾，并协助服务对象达成了部分之前未实现的心愿，预先设立的目标已基本实现，在得到患者及其家属的同意后，进入结案阶段。

结案时，患者表示欢迎社工常来家中做客。我们交代了一些注意事宜，如按时用药，保持精神愉悦等，并引导患者在天气好的时候尽量出去走走，并推荐有趣的书籍供患者阅读。患者反馈，自己能以更加自信的心态去面对未来的生活，家属亦感谢社工的陪伴。

八、社会工作者的回顾与思考

没有完美无缺的服务方案，亦没有一蹴而就的服务目标。因此，适时反馈十分重要，社工必须适时地对服务目标与计划做出调整，以便于工作关系的良性发展和增进“疗效”。这要求我们尽可能多地收集服务对象资料，制定更全面更有针对性的服务方案。与此同时，要对自身的服务范畴有明确且清晰的认识，承认“社工不是什么问题都能解决，计划与实践总是存在着一定差距”。

在访谈与交流方面，我们还存在些许不足。首先，在前几次的服务过程中，由于对服务目标和过程进展太操之过急，与患者和家属的交流都显得十分僵硬，过于结构化。因此，对于服务方案一定要准备充分，考虑周到，有条不紊，循序渐进，不可因小失大。其次，一定要注意服务对象自身特征，由于本个案案主体质较为虚弱，故在与患者的沟通过程中，对时间的把握便显得十分重要，需要密切地考虑到患者的身体状况。最后,在进行探访的过程中,也要照顾到家属的情绪,对家属的意见要表示充分的尊重。

由于我们面对的案主是癌症晚期患者,一方面,个人现有经验的缺乏使自己不能够较为充分地理解患者的感受与想法,因此换位思考,在实践中不断学习尤为重要;另一方面,正是因为服务对象的特殊性,才要求我们必须能够看到服务对象的积极改变和潜在力量,通过一个合适的切入点,以小见大,从而进一步明确方向和目标,推进服务有序发展。

“迟到”的幸福

阿尔孜古丽　古丽米热　古丽巴哈尔

一、接案来源

2015 年 4 月 17 日,案主米娜的丈夫阿布(32 岁)来到宁养院,向社工寻求支持与帮助。

二、基本情况

米娜,女,28 周岁,初中毕业,老家在 X 省(自治区)K 县,两人结婚已经过了九个年头,婚后因工作原因搬迁至 W 市定居。现在在 X 省(自治区)S 大学当工人。两年前患者曾怀有身孕,但因做高血压手术,孩子在没出生前就失去了,从此再未怀孕。从 2014 年 12 月得知病情后,至今已进行了两次手术治疗。因住所远离家乡,患者唯一陪在身边的亲属便是她的丈夫,单位同事与朋友周末也会来探望并给予力所能及的照顾。但由于工作原因,丈夫不能时时留守在患者身边,独自一人肩扛的重担也让她备感压力。

三、建立关系

专业社会工作服务强调良好专业关系的建立,它是今后服务能够顺利开展的基石。因为阿布在肿瘤医院参加过两次家属支持教育活动,所以在服务伊始便支持并乐于配合我们的工作。另一方面,由于米娜性格较为内向,服务初期,社会工作者尽量鼓励案主多说多表达,并适时利用聆听与应对技巧拉近与案主间的距离,让案主能够体会到社会工作者能够站在她的角度去思考与感受。经过几次的相处与磨合,案主逐渐对我们的服务给予肯定和认可,从而有利于我们进一步评估案主需求,制订后续服务计划。

四、预估

患者因病情影响日常生活与工作,不能从事负重较大的体力劳动,性格比较内向,负面情绪明显,于是,我们拟通过面对面交谈对其进行心理疏导并提供相关服务。

五、服务目的与目标

服务目的:患者负面情绪疏导,家属照顾压力减轻。

服务目标:(1)了解患者基本家庭状况,了解患者生命历程;(2)评估患者需求,社工协调帮助其达成心愿;(3)舒缓患者的负向情绪,缓解焦虑;(4)协助家属日常照料活动,减轻照顾压力负担。

六、介入过程

1. 第一次个案服务

时间:2015 年 4 月 19 日上午 8:00—10:00。

地点:服务对象住所。

目标:(1)与患者及其家属建立良好的服务关系,增进相互间的信任;(2)收集核实个案资料,制定后续服务方案;(3)发掘患者身边资源,建立社会支持网络。

过程回顾:2015 年 4 月 19 日,我们在患者的家中,见到了这位跟她名字一样美丽的女性,米娜。起初,我们与她约在其工作单位见面,但因工作时间原因她提前回到了家中。在征得患者及其家属的同意后,我们改变了计划,将第一次个案服务的地点移至他们的住所。我们与米娜和她的丈夫密切交谈了两个小时左右,初步了解了患者目前的病情发展状况,得知患者因病情影响日常生活与工作,不能做重体力劳动。患者比较内向,需要社会工作者与其密切交谈,为她进行心理疏导并提供相关服务。

2. 第二次个案服务

时间:2015 年 4 月 25 日上午 8:00—10:00。

地点:服务对象住所。

目标:(1)了解患者此前一周的近况,进而通过结构式访谈收集患者的详实信息;(2)进一步跟踪了解患者的基本情况与病情、情绪变化;(3)帮助案主缓解心理压力,让她感到有很多关心、支持自己的人就陪伴在身边,同时确立真诚、信任、积极主动的工作关系。

过程回顾:2015 年 4 月 25 日,我们再次来到米娜的家中开展第二次个案服务。那天是她的休息日,丈夫去上班,家里只有她一人,我们给她带去了些红枣作为礼物,服务的方式依旧以轻松状态下的聊天为主,以方便我们收集更多资料对其进行更为全面的评估。交流中,患者表示想学汉语,并有些后悔没能早点跟我们认识,这让我们感到了来自服务对象的温暖,变得更有动力。服务结束后，米娜邀请我们一起吃午饭，我们不好意思直接拒绝她的请求，于是提出一起做饭，中午她的丈夫下班回来跟我们一起吃了午饭。饭后，阿布送我们至小区门口，途中他对我们能来陪伴米娜表示感谢，并表示近期想去肿瘤医院进行第三次检查，希望到时我们能够协助他们完成检查与治疗。与此同时，他也向我们表示出了忧虑，因为近期收到了房东不再续租的通知，一时间未来的住所没有了着落，这给患者和丈夫都带来了很大的心理压力。

3. 第三次个案服务

时间：2015 年 5 月 21 日。

方式：微信等移动数字平台。

目标：(1)跟踪了解患者的情绪变化和身体状况；(2)及时分析和总结，适当调整计划和目标；(3)通过不同的方式对其进行适当的情绪处理、心理辅导和生活帮助。

过程回顾：第二次服务结束后，由于患者正在寻找新住所的原因，我们没有去到患者家中开展服务，而选择利用微信等移动数字平台保持与米娜间的联系。最令人欣喜的是，大约在 2—3 次电话访问后，5 月 21 日，米娜第一次用微信主动给社工发了信息，内容大致是说她最近比以前好多了，希望等忙完了这段时间再邀请我们去她家聊天，亦希望能跟我们一直保持联系，很感谢我们在她最需要陪伴时出现在身边，自己对未来的期待也变得开朗起来。我们很高兴收到患者这样的反馈，一来说明我们的服务开始起到了效果，另一方面也证明了我们与服务对象已经建立了良好的服务关系。同时，我们也意识到需要进一步设计我们的服务计划，而不单单只停留在陪伴与交流的层面。

4. 第四次个案服务

时间：2015 年 10 月 6 日上午 8:00—10:00。

地点：服务对象所在单位。

目标：(1)通过与患者保持联系，适时跟进患者在心理、生理、工作、生活等方面的变化与需求；(2)通过不同的方式对其进行适当的情绪处理、心理辅导和生活帮助；(3)寻求案主及其家庭对服务效果的反馈与意见，适时调整服务方案。

过程回顾：由于暑假去外地实习的原因，我们未能与患者进行面对面的交谈，但期间始终利用电话和微信与患者保持联系，并确保至少每两天一次的主动交流。米娜也时不时地主动联系我们。开学后的第一周，我们联系了米娜并与她约定了时间去她单位进行面谈。这次服务中,米娜的丈夫也在,他告诉我们,虽然有近两个月的时间没有像今天这样面对面交流,但因为我们自始至终一直与患者保持电话联系,让她变得比以前更爱说话了,更喜欢与他人进行交流,更爱笑了。这在他看来已经是很好的改变了,也许陪伴是比经济支持更有影响力的方式。

5. 第五次个案服务

时间:2015 年 10 月 23 日上午 8:00—10:00。

地点:服务对象住所。

目标:(1)对患者在前几次的探访过程做一个总结回顾;(2)与患者共同着手处理离别情绪,并对后续的追踪探访初步达成一致。

过程回顾:2015 年 10 月 23 日,米娜搬了新家,我们约好了服务时间。阿布告诉我们月初去医院体检时,发现米娜已经怀了身孕,高兴的同时,他们也表现出了担忧,担心患者在目前的状况下是否可以顺利分娩,对胎儿的发育和孕妇自身有无不良影响?为了解决他们的烦恼,我们联系了医院妇产科的主任医师,并安排了他们见面做详细的检查和说明。医生认为从目前情况来看,怀孕对米娜和胎儿不会产生严重的负面后果,但亦叮嘱他们需要注意的事项。督导卢老师也给他们提供了若干建议和指导,这才安下心来。

6. 第六次个案服务(结案)

时间:2015 年 10 月 28 日上午 8:00—10:00。

地点:服务对象住所。

目标:(1)告知案主,社工即将结束服务,处理好结案情绪;(2)告知今后将定期电话回访跟进。

七、结案

兴许是新的生命带来了新的希望与喜悦,米娜的精神状态愈发良好,为了迎接宝宝的到来,她从工作学校和生活社区的图书馆中借阅了许多有关“准妈妈”和“婴幼儿”教育的书籍,并告诉我们,她很感谢身边的一切,感谢将这幼小生命送给她的神明,为了这所有发生过、正在发生和将要发生的美好,她也要乐观、坚强地生活下去。她很感谢我们走进了她的生活,带给她快乐,帮助她舒缓心理压力。而她的丈夫亦对我们服务的热情态度表示满意,见证了从患者跟社工建立服务关系到现在一路走来的变化与改善。我们认为患者在心理上的压力已经得到很大程度上的释放与舒缓,对待生活的态度也变得积极乐观,虽然仍不能做太过劳累的工作，但在最近一次的检查结果中得知身体状况有明显的改善。因此，预期服务目标已经基本达成，在征得患者、患者家属和督导老师的同意后，顺利结案。

八、社会工作者的回顾与思考

这是我社工生涯中开展的第一个个案服务，结束了六个月的专业服务，在专业技能方面，我学到了很多实用的沟通技巧，并通过不断的运用力求熟练掌握。同时亦累积了实务经验，虽然多数情况下我做得还较为生硬和死板，需要督导老师的指导与反馈才能意识到自己的不足与需要努力的方向。社会工作是一个应用型学科，从书本知识到实际服务的转变，需要持续不断的历练与积累。

在服务中，我也切实感受到了社会工作所宣扬的"助人自助""以人为本"的价值理念，并为自己成为其践行者而感到自豪和喜悦。尤其是每当患者向自己分享生理、心理层面的细微变化时，我能切实感受到温暖的能量在我们之间流动并传递着。看着米娜表现出的对生命的热爱、希望与感恩，我亦慢慢懂得、学会了坚强、感谢与珍惜生命、热爱生活、珍爱每一个陪伴在身边的人。

米娜，多么美丽的名字，她说，每次跟我们联系就会产生一种亲密感，自己心情也好了起来，谢谢我们为她带来了幸福。在我看来，如此美丽的生命本应值得幸福，只是这幸福来的稍迟了些，但一切都还不晚，不是么？我相信她会幸福，因为这份温暖的力量已经传达到了我的身边，我愿与更多人去分享并创造这来自生命的恩惠。

安康过晚年　重拾夕阳红

朱华青　杨蕾

一、接案来源

经团队成员陈医生转介至我处。

二、基本情况

(一) 个人社会历史

杨奶奶,70岁,中学文化水平。现居住在C市N区,以前在家务农,生活习惯良好,喜欢早晚散步,查出癌症后为方便看病拿药来到小女儿家,患者老伴患有老年痴呆,现在患者主要依靠子女抚养。

杨奶奶于2014年查出右肺癌,后扩展到全身多处,多发骨转移,现无法站立,也无法躺下,整日坐在沙发上,尾椎出现腐烂现象,全身疼痛,无法入睡,整夜失眠。案主无法进食,每餐仅食用小半碗稀饭,呕吐现象严重,精神状态差,与人聊天也感觉很累。杨奶奶无法忍受病痛的折磨,精神压力大,多次说出安乐死的想法。

(二) 社会支持网络

患者的主要生活经济来源于子女的支持,由于病情严重,只能待在家里,患者心理压力大,特别依赖大女儿,自己忍受不了病痛,希望安乐死。对此,宁养院为患者提供了很大的支持。

(三) 家庭结构状况

患者丈夫年纪大,曾经出现大脑栓塞、小脑萎缩的症状,现患有老年痴呆症,夫妻关系和谐。有两个儿子和两个女儿,子女十分孝顺。为了方便照顾患者,患者的大女儿放弃自己的工作,从C区来到N区照顾患者。小女儿和大儿子均在C市N区上班,小儿子则在R区上班。虽然大女儿是主要照顾者,但是患者的其他子女还是会坚持每周回来看望患者。

三、服务目标

安康过晚年,重拾夕阳红。

四、服务过程记录

（一）第一次服务

1. 服务目标

与患者及家属建立信任关系，了解患者的问题及需求。

2. 服务过程记录

今天，社会工作者还没有到达患者家，患者的大女儿就已经来到了小区外面迎接社会工作者，宁养院的陈医生查看了患者的情况，患者十分配合，表示腹部是最疼的地方，患者身上已经贴了14片止痛贴剂，陈医生立刻指出用量太大了，但家属表示7片止不了患者的疼痛。

社会工作者先询问了患者的情况，患者表示实在忍受不了疼痛，也表明止痛贴剂十分昂贵，一片就一百多，医保报销之后也是五十多一片，对家庭仍是一个十分大的负担，患者态度很绝望，希望可以安乐死。社会工作者充分运用共情、支持的服务技巧，鼓励患者转变一下心态，通过想一些开心的事情来转移自己的注意力。当社会工作者问起患者年轻时的事情，患者情绪十分激动，表示自己年轻的时候过得太苦了，并流下了泪水，看到这种情况，社会工作者耐心安慰了患者，并适时转移话题，引导患者回忆人生美好的时刻，患者随后谈起年轻时的幸福时刻以及现在子女孝顺、孙子听话时，脸上露出了久违的笑容。

社会工作者则通过与患者大女儿的聊天了解到了很多关于患者的情况，并且拉近了与患者家属的关系；患者大女儿表示对照顾病人感到身心俱惫，心理压力大，社会工作者给予积极的情感支持，并表示会经常来看望老人，与患者家属一起陪伴老人。

3. 家属反应与改变

患者女儿对于社会工作者的到来很欢迎，对其工作表示支持和表扬。对于患者的病情，患者大女儿知无不言，言无不尽，对社会工作者的信任也是令人感动。

4. 社会工作者反思

（1）本次家访与患者及其家属建立了良好的关系，但不足之处是在与患者交流时，提前没有斟酌聊天话题，使患者在聊到往昔的时候伤心落泪，这也是社工考虑不周的地方，在下次与患者的交流中，我们要注意提前写好聊天提纲，预计每一个问题问出来后患者的反应，规避不好的问题，并提前准备好应对方式。

（2）作为一名医务社会工作者，必须具有专业性，在初次与患者接触时，如何避免自己在看到患者情况时所表现出来的震撼,也是需要社会工作者不断成长的地方。

(3) 在与患者的接触过程中,社会工作者不仅仅需要同情心、同理心,更需要一定的医务知识,在了解患者的痛苦时,有针对性地提出建议。在了解到患者希望安乐死时,如何进行正确的回应,而不会使患者感觉到反感也是社会工作者需要磨练的地方。

(4) 在与患者及其家属聊天时,如何挖掘一些更深层次的东西,如何把握聊天的方向,也是社会工作者需要学习的地方。

(5) 在患者女儿提出自己压力大的时候,如何减轻她的压力,使她有自己的空间,这也是社会工作者亟待解决的问题。

5. 问题与跟进计划

(1) 社会工作者的专业知识还待提高,虽然对患者的病情了解,却不能提出合理的建议和意见。下次服务中,需根据与患者及患者家属聊天中所涉及的问题,有计划有针对性地提出自己的意见和看法。

(2) 针对患者家属的压力,提出一系列的减压方案。

(3) 在下一次服务之前,需提早向督导老师请教,如何使患者重拾活下去的信心,不再追求安乐死。

(二) 第二次服务

1. 服务目标

让患者拥有积极健康的心态,同时减轻患者家属的压力。

2. 服务过程记录

首先,社会工作者提前打电话询问了患者的情况,在允许的条件下,社会工作者展开了第二次服务。本次家访中,患者的精神状态比上次好很多,疼痛有所缓解,且可以躺着,患者脸上多了一些微笑,态度较上次温和了许多。通过与患者的聊天,社会工作者了解到患者在初期只贴一小片止疼贴,再配合吗啡片,便可以镇痛,但是后来随着肠胃不适应,慢慢加大了药量。其次社会工作者继续使用生命回顾方法,患者回忆了年轻时的经历,其中提到曾经在八十多人里脱颖而出读了中学的经历时,其感到十分自豪;谈到与老伴青梅竹马,和睦度过一生时,患者感到很幸福,只是不愿自己一人先去;谈到子女时,患者回忆起几年前还没有生病时同家人一起去丽江、香格里拉、三峡旅游的开心趣事,在整个聊天过程中,患者没有出现上次那么悲伤的情绪,且情绪波动较小,在谈到家里有时没有人取药时,社会工作者便主动提出,在患者女儿不方便的时候,希望她可以打电话让社会工作者帮忙取,患者听到这里很感动,但是患者依然感到无法承受病痛,想安乐死。社会工作者对其进行劝说和开导,并用自我暴露的方法,向患者讲述了外公过世给家里人带来的痛苦来劝说患者,她的情绪慢慢平静了下来,说自己不会再有这种想法了。

在与患者老伴的沟通中,患者老伴因为年轻时没有帮助患者而感到内疚,社会工作者给患者老伴交代了一个“小任务”,平常多和患者聊聊天,让她放松心态,积极面对生活。

3. 家属反应与改变

(1) 案主及其家属对社会工作者的到来还是很热情,对社会工作者的工作给予积极鼓励和支持信任。

(2) 患者老伴这次改变很大,主动和社会工作者打了招呼,偶尔还和社会工作者互动,会主动坐在患者旁边陪她聊天。

4. 社会工作者反思

(1) 这次能够循序渐进了解到患者的往昔,但是仍旧不够深入,也没有更多关注评估量表中的一些问题,需要加大对评估量表的熟悉,多针对量表中的问题进行询问。

(2) 在患者家中时,患者仍旧把社会工作者当作客人,比较客气,需要多接触,取得案主及家属的信任。

5. 问题与跟进计划

(1) 针对患者的压力不能给予积极的反馈,对于病人的痛苦也不能做出相应的措施。

(2) 社会工作者需要提高专业知识和病理常识,有效帮助病人解决问题。

(3) 在下次服务之前,需要了解评估量表的内容,更多地从专业的角度进行服务。

(三) 第三次服务

1. 服务目标

了解患者的安全需要,抚慰患者内心,减轻患者身体痛苦。

2. 服务过程记录

患者家属主动打电话邀请社会工作者去家里陪陪患者,考虑到患者疼痛加重的实际情况,社会工作者没有过多与患者交流,而是默默陪在患者身边,让她感受到社会工作者的存在,在患者需要的时候,社会工作者对患者进行按摩,帮助其减轻疼痛。患者表示担心自己哪天突然离开了,因为女儿有时不在,老伴老年痴呆不能及时通知子女,社会工作者积极表示社工可以在患者女儿不在时候来到患者家里进行照顾和陪伴,患者这次欣然接受了。

3. 家属反应与改变

(1) 第三次去患者家里,患者和老伴对社会工作者感到不再生疏,会很主动地与社会工作者打招呼,患者二女儿初次见我们,但她了解社会工作者的服务,也对社会工作者表示出非常友好的态度。

(2) 家属的照顾压力有所缓解,患者对大女儿的依赖也因为有社会工作者的陪伴而减少。

4. 社会工作者反思

(1) 患者的身体状况比较特殊,无法长时间说话,与患者聊天时一定要注重患者的感受,在患者疼痛或疲惫时尽量不要让患者说太多话。

(2) 患者仍旧希望安乐死,虽然提到次数较前有所减少,但是如何让患者重新树立生活的信心和希望,也是一个棘手的问题。

(3) 患者在生活中已经不能自理,如何能够做一些力所能及的事去帮助患者家属减少照顾压力,也是社会工作者需要考虑的问题。

(4) 虽然这次对患者进行了按摩,但毕竟不是专业的,社会工作者还需要学习一些专业的按摩手法。

5. 问题与跟进计划

下次探访中,社会工作者需要用更加专业的手法对患者进行按摩,减轻患者的痛苦。

(四) 第四次服务

1. 服务目标

给案主及家属普及照顾知识,减少案主生理痛苦。

2. 服务过程记录

本次探访,督导李老师与社会工作者一起来到案主家里。李老师安慰患者并给患者做了专业缓解疼痛的按摩。患者的子女每周都能来看望患者,非常孝顺,但是患者的用药剂量又有所增加了,他们对此也表示很无奈,因为大剂量用药会有汗多、便秘等副作用。社会工作者了解到患者最疼爱小儿子,小儿子回家时患者的状况就会好很多,针对这种情况社会工作者与患者小儿子协商,希望其多陪伴在患者身边,他欣然接受了社会工作者的提议。临走时,社会工作者和患者女儿约定了下周三再来探望患者,他们一家也很热情地出来送社会工作者。

3. 家属反应与改变

社会工作者和案主的大女儿已经建立了很好的信任关系,患者其他子女也积极肯定了社会工作者的工作。

4. 社会工作者反思

在督导李老师的指导下,社会工作者学习了一些缓解患者疼痛的方法,在以后的工作中,社会工作者必须掌握更多方法和技巧。面对家属沉重的压力,社会工作者应该学会如何帮他们减压。

5. 问题与跟进计划

(1) 这次社会工作者和患者交流很少,但是和她的子女交流了很长时间,得知他们压力也很大,有针对性地进行一些活动(如鼓励他们去参加周三的家属减压小组)是很有必要的。

(2) 下次服务,如何掌握患者的情绪变化,准确把握什么时间与患者交谈是十分有必要的。

(3) 根据李老师的教导,还应当对患者女儿照顾患者的过程留下影像资料,为以后留下宝贵的记忆。

(五) 第五次服务

1. 服务目标

减少案主的孤独感,给患者以支持和安全感。

2. 服务过程记录

这次服务是社会工作者按约定来陪患者,患者的状态看起来很不错,疼痛有所缓解。患者表示有一年没有睡过安稳觉了,之前便秘有一个月,现在又出现拉肚子拉出水的状况,她怀疑自己拉肚子与最近吃的胃药有关,于是社会工作者给督导李老师打电话询问,其表示这是正常现象的时候,患者得知后松了一口气。随后,患者主动与社会工作者聊到上次李老师帮她按摩之后,自己的右手好像也没有那么痛了,之后女儿也为她做了按摩,现在患者的右手已经可以拉拉被子了,比社会工作者前几次来的时候好了许多。当社会工作者按照李老师的方法为患者右手做了按摩,患者反映感觉好了一些。

患者大女儿谈到为了照顾患者她放弃了做生意,现在一家三口都在不同的地方,而患者对她的照顾却有很多埋怨,她不知如何是好,社会工作者安慰她,很多患者末期都会有这种情况,可能是因为太痛苦了,所以心情不好经常会有抱怨子女的情况,希望她能坚持下去,在患者生命最后的一段时间里细心照顾,社会工作者也会陪着她一起照护老人。离开时,社会工作者也将李老师的建议转告患者大女儿:为患者与自己在一起的最后时光,尽可能地留下一些影像资料,她表示以后会留意的。

3. 家属反应与改变

这一次到案主家里有一种回家的感觉,患者和老伴会跟社会工作者开玩笑,聊身边的趣事,患者女儿会与社会工作者拉拉家常,谈谈菜价等。

4. 社会工作者反思

服务已经开展了五次,如何才能真正地缓解患者家属的压力,是社会工作者需要思考并实施的。

5. 问题与跟进计划

(1) 下次服务是最后一次,但社会工作者对患者的关注依然继续。

(2) 在下次服务中,针对需求问卷中的问题进行询问。

(六) 第六次服务

1. 服务目标

缓解案主的孤独感,解决案主基本生活需求,结案。

2. 服务过程记录

社会工作者查看了患者的身体状况,患者的肚子开始肿胀凸起来了,并且十分僵硬。社会工作者向李老师咨询了这个问题,李老师表示先不要太担心。患者又让社会工作者对她进行了按摩。随后,社会工作者帮患者热了一小碗稀饭,喂患者吃了之后,患者就开始睡午觉了。在四点钟左右,患者感觉到饿了,让社会工作者兑了蛋白粉给她喝。

3. 家属反应与改变

已经是第六次服务,患者和大女儿与社会工作者已经非常熟悉了,也愿意与社会工作者聊一些比较深层次的问题,患者虽然依旧依赖大女儿,但是在社会工作者到来的时候,患者已经可以接受女儿的久出未归,这说明患者也把社会工作者当作家人了,愿意接受社会工作者的照顾,这令社会工作者十分高兴。

4. 社会工作者反思

(1) 这次服务,并没有与患者聊得太多,只是单纯地陪在患者身边,这让社会工作者深刻理解了“陪伴是最长情的告白”的真正含义。

(2) 虽然患者一直表示想要安乐死,但是在自己身体状况出现问题时,仍旧会十分紧张,也会寻求解决的办法,所以从内心来讲,患者是不愿意安乐死的。

5. 问题与跟进计划

虽然已经是第六次服务,但社会工作者依旧没有告诉患者及其家属服务即将结束,经过与李老师的协商,社会工作者将继续为患者服务下去,虽然并不能做太多实际的事,但是对于患者而言,陪伴才是她最需要的。

五、结案

(一) 目标达成情况

本次服务的总目标是让案主安然面对死亡。具体目标每次也都达到了预期的状态,案主从最开始的想安乐死,到之后的有所减少并开始对生有了希望,开始注重自己身体的每一次变化,再到不再害怕死亡,可以与社会工作者谈笑。

(二) 患者自评

患者于 2015 年 5 月 21 日早上去世,患者生前很感激社会工作者能在最后的一段时间去陪伴她、看望她,每次社会工作者走的时候,她都会很客气地跟社会工作者说句谢谢。她也从最初离不开女儿的状况到最后社会工作者可以陪伴在她身边,患者与社会工作者之间建立了良好的信任关系,患者愿意相信社会工作者,愿意让社会工作者成为她的家人。

(三) 他人评价

患者的大女儿是社会工作者在这次个案中接触最多的家属,在第一次探访中,她在告诉社会工作者自己压力很大,在之后社会工作者与她的接触中,她的压力缓解了许多,对患者的抱怨也少了,也能体谅到患者的痛苦。

(四) 工作者评估

社会工作者在这次个案中最深的感触是:很多患者都会有孤独感,帮助一个晚期癌症患者,在控制其疼痛的同时,只要能常常陪伴在她身边,偶尔陪她说说话,都能让她觉得满足,让她重新绽放笑容。面对案主的离世,要坚强,社会工作者需要内心强大,以更良好的心态去面对每一位服务对象。

陪伴生命的最后一程

尚文迪 裴佳

一、接案来源

患者家属主动求助。

二、基本情况

（一）个人社会历史

患者许先生，55岁，高中文化水平，在某省建局工作，最近五年都在S省工作，于2014年6月查出患有肺癌，而后退休在家，与妻子离异，由患者姐姐、母亲、女儿主要照顾。

（二）社会支持网络

患者住在单位家属院，其姐姐为患者提供主要帮助（金钱、劳力等），患者弟弟也会来照顾，并帮忙买药，老母亲为他熬药、做饭，女儿也承担着照顾父亲的主要责任，家中主要资金来源就是患者和其姐姐的退休金。有社区居民希望为其提供帮助，但被患者家人婉转拒绝。

（三）家庭结构状况

患者父亲病故多年，老母亲85岁高龄，患有高血压和心脏病；患者得病后离异，与前妻育有一个女儿，女儿未成家；患者姐姐为患者提供主要帮助。

三、服务目标

（一）服务总目标

患者末期身心安适，善终；家属无憾，善生。

（二）分目标

（1）为患者的女儿联系社会资源，找到一份满意的工作；

（2）为患者的母亲联系医疗服务，并链接社区资源，照顾她的生活；

（3）帮助患者建立自信心，在抗击病魔的时候坚强起来；

（4）帮助患者舒缓身心，放宽心情；

(5) 帮助患者联系专业中医人员,为其提供专业的医疗帮助;

(6) 用药物治疗、物理治疗和心理支持,帮助患者抗击疼痛;

(7) 让家人完全了解患者的情况,为以后的事做好心理准备。

四、服务过程记录

(一) 第一次服务

1. 服务目标

(1) 收集核实个案资料,明确服务目标,建立互信合作关系;

(2) 发掘患者身边资源及优势,协助建立自信;

(3) 将案主的需要反映给宁养院,帮他们链接各种资源。

2. 服务过程记录

(1) 了解案主基本情况

询问案主最近的身体状况,了解其使用药物的情况以及药物的副作用和身体的不良反应,针对相应状况,为其提供一些应对办法。询问案主的睡眠、饮食、疼痛感、消化、心态等方面的基本情况,并给予建议。

(2) 了解家属的应对方法

案主姐姐为节约时间照顾患者,要求自己做事用心,尽量不重复、不拖延工作;对案主的照顾比较周到细心,能为案主提供一定的情感和照顾支持,经常按摩、买中药、看书、找偏方为案主缓痛;寻找宁养服务项目的帮助和支持。

(3) 探讨患者自身可利用的资源

案主的姐姐、女儿及年过八旬的老母亲积极配合案主治疗,案主情感方面的支持丰富,心态较好,疼痛剧烈时偶尔有负面情绪;案主生活的环境富有生气,有助于心情的放松,阳台养着鸟,家里还养了鱼和狗,鱼缸伴随的流水声很舒服,案主很喜欢。

3. 家属反应与改变

案主家属十分高兴,对宁养社工服务表示期待。

4. 社会工作者反思

与案主建立了信任关系,并且约好了下次探访的时间。但由于宁养知识匮乏及经验不足,问题准备得不够充分完善;与案主交谈时,存在偏离主题的情况;案主对社会工作的角色定位存在偏差,但社会工作者不知道如何解释;对于案主存在的困难,心有余而力不足,有一种专业无力感。

5. 问题与跟进计划

(1) 需进一步与患者交流,了解患者心结所在,可于近期安排探访;

(2) 与医学院大学生义工交流,为患者提供服务;

(3) 服务中希望患者意识到有享受快乐的权利,能够积极抗击病魔。

(二) 第二次服务

1. 服务目标

(1) 为患者送温暖送关怀,为家属"加油打气";

(2) 了解患者需求,根据需要提供辅导。

2. 服务过程记录

(1) 倾听、同理患者,引导患者面对现实处境,看到自身及家庭需要;鉴于女儿还未成婚,目前工作暂无着落,应积极配合治疗。

(2) 与患者姐姐交流,鼓励她,给予她精神支持,并向她了解案主的爱好,希望找到让许先生高兴的事还有哪些,哪些是社会工作者可以做到的;询问她有什么需求,希望可以通过资源链接为其提供服务,减轻家庭负担。

3. 家属反应与改变

(1) 患者姐姐因为患者身体严重消瘦而苦恼;

(2) 患者年迈的母亲对儿子甚是担忧。

4. 社会工作者反思

基于优势视角理论,本次访谈中用到了同理心、倾听、鼓励、专注、忠告、建议等技巧;因为是在医院完成的,基于环境及案主身体等各方面原因,探访时间有限,了解到的信息不是很充分;对时间的把握不当;因事前做功课不足导致访谈过程欠缺逻辑性。

5. 问题与跟进计划

(1) 通过做些手工(如折纸),为案主写下祝福语,鼓励案主,缓解案主消极心情;

(2) 翻拍家庭相册,了解案主的心愿,切实为其做些力所能及的事情;

(3) 进一步了解案主,如爱好、有无宗教信仰等;

(4) 纠正案主及家属偏差认知,进行资源链接,接受社区帮扶,减轻生活负担。

(三) 第三次服务

1. 服务目标

(1) 了解案主最近病情的发展情况,适时给予鼓励,激发服务对象生的希

望,促使其保持心情愉快,能更好度过这一时期;

(2) 安抚照顾者的情绪,扭转其"好人多难"的思想,避免厌世感的产生;

(3) 通过心理支持的方法减低服务对象的生理痛感。

2. 服务过程记录

(1) 倾听、同理患者及照顾者,引导其面对现实处境,认识到自身以及家庭需要,家中有年迈老母亲,女儿就业和个人问题没有解决,种种问题需要多方面的支持,理解照顾者(姐姐)的难处;激发起患者面对病情的信心。

(2) 安抚照顾者(姐姐和患者女儿)的紧张情绪,冷静对待案主可能出现的病况,提醒其注意自身身体健康,适时提到患者病情发展的可能结果,慢慢让她们接受现实,将死亡看成一种正常的生命状态。

3. 家属反应与改变

案主和照顾者由于客观原因表现得十分疲惫,照顾者极其抗拒提到患者死亡一事。

4. 社会工作者反思

(1) 患者属于呼吸道癌症,已经影响说话功能,而且疾病十分消耗体力,所以患者很少与社会工作者讲话,社会工作者得到的大多数信息都是从患者姐姐口中听到的,所以总的来说,对患者的了解仍然不够。

(2) 患者家属由于个人认知等因素,十分排斥家庭以外人力资源的支持,但是家中可以提供照顾的人员也不够,导致患者姐姐十分疲惫,身体有些吃不消。

(3) 患者家庭氛围比较和谐,所以患者可以专心治病,心理压力比较小。

5. 问题与跟进计划

(1) 给予精神上的支持,鼓励案主努力调整身体状态,积极对抗病魔;

(2) 发现案主爱好,帮助案主转移注意力,寻找一些感兴趣的并且能力所及的事,寻找快乐,找到精神寄托;

(3) 与案主家人沟通,鼓励他们多与案主聊天,进行情感交流;

(4) 进一步纠正案主及家属偏差认知,进行资源链接,接受社区帮扶,减轻生活负担。

(四) 第四次服务

1. 服务目标

介绍旅行笔记,协助案主家属照全家福,并对案主进行社会灵性照顾。

2. 服务过程记录

A—社会工作者；B—案主姐姐（许阿姨）；C—案主（许叔叔）；D—案主弟弟。

A：许阿姨，您好！我们过来看看叔叔。

B：坤啊（转向案主），快看谁来了，你还认识这俩娃么？

C：认识，去过咱家。

B：这是我小弟。

A：叔叔您好，您今天没上班吗？

D：是啊，没上班，过来照顾照顾我哥。

A：叔叔，我们给您带了盆花，希望绿色能改善您的心情，您看您认识这是什么花吗？

B：这是百合还是马蹄莲？

A：叔叔，这是白掌，寓意一帆风顺，希望叔叔一切顺顺利利的，这是水生植物，特别好养，只要浇水就可以了。

B：太感谢你们了！

A：叔叔您理发了啊，看着特别精神，是带叔叔出去了吗？

B：嗯，出去了，理发医院也有，30块钱，太贵了，出去发现也是30，没办法就在那理了，推他出去他精神状态还能好一些。

A：嗯，条件允许的话，可以多推叔叔出去走走，叔叔最近情况怎么样？

B：比之前清醒了一些，你们刚刚也见了，叔叔刚喝了一大碗稀饭。

A：那叔叔饭量还挺好的，睡眠状况、疼痛感一类的有没有改善？

B：还行，最近排毒挺好的，大便里总有黄色的脓状物，像是在排毒。

A：那还挺好的，医院对于叔叔的饮食或者其他方面有没有给些建议？

B：没有，医生就说蛋白低，最近一直补不上，我把中药磨成粉，弄成糊糊给他吃，“死马当活马医”。

A：嗯，医院有没有说什么时候出院？

B：最近不行，他总有痰堵着，得用吸痰器，出院了咱没有设备，万一卡住比较危险。

A：哦，那化痰的话还有其他办法吗？

B：用川贝和好的蜂蜜，好的川贝才管用，一斤得两千多，上次我买了一块就花了四百多，太贵了。

A:阿姨,那叔叔的医药费怎么付,有没有医保?

B:嗯,有市医保,可以报销 80%,但好多不能报,滞留针扎一次就五十多,蛋白针之类的也不能报。

A:阿姨,那叔叔这种情况,社区有没有补助?

B:没有,我们家是低保户,就是宁养院这边可以申请领些免费的药还挺好的,但我特别忙,没时间去拿,上次我刚走,叔叔就胃痉挛,特别厉害,我急忙往回赶,把我吓得……

C:老姐,你看我被子有没有盖好?

B:好着呢。(转向我们)没穿衣服,你叔叔觉得很尴尬。

A:叔叔,您别在意,您舒服就好了。

C:给姑娘打电话,把半截裤带来。(之后案主多次提到要尿壶、要大便之类的,让我们回避。)

B:知道了。

A:阿姨,这几天晚上您和谁一起照顾叔叔?

B:我侄女,我一个人弄不动他,前几天我们俩都弄不动他,我现在就逼自己多吃点,好有力气照顾他。

A:阿姨辛苦了,您也要保重自己的身体,时间不早了,您快去吃饭,我们下次再来看您。

B:好,最近特别忙,他也闹腾,我不能好好招待你们,让你们走又怕你们误会我赶你们。

A:阿姨,没关系,那您先忙,我们过段时间再来。

3. 家属反应与改变

案主身上有溃烂,身体健康日趋下降;家属甚是疲惫、体力透支;家属很感谢宁养院。

4. 社会工作者反思

(1) 专业技巧不足、专业无力感严重;

(2) 遇到伦理困境,案主自决与机构要求相冲突;

(3) 案主抵触死亡,拒绝谈论身后事。

5. 问题与跟进计划

(1) 通过做些手工(如折纸),为案主写下祝福语,鼓励案主,缓解案主心情;

（2）为案主照全家福，落实旅行笔记。

（五）第五次服务

1. 服务目标

社会工作者为患者家属做哀伤辅导，希望患者家属能顺利度过这段时光。

2. 服务过程记录

这里主要呈现两次电话访谈的记录及短信记录：A—社会工作者小裴；B—案主姐姐（许阿姨）；C—案主（许叔叔）。

（1）5月28日电话访谈

A：许阿姨，您好！我是宁养院的社工小裴，您现在忙吗？

B：小裴啊，你说，我现在没事。

A：阿姨，我想问问叔叔的情况怎么样，打电话前还担心您在忙？

B：叔叔情况不太好。

A：哦，阿姨，上次去医院叔叔嗓子被痰堵着，现在痰化了没？

B：痰没化，没好转。我也不知道咋办了。

A：阿姨，辛苦了，您先别着急，要不我们过去看看叔叔？

B：哎呀，最近忙得不行，叔叔情况不好，老得换药，病房里气味也不好。

A：好的，阿姨，您自己也保重身体，多注意休息。

B：嗯，好，小裴，我得给叔叔看看液输完没。

A：嗯，好，阿姨您先忙，完了我再和您联系。

B：行，那先这样，挂了啊，小裴。

A：好，阿姨再见。

（2）6月9日电话访谈

A：阿姨，您好，好久没和您联系了。

B：嗯，你好。（疲惫无力的声音）

A：阿姨，您是在睡觉吗？

B：是。

A：呀，阿姨，太不好意思了，那会儿还担心您在睡觉，故意三点多才打的，还是吵到您了，太抱歉了。

B：没事。

A：阿姨，最近叔叔情况怎么样？

B:叔叔去世了。

A:哦,阿姨,对不起啊,我还不知道这个情况,什么时候的事?

B:上礼拜三吧!

A:嗯,阿姨,上周末怕您太忙,只发了信息,不知道是这个情况,太抱歉了。阿姨,奶奶最近情况怎么样,要不我们去看看奶奶,陪奶奶说说话,你看我们也帮不上忙。

B:谢谢你们了,最近不行,奶奶年龄大了,你们之前来过家里,奶奶认识你们,怕奶奶睹物思人,她受不了。

A:对,也是,阿姨,那您一定要打起精神,因为您还得多陪陪奶奶。

B:嗯,我知道,就是最近太累了,你说累了半天就这么个结果!

A:阿姨,叔叔虽然走了,但一定希望家里人都好好的,您就算为了叔叔也要打起精神来。

B:嗯,好,谢谢你们。

A:应该的,阿姨,那先这样,您休息吧,阿姨再见。

B:嗯,再见。

(3) 6月20日短信问候

阿姨,您好,好几天没有联系了,借着端午节,想给您说声:端午节快乐。愿逝者安息,生者安康。不方便去家里探望您,想说如果您想找人说话,随时可以打电话给我,可以约在外边陪您聊聊天,也替我向奶奶问好。

3. 家属反应与改变

案主的姐姐十分疲惫、无力,难以接受案主离世的现实,案主的母亲也无力承受儿子离开的事实。案主的姐姐因考虑到年迈的母亲可能“睹物思人”及自身想静养,不希望社会工作者上门探望。

4. 社会工作者反思

(1) 专业技巧不足、专业无力感严重;

(2) 没有在第一时间了解到案主去世的消息,并给予家属安慰与鼓励;

(3) 知道案主去世后,欠缺安慰家属的技巧,哀伤辅导能力不足。

5. 问题与跟进计划

计划通过电话及短信的形式给予安慰,并试图寻找契机约许阿姨出来聊,换个环境,也避开奶奶,因为阿姨和案主均信奉宗教,试图通过宗教让阿姨认识叔叔的离开对叔叔而言是种解脱,希望阿姨也能慢慢走出亲人离世的阴影。

（六）第六次服务

1. 服务目标

社会工作者继续为患者家属做哀伤辅导,希望患者家属能顺利度过这段痛苦的日子。

2. 服务过程记录

这里主要呈现电话访谈记录和短信的扼要内容:A—社会工作者小尚;B—案主姐姐(许阿姨)。

（1）6月23日电话访谈

A:阿姨,您好,我是宁养院的社工小尚。

B:你好。

A:阿姨,前两天也联系过您,您身体怎么样,奶奶的身体怎么样?

B:哦,还好吧(声音很小,感觉很累),你想,家里突然没了一个人,是个人都不好受啊,我妈年纪这么大了,还要承受这样的打击,怎么受得了啊,唉!

A:阿姨,叔叔突然走了,我们都感觉很难过,更别说像您这么亲近的人了,我们都觉得很伤心。

B:唉,我那么多功夫都白花了啊,我那么尽心尽力照顾,还为他改信了天主教,就是希望神能眷顾我们,能保佑他的病好起来,可是,唉——

A:阿姨,您别太伤心了,叔叔已经走了,他肯定不希望看到他最亲的人为了他的离开而否定所有东西,我想叔叔肯定很感谢您这样尽心尽力地照顾他,阿姨,您不要责怪自己,您为叔叔做的这些事真的让我们所有人看着都很感动。

B:(沉默了很久,声音有些哽咽)我就是希望他能平平安安,别遭这么大的罪,好好过一辈子。

A:阿姨,对的,每个人都希望自己的至亲能平安快乐,您在叔叔生病期间花了那么大精力,为叔叔减少了很多痛苦,他的内心会很快乐,很满足,当然他也会希望您能快乐地过每一天。

B:嗯,对的,孩子,谢谢你们,我现在心里好受一点了。

(2) 6月28日电话访谈

A:阿姨,您好,我是小尚。

B:嗯嗯,你好。

A:阿姨,您最近怎么样啊,我们去看看奶奶吧?

B:最近还好,不过老年人念旧啊,你们最近还是忙自己的事吧,我怕我妈看到你们会难受,我怕她承受不了。

A:哦,好的,阿姨,我们就是希望您们能从这件事里走出来,叔叔走了,他也就不用受到病痛的折磨,他从世界的某个地方重新开始生活,健健康康的。

B:嗯嗯,我也常常这样想。

A:对的,阿姨,叔叔肯定希望您们都过得开开心心的。

B:嗯嗯,谢谢你们,你们要放暑假了吧,放假了可以来我家玩。

A:好的,谢谢阿姨这几个月来的照顾,我们每次来,您都那么热情招呼我们,谢谢您!

B:这孩子太客气了,你们以后也来看看阿姨,和我聊聊天。

3. 家属反应与改变

案主的离世使家属极度悲伤,尤其是全心全力照顾患者的案主姐姐及案主年迈的母亲。

4. 社会工作者反思

社会工作者可以从案主的信仰着手,比如案主信奉天主教,就从天主教的教义出发,从往生论上安抚其亲属,让她们认识到案主是摆脱了痛苦的,是去过一种新的更美好的生活,安抚她们悲伤的情绪,让她们认识到自己在这件事中的成就,肯定她们的作为,帮助她们自己走出困境。

5. 问题与跟进计划

案主于6月3日去世,社会工作者于6月9日、20日对案主姐姐进行电话访谈形式的哀伤辅导,主要就是和亲属聊天,缓解她心中的痛苦;又于6月28日再一次对案主姐姐进行电话访谈形式的哀伤辅导,发现其亲属虽然对案主的离世十分痛苦,但也逐渐接受这个事实,心情比上两次通话平缓很多,但是仍然觉得干什么都没劲儿,心里仍十分难受,还很担心家中老母亲的身体。

五、结案

（一）目标达成情况

（1）案主积极接受治疗；

（2）调整案主的心态，悦纳自我，正面疾病；

（3）安抚案主母亲的情绪；

（4）案主过世后，引导其亲属认识死亡，走出悲伤。

（二）案主自评

（1）去世前，案主身体虚弱，意识模糊，因呼吸障碍而离世；

（2）案主姐姐表明尽心尽力照顾，虽然有悲伤，但没有遗憾，而且自己家得到的很多帮助让她觉得对这个社会很有归属感；

（3）希望老母亲能在这次打击中挺过来，保持身体健康，尽可能多照顾母亲以及其他家人，不要给人生留有遗憾。

（三）他人评价

案主弟弟认为案主能够认同、悦纳自我，临终前患者心情平稳。

谱写生命故事　润泽心灵之土

马柳丹　刘宇翔

一、接案来源

社会工作者自行发现。

二、基本情况

庞女士,女,76周岁。患者现在的病情主要靠药物治疗来改善,但是药物副作用较大,所以现在最突出的问题依旧是身体上剧烈的疼痛,并日趋严重;患者想将自己的生命故事记录并整理,在完成自己心愿的同时,也给子孙们留个念想;患者对远在外省的大女儿表现出强烈的思念之情,渴求孩子们的陪伴;患者每天进食过少,且便秘现象严重。

(一)个人社会历史

患者小学文化水平,退休多年。2012年8月,她被医院确诊为癌症。此后,患者身体并无严重反应,走动自如。但是,最近一年来由于病情加重,行走开始变得迟缓,大多时间都是躺在床上度过,病情时常反复。老人一生经历丰富,年轻时随丈夫四处奔波,居无定所,后因家暴与丈夫离婚,独自抚养四个孩子,孩子们现都已成家立业,对老人也很孝顺。老人年轻时在工厂上班,虽然自己的文化程度不高,但是小有成就,如职工房就是老人一手搭建起来的,老人对此感到非常骄傲。

(二)社会支持网络

自从孩子们成家,患者就开始独居生活。生病期间,由于她生活无法自理,所以小儿子负责照顾其起居,生活来源主要靠退休金,四个孩子时常会资助一部分,总体上来说,生活状况较好,无须担忧。患者与亲戚朋友一直保持着联系,在她生病期间,亲戚朋友曾前来看望。

(三)家庭结构状况

患者与丈夫离异后,便与自己的四个孩子一起生活,现在孩子们都已结婚生子，家庭和睦，其乐融融。

三、服务目标

（一）服务总目标

患者末期身心安适，善终；家属无憾，善生。

（二）服务分目标

（1）帮助患者疏导情绪，保持良好的心态；

（2）协助处理患者及其家属的分离焦虑问题；

（3）帮助患者完成个人自传，给子孙们留个念想；

（4）为患者家属提供哀伤辅导，帮助患者家属接纳现实，树立生活信心。

四、服务过程记录

（一）第一次服务

1. 服务目标

（1）收集患者资料，明确服务目标；

（2）了解患者的心理状况，发掘其身边资源及优势，协助其树立信心；

（3）了解家属情况，并与其建立良好关系。

2. 服务过程记录

2015 年 3 月 11 日，与患者的儿子阳先生在宁养院进行第一次会面，了解患者的近况及当前面临的主要问题。

（1）了解阳先生当前在照顾患者方面存在的问题，主要以其自述的方式进行，回应与处置的措施是了解患者及家属的感受，以同理和接纳的方法应对。

（2）继续了解阳先生针对当前面临问题的应对措施。面临的主要问题是患者生活不能自理，需要有人 24 小时照顾，对此，阳先生在与家人协商后决定承担照顾患者的任务，其他家人每月给予阳先生一定的补贴。回应与处置的措施是采用同理心去倾听并理解阳先生的孝心和苦衷，为其提供支持，予以鼓励。

3. 家属反应与改变

阳先生倾听了我们的介绍后，对此表现出极大的兴趣，表示非常欢迎我们到家里为患者提供服务。本次谈话对阳先生来说，不仅是一种心理上的安慰，而且也是对他照顾患者，勇敢面对生活困难的一种鼓舞。

4. 社会工作者反思

阳先生有求助意愿，希望通过社会工作者的专业服务，减轻患者心理上的负担，缓解患者身体上的疼痛。听到患者及家属对我们的需要和希冀，我们感到很是欣慰，这为今后与患者家属进一步沟通交流，更好地开展服务打下了良好基础。

5. 问题与跟进计划

（1）我们需进一步与患者家属沟通，确定能否在近期安排与患者见面；

（2）初次与患者接触，需要了解患者当前存在的心理、生理等方面的问题，以便拟订服务计划。

（二）第二次服务

1. 服务目标

（1）充分了解患者的情况，询问患者当前的心愿，以社会工作专业的方法去开导患者心理上的症结，帮助其保持良好的心态；

（2）与家属进一步沟通，了解患者近期身体及心理上的表现。

2. 服务过程记录

2015 年 3 月 27 日，在患者家中初次见面。在进行自我介绍后，我们运用同理、倾听等技巧了解患者的不适之处，患者表示现在身体经常疼痛，药物的控制作用越来越弱，即使将药量不断增加，但对其作用仍旧不明显。患者面临的最大的问题是没有食欲，吃不下东西，精神一天天变差，便秘问题也愈加严重。随后，患者讲述自己年轻时候的一些经历，我能感受到患者在讲述自己经历时，脸上洋溢的那种骄傲与自豪感，同时，我们也感受到患者对自己现在状况的无助感。

回应与处置措施：针对患者现在的情况，我们觉得帮助她最好的方式是通过转移注意力来缓解身体上的疼痛。患者的讲述对我们启发很大，让我们想到是否可以通过帮助患者撰写自传的方式来转移患者的注意力，于是我们提出帮助其完成个人自传的设想，考虑到患者的身体和精神状况，我们主要采取患者讲述其生命故事，我和搭档进行分工合作的方式进行，即一人负责与患者沟通，在她讲述的过程中，倾听并及时回应，遇到模糊问题时，要立刻向患者澄清，一人则负责记录患者所讲述的内容，便于日后整理成册。患者对于我们的提议，表现出很强的意愿，并对我们表达感谢。最后，我们约定好下次探访的时间。

3. 家属反应与改变

针对我们的提议，家属表示很感谢，这样不仅可以让患者高兴，从而转移患者的注意力，减轻其身体上的疼痛，而且也让家人在患者走后有个念想。

4. 社会工作者反思

在与患者打交道时,我们可能会面临很多不确定的因素,如患者的个性、问题方式及内容,所以在与患者面谈时除了要做好一个倾听者外,还要对患者本人的相关情况提前做好功课。

5. 问题与跟进计划

帮助患者撰写个人自传,可以很好地转移她的注意力,减轻她心理上的压力和身体上的疼痛,帮助其找到生活的信心。根据本次的访谈内容,下次探访时应该准备好纸笔,以便记录患者讲述的人生经历,尽可能详细,保证内容的完整性。

(三)第三次服务

1. 服务目标

(1)继续跟进患者生命故事讲述的工作,做好记录;

(2)了解患者的情绪状况;

(3)了解家属在照顾过程中遇到的问题。

2. 服务过程记录

2015 年 3 月 31 日,在患者家中。由于患者的状况不太稳定,所以讲述的时间不能太长,而患者的经历是较为丰富的,因此,我们为了保证个人自传内容的完整丰富性,将患者讲述的经历分为几个阶段,一方面是考虑到患者的身体状况,另一方面是在每次记录完后,留有时间方便整理记录,避免出现错误。这样的决定得到患者及家属的支持。患者最近的情绪基本稳定,但问题还是吃不下东西,便秘现象依旧严重。家属现在面临的问题是担心患者的病情,已在尽量开导患者,但是由于专业知识的匮乏,他们也没办法减轻和分担患者的疼痛,比较无奈。针对患者及家属的反应,我们能做的就是通过思想开导,帮助家属保持良好的心态,劝其在患者面前保持积极乐观的心态,尽量给予患者正能量,不影响患者的心情。

3. 家属反应与改变

通过我们对家属的安慰与开导,家属表示会尽量调整心态,对以后发生的事也会坦然面对,在照顾方面尽量做到周全,保证患者高兴地度过最后的时光。

4. 社会工作者反思

作为社会工作者,我们能做的非常有限,面对患者的疼痛,我们不能分担其痛苦,能做的仅仅是心理上的安慰与开导,尽量通过与患者聊生活往事来转移她的注意力，从而减轻其身体上的痛苦。针对处于悲伤情绪中的家属，我们能做的也仅仅是运用所学的专业知识对其进行开导，帮助其保持良好心态。但是，我们在服务的过程中，发现自身水平有限，可能难以在短时间内达到预想的效果。

5. 问题与跟进计划

重点关注患者情绪状况，下次探访的初步计划为：了解患者的情绪表现，向患者确认一些个人自传内容上的疑问，与患者及家属商量是否在自传里添加一些患者以前个人及全家福之类的照片，以使自传看起来更完整。

（四）第四次服务

1. 服务目标

（1）继续了解患者的心理状况；

（2）与患者及家属商讨是否在自传里加入照片。

2. 服务过程记录

2015 年 4 月 7 日，在患者家中。通过上次对家属的情绪开导，这次明显感觉到家属的心态有了好转。患者近来的病情也还稳定，在与患者确认了自传内容后，便征求患者意见是否在自传里增加些照片，在与患者及家属商量后，他们希望在自传里增加一些照片，以使自传内容更丰富。

3. 家属反应与改变

家属对我们的提议表示赞成，再次表达感谢，提出关于自传出版的费用由他们自行承担。同时，我们也表示会尽量争取宁养院这边的资助，家属站在我们的角度考虑问题让我们很感动，也很欣慰。

4. 社会工作者反思

要做好一个服务，与服务对象建立良好的信任关系是很重要的，作为社会工作者，我们不能凭借工作经验为服务对象决定任何事。在服务过程中，我们要充分体现案主自决，在面对事件时，我们扮演的角色更多是意见的提供者，但最终能做决定的还是服务对象自己。作为社会工作者，患者及家属的肯定是对我们最大的鼓舞，也是我们继续做好服务的动力。

5. 问题与跟进计划

（1）继续关注患者的情绪和心态，保持联系，并做好跟进服务。

（2）继续完成患者自传的撰写工作，保质保量地完成患者的心愿。下次探访的主要内容是将完成的自传电子文档带去给患者及家属审阅，及时修改，确保内容无误。

(3) 了解患者的身体状况,建议其在日常生活中应该注意的事项。

(五) 第五次服务

1. 服务目标

(1) 最后确认患者自传的内容无误;

(2) 了解患者近期身体及心态变化,是否有情绪波动,是否有外界的刺激性事件发生等;

(3) 给患者及家属提出建议,提醒患者及家属应该注意的问题。

(4) 提前与患者及家属沟通,我们可能在下次准备结束服务。

2. 服务过程记录

2015 年 4 月 17 日,在患者家中。按照计划,本次到达患者家中,首先问候患者,询问最近的身体状况。在去探访前,我们查询了有关患者合理饮食方面的资料,如吃哪些方面的食物对身体有益。我们与患者及家属交谈后,发现患者本身对饮食没有太大要求,因为始终吃不下,且有无法排便的问题。对此,我们只能开导其尽可能多吃一点,保持体力,使身体渐渐好起来。

我们提到患者自传将于下次服务完成,我们会将成品带给患者,提前告诉服务对象结案的事情,让患者及家属做好准备,避免患者对社会工作者依赖,以防在社会工作者终止服务后产生心理反差,加重其病情。

3. 家属反应与改变

家属表示会为患者提供益于身体且易消化的食物,尽量按照患者的意愿,尽力照顾好患者。

4. 社会工作者反思

面对患者无法进食的情况,我们也没有更好的办法为其提供帮助,只能与家属进行沟通,在饮食上尽量注意一些,尽可能提供一些建议,但是最主要还是患者自身的身体状况和心态。

5. 问题与跟进计划

在告知服务对象可能结案的时间后,患者及家属表示理解,对社会工作者这段时间的服务表示感谢。

下次服务计划内容:带给患者个人自传,完成结案相关工作。

(六)第六次服务

1. 服务目标

(1)将患者自传带给患者及家属;

(2)正式结案。

2. 服务过程记录

2015年4月30日,在患者家中。首先询问患者的身体状况,之后,把患者的自传交给患者,通过让患者翻看自传,转移注意力,减轻患者身体的疼痛,除此之外,这也让患者回忆起以前美好的事情,心态得到调节,利于病情的稳定。最后,我们与患者及家属沟通,说明需要结案的原因,并表示之后还会继续跟进服务,让患者及家属宽心,达到了在不影响患者及家属心理状态的情况下结案的目标。

3. 家属反应与改变

家属表示社工的服务很到位,达到了减轻患者病痛的目的,对于结案表示理解,很支持社工的工作;对于结案并没有产生较大的情绪波动,坦然面对分别。

4. 社会工作者反思

社会工作者在为服务对象提供服务时,更多的是为服务对象提供情感上的支持,在开展服务前,做好功课是关键。在结案阶段,我们要利用社会工作技巧做好情绪处理工作。

5. 问题与跟进计划

无论从服务的完成情况来看,还是从服务对象的反应来看,都是有一定成效的,结案后的工作主要是定期的跟踪服务,如电话回访,目的是更好地为服务对象服务,达到助人自助的目的。

五、结案

(一)目标达成情况

(1)患者情绪得到稳定,心态渐渐变好;

(2)家属的心态得到调整,对可能对面临的问题积极予以解决;

(3)患者个人自传得以完成,了却了患者心愿,为家属留了念想。

(二)案主自评

(1)患者表示对社会工作者的服务很满意,了解到这一职业并给予极大认同;

(2) 对社会工作者的服务表示万分感谢,希望自己的子女也可以尽自己所能帮助需要帮助的人,不断传递下去;

(3) 家属及患者对于自传的文字、图片及整体设计都很满意。

(三) 他人评价

(1) 家属对社会工作者的工作表示感谢;

(2) 家属对社会工作者能陪伴患者并给予精神上的支持表示感谢,让患者在精神上得到了慰藉,患者身体上的痛苦也得到了一定程度上的缓解;

(3) 对社会工作者为患者撰写个人自传很感激,不仅完成了患者心愿,还给自己及其他家人留了念想,很是珍贵。

(四) 工作者评估

患者及其家属情绪好转,心态转变,对生活的自信心有所提高,能够认同悦纳自我,为患者完成自传使得患者心无挂碍,能够更加坦然地面对最后的生命历程。

“孝”亦“不孝”
——癌症老人对“孝心”的反抗

卢建

一、接案来源

患者家属主动求助。

二、基本情况

患者刘先生,83岁,于2014年3月确诊为前列腺癌,因晚期、高龄、体弱,未进行抗肿瘤治疗,自行服用中药利尿消肿药。近半月全身不适感加重,家属了解到宁养服务项目前来咨询并求助,随后宁养院将刘先生纳入服务范围。

患者老伴健在,是主要照顾者之一。患者有三个儿子和一个女儿,三个儿子均与患者夫妇同住于老宅中。

患者大儿子及三儿子离异,孩子均随女方生活;二儿子患有强直性脊髓炎,生活不能自理,单身;女儿已婚,与丈夫居住在距离患者住所不远的厂区,尚未生育。患者夫妇均为退休职工,生活来源主要是退休金和孩子们的定期资助。

三、建立关系

社会工作者分别与患者、患者老伴、患者子女及提供直接照顾的患者妹妹、外甥交流,了解家庭互动模式、评估成员需求、建立信任关系。

四、预估

(一)患者现状

患者得知病情两个月后,因治疗方案、出入院计划与家属意见不一致引发冲突,导致沟通障碍,形成与家属同盟对抗局面,情绪怨恨、压抑,拒绝与外界交流,家属求助时患者已绝食三日,家属描述患者疲惫、倦怠面容,有时会出现幻觉,虽可下床但需家人扶持,表现十分虚弱。

（二）家属反应

引自两位家属的原话：

“我们每个人都爱父亲、关心父亲，可是他竟然绝食。”

“我们都是为了他好，可他却总是不听我们的……”

（三）社会工作者的思考

当一个家庭或团体将所有矛头都指向一个人时，是谁出了问题？患者家庭格局、功能、互动模式、周期、患者需求、绝食原因？

五、服务计划

深入访谈、个别辅导、适时安排家庭会议。

六、服务目标

（1）协助家庭成员接纳、平等地对待患者，解散家庭同盟，恢复患者在家中的地位；

（2）协助家庭成员进行有效沟通，恢复与家人的交流互动；

（3）与患者共同寻找生命的意义，回顾人生，重建对过往生活的评价；

（4）协助患者制作中草药手册。

七、社会工作介入

（一）统一会议目标和计划

与患者家庭重要成员深入访谈、个别辅导后，召开家庭会议，结合服务目标统一会议目标和计划：

（1）打开患者心结，厘清家属任务；

（2）引导家庭成员接纳、平等地对待患者，解散家庭同盟，恢复患者在家中的地位；

（3）协助家庭成员进行有效沟通，改善患者与家属的对立局面；

（4）与患者共同寻找当下生命意义，回顾人生，重建对过往生活的评价；

（5）协助患者制作中草药手册；

（6）商讨家庭照顾计划，交流面对分离情绪的因应方法。

（二）会议摘要

主要讨论问题、讨论过程（重点）及结论：

1. 患者绝食原因

（1）患者：最初只被告知部分病情，并不知预后，难以接受，抱治愈希望，但家人未能给予及时可信的资讯,未经患者同意即强行要求患者放弃治疗,患者怒指儿女不孝。

(2) 社会工作者的处置:再谈病情,同理感受及想法,疏导患者情绪,核实、澄清不合理信念,请患者表达当下感受及想法。

(3) 患者:“现在他们看我一直要求治疗,才把全部病情告诉了我,治疗无望了,想想也活了这么大岁数了,倒也能面对,只恨家里人曾经共同欺瞒,‘一致对敌’,因此,我也不能让他们好受,只有绝食这一招,才能让他们知道我有多难受。”

(4) 家属:本为尽孝,表示对患者的爱,结果却背道而驰,照顾应从患者需求出发,而非家属意愿。

(5) 社会工作者:引导患者和家属看到以上讨论涉及病情告知问题,邀请家属表达他们对患者从隐瞒到告知病情的真实感受与想法,使患者了解到他对家属的看法与事实之间的偏差,能够重建对家属的信任和理解。

2. 家属同盟与患者对立局面的改变

(1) 邀请每位成员发表见解:每个人都在给患者建议,并认为他服从就对了,不服从就错了。每个人都说,我们这么做都是为了你好。

(2) 社会工作者的切入点:家属的一切做法都是为患者好,现实是大家公认他的情况越来越差,拒绝交流、继而绝食,请各位家属想想这是为什么?患者究竟需要什么?我们一直想给他的是不是他想要的?在给他的过程中,确认他没有受伤吗?

(3) 转折点:会议进行到此时,患者听到以上问题,急切而愤怒地说出:“你们有谁听过我的?”“我是个将死之人,现在我是儿子,他们是爹!”

(4) 社会工作者:引导成员认识到,在患者确诊至今,家属同盟是怎样使患者感受到伤害,如今家属间也相互猜疑、指责,正是他们处理问题时所采取的方法以及家庭的互动模式,对患者、对家庭关系和家庭功能的正常发挥产生了不利影响,目前是时候解散家属同盟,共同探讨和寻找有效解决本家庭问题的方式或方法。

3. 患者与家属的沟通

患者、家属就家庭中某一问题的沟通做了一个范例的演示,其作用是促进家庭成员的有效沟通。

4. 照顾方向和家庭任务的探讨

引导家属与患者共同回顾过往，回顾对家庭有重要意义的时刻或事件，这是一个令全家人都乐于参与的过程。同时，社会工作者协助患者重建对过往生活的评价，寻找当下生命意义，改善情绪。最后，社会工作者策划协助患者制作他钟爱的、经自学研究后书写的中草药手册。

八、评估及结案

患者与家属放下怨恨，关系改善；患者家庭明确了照顾方向；家属认识到家庭彼此抱怨、推诿、结成同谋或隔离某人、隐瞒实情等都不是家庭应对危机时的可取之法，而当下应该珍惜与患者共处时光，了解并满足患者身、心、社、灵的各种需求，相互陪伴共同走过最后一段路程，实现生死两相安的照顾目标。

九、社会工作者的回顾与思考

家属求助的目标是希望患者吃饭，听话，配合照顾，而事实上经了解和评估确立的服务目标与此大有不同，因为患者绝食，是他无奈的防御和抗拒；是他的话语权和自主权被剥夺时无声的宣言和呐喊；也是他维护最后的尊严和内心尚存的一丝希望所做的最后挣扎。我们的任务是帮助家属透过表象看本质，澄清谁是最弱势最需要帮助的人，引导他们把问题放在家庭这个系统中去考量，看到问题和情境的关联，以及是什么促使问题形成并维持了互动，它使患者失去了什么，家庭有哪些能力？如何去做才能够满足他的需要？将问题辨识清晰后，制定具体的能够实现的目标，并且家属都参与到治疗和改变的计划中。也正是因为他们的参与才促成了患者改变。

这也是一次在社会工作系统观、整体观、人性观以及视角理论指导下的家庭治疗实践，过程中不仅看到问题的发展脉络和解决方向，还认识到，即便是身处逆境的人，依然有自决权和求改善、能改善的潜质，并让我感悟到“人，生而尊贵，生而平等”的含义，以及在改善的行动中，服务对象就是最具动机的能力者，而理论和服务对象都是我们实现目标的行动指南。

宗教信仰，重绘生命轨迹

乔海霞

一、接案来源

社会工作者自行发现。

二、基本情况

患者杨女士，78岁，小学文化水平，18岁便只身一人在外做工。数年前，老伴过世。两人共育有一个儿子，两个女儿，均已成家。患者由女儿照料，有时住在自己家中，有时住在女儿家里，经济条件尚可。杨女士还有一个孙子，两个孙女，经常来探望她，每当这时，她的心情都十分愉悦。

三、预估

通过社会工作者多次评估，发现患者对病情认知存在问题，且家属对疾病资讯不了解，患者及其家属均出现了情绪问题。通过进一步跟进，社会工作者发现了家属的未了心愿，同时，患者及其家属又表达出无助与绝望感。在之后的跟进中，患者及家属表现出了宗教信仰以及虔诚之心，同时表达了最后愿望。

四、服务目标

患者末期身心安适，善终；家属无憾，善生。

五、介入

（一）第一次服务

1. 主要问题

（1）与患者、患者家属初次见面，建立一种良好的关系。患者十分乐观，但患者内心仍有几分孤独，特别渴望别人来陪伴她，聊聊天，说说话。

（2）患者的大女儿把患者照顾得特别周到，患者的其他子女虽然也会定期看望患者，但仍然满足不了患者内心渴望其他子女经常看望自己的需求。

（3）患者的牙齿几乎全部脱落，只剩下零星的几颗牙，所以吃硬的东西特别不方便。曾经也戴着牙套吃饭,现在一戴着牙套吃饭就有些恶心。

2. 本次服务目标

(1) 与患者及其家属初次见面,建立一种良好的关系。

(2) 对患者及其家属有一个初步的了解,为下一次开展个案服务做准备。

3. 服务过程记录

2015 年 4 月 17 日,与患者在其家里进行面谈。

(1) 了解了其疼痛及相关生理心理的情况。老人情绪比较稳定,乐观开朗,看得开。通过此次家访感受到了患者的坚强。

(2) 与家属交谈,了解到患者虽然身体疼痛,通过基督教所宣传的教义得到舒缓,希望能给予患者好的精神状态和心理暗示。

(3) 给患者量血压,了解患者最近的身体状况。

(4) 与患者和患者家属交谈,多多了解患者和患者家属,与患者初次建立良好的关系,以方便下一次开展个案服务,制订下一次个案服务的计划。

4. 家属反应与改变

患者和家属很希望我们下次继续来访,很期待我们的服务。

5. 社会工作者反思

(1) 患者很乐意同我们交谈,不断跟我们说谢谢,我们和患者及其家属建立了很好的关系。

(2) 在以后工作中,更加深入地去了解老人的生命故事,帮助老人回顾其自豪、有成就的事可以增强其自豪感和成就感,但根据老人的身体状况,访谈时间要适度,不可使患者感到疲劳从而影响身体状况。

6. 问题与跟进计划

(1) 列好访谈提纲,帮助老人理清思路,回顾重要的且意义深刻的事,帮助其寻找人生意义,提高尊严感。尽最大的努力帮患者写一些回忆录,拓展其创作领域,获得更高的满足感。

(2) 在此次家访的基础上,促进与老人及其家人更好地沟通。

(二) 第二次服务

1. 本次服务目标

(1) 收集核实个案资料,明确服务目标,建立互信合作关系。

(2) 发掘患者身边资源及优势,让患者有更多人陪伴。

2. 服务过程记录

2015 年 5 月 22 日,与患者在其照顾者大女儿的家里。

(1) 倾听患者讲述她的个人成长经历,了解这些经历对她产生的影响。患者 18 岁开始来到外地做工,做苦力活,没有念过一天书,凭着自己的一股劲儿开始打拼奋斗,患者为人朴实。1995 年,患者在老公去世后患病。患者为寻求心理上的一份安慰和宁静开始在朋友的介绍下信仰基督教。基督教的一些教义让患者的内心平静,心胸变得逐渐宽广,懂得了适时要把一些事放下。回应与处置:对患者信仰基督教所带来的改变予以肯定,接纳患者的信教行为。

(2) 与患者的大女儿交谈,了解到患者的大女儿很辛苦,一直在照顾患者,虽然很累但她没有丝毫怨言,依然尽心尽力地照顾患者。同时患者大女儿也有一定的压力。回应与处置:对患者大女儿的情况表示同理,肯定她的付出。同时给她一些建设性意见,如兄弟姐妹轮流照顾患者相应的天数。

(3) 教患者写字,患者自己独立完成后,我们给予及时的鼓励与赞许,患者脸上流露出了幸福的笑容。

3. 家属反应与改变

患者和家属心理需求得到一定的满足,对之后的服务表示期待。

4. 社会工作者反思

(1) 也许刚与患者和患者家属见面,双方之间还没有建立足够的信任关系,我们谈论的问题只停留在浅层而没有到达更深的一层。所以患者反映出来的问题还不能得到有效的解决,只能从口头上予以回应。

(2) 很多时候回应得不是很好,这方面需要再多做些准备。

5. 问题与跟进计划

(1) 患者的问题不是很明朗,可以在近期安排探访,与患者建立深入持久的关系。

(2) 与患者的大女儿随时保持联系,随时了解患者的境况。

(三) 第三次服务

1. 本次服务目标

(1) 深入了解患者的需求,尽力帮助患者满足其需求。

(2) 帮助服务对象进行生命回顾,了解对服务对象生命中有重大意义的事情。

(3) 了解患者大女儿的压力,并为其找寻压力的根源。

2. 服务过程记录

（1）了解了患者最近的生理和心理状况，患者身体状况良好，每个礼拜三都会参加基督教举行的聚会。患者 1995 年开始由亲戚朋友介绍加入基督教，逐渐接受基督教教义并深受影响。同时，通过这次家访我们还了解到患者曾经是一个脾气暴躁的人，遇到什么事情都比较急躁，但自从信仰基督教以后，接受了那些“对人宽容，对己宽容，不轻易生气，遇到问题不慌张，不急躁”的教义之后，患者的脾气开始转好，可以这样说，信仰基督教是患者人生中一个重要的转折点。

（2）了解到患者家属的心理压力，患者主要是由大女儿（白阿姨）照顾。白阿姨一方面在尽心尽力地照顾患者，一方面也备受心理煎熬。她面临着妹夫对自己的不理解，他认为她之所以那么全心全意照顾患者是为了得到更多的好处。我们了解到这个情况后，一直开导阿姨，不要在乎别人怎么说，自己做好自己的事情就行，只要无愧于心就可以坦然面对。阿姨说感谢有你们这么支持我，阿姨的心情顿时也好了很多。关于之后个案的开展，我们打算与白阿姨的其他家人聊一聊，听听他们内心的想法。

（3）这次服务还了解到患者的一个重要需求，患者家人和患者都反映了一个问题，由于患者有时候独自在家，所以需要一个电饭锅，这样患者在家里就可以自己热粥喝，也给患者家属减轻了负担。我们答应尽力帮助满足。

（4）对患者进行生命回顾，患者没有说到影响特别大的事情，始终围绕着基督教来谈，当我们询问患者一生中有没有对自己印象深刻的事情或者对自己触动特别大的事情时，患者一再说其余的我都不知道，我只知道基督教的事情，又把话题转移到基督教上，可以看出宗教信仰是患者一生中影响较大的事情。

3. 家属反应与改变

家属的心情缓和了很多，由于认知的改变，压力也在减小。

4. 社会工作者反思

（1）和患者聊天时，要时刻照顾患者的需求，经常给患者倒水。

（2）可以让患者躺着与我们聊天，多多为患者的身体考虑，不能总是按照自己的角度想问题。

（3）每次当我们与患者聊天或者问患者问题时，患者都会不经意间把话题拉回到基督教上，所以这时我们应该学会把控话语的主动权，让患者正面回答我们的问题。

5. 问题与跟进计划

（1）由于这次比较匆忙，在案主家待的时间不是很长，下次应尽量延长一些服务时间，以保证和案主能进行更深入层次的交流。

（2）有些问题问得不是很到位，比如让案主回忆有意义的事，突然一下问案主，案主有时候没有想起来，所以下次问案主此类问题时，可以问得更具体一些，可以问案主在年轻的时候怎么想到来外地做工，怎么把孩子拉扯大的，孩子们从小都闯过什么祸，孩子们小时候安不安分等类似的问题。

（四）第四次服务

1. 本次服务目标

（1）探索患者虔诚信仰基督教的原因，信仰基督教满足了患者哪些心理需求，以便分析出患者内心的真正渴望，方便开展下一次服务。

（2）了解家属对我们服务的期望与要求。

2. 服务过程记录

（1）根据上次了解到的患者的需求，我们这次带来了电饭锅，送给了患者，患者十分高兴，一个劲儿地向我们道谢，并且嘴里还不停地念叨谢谢主啊，谢谢你们来看我，再一次热泪盈眶。我们扶着她坐下聊天。

（2）与患者一同去参加周三基督教的姊妹会。这次我们特意挑选了周三去患者家，就是为了与患者一同去参加基督教的姊妹会，从而更深入地了解患者对基督教以及这些教义的态度，同时也是为了与患者建立更加深入的专业关系。在这次姊妹会上，患者先向她的姊妹介绍我们是陪她过来参加的，姊妹会里面的所有人都互称姊妹，因此牧师也称我们为姊妹。之后，牧师开始宣读教义，我们先跟着牧师一起读教义，读完之后，牧师开始讲解教义。通过这次陪同参加基督教的姊妹会，我们一方面感受到了牧师对教义解读的详细，另一方面我们也看到了姊妹会成员对牧师的信任，她们都专心致志地听牧师讲课，我这一刻终于明白牧师在她们心目当中神圣的地位。

（3）给患者捶背，并且搀扶着患者在庭院里走走，散散心。患者与我们边走边聊，偶尔遇到认识的人，患者很高兴地向其他人介绍我们。

（4）再见时刻，约定下次服务内容。继续帮助患者做生命回顾，由于此次与患者散心达到的效果非常好，所以下次决定再扶患者多出去走走，散散心。我们的工作得到了一种认可。

3. 家属反应与改变

家属十分高兴，特别欢迎我们的到来，也表达了对我们工作更多的期望。希望我们继续来陪伴患者。

4. 社会工作者反思

（1）这次与患者一起去参加基督教的姊妹会，感受到了宗教的力量，但有一点不足的是去之前没有弄清楚基督教的基本礼仪，显得有点仓促。

（2）这次通过送礼物、陪患者参加基督教的姊妹会，与患者的关系更进一步，更方便开展接下来的工作。

5. 问题与跟进计划

（1）下次开始多给患者讲一些有关养生的知识，让患者的生活更有质量。

（2）更深入地开展生命回顾。

（五）第五次服务

1. 本次服务目标

（1）与患者深入地进行交谈，帮助她继续做生命回顾。

（2）细致地了解患者的兴趣爱好、生活习惯。

2. 服务过程记录

（1）了解了患者最近的生理心理状况，患者身体状况良好，气色渐佳，病情基本得到控制，没有恶化。患者心态良好，比较乐观，这种好的心态对患者病情的恢复大有帮助。

（2）仔细了解了患者的生命历程和患者日常的活动内容、爱好，比如患者喜欢黑色和蓝色，所以患者在选择衣服的颜色时也大多是这两种颜色。患者喜欢的季节，以前喜欢夏天，而现在喜欢冬天。原因很简单，夏天时间长可以多干活，并且夏天不冷，以前家里面没有暖气，一到了冬天就冷得要命。现在喜欢冬天，是因为冬天比较安静和舒服。从这么一个小小的问题就可以看出患者生活水平的提高，同时这也得益于国家经济的发展。当我们问起患者喜欢去的地方时，患者回答是我哪都不想去，只想待在家里面，感觉什么地方都没有家乡好。可以看出患者的乡土情结，患者对家乡有一种深深的归属感与认同感。在运动锻炼方面，患者说自己以前在公园里做健身锻炼，几乎各种器材都能做 100 个动作。患者提到平时自己几乎不参加什么节日，但会去参加基督教会组织的圣诞节，还有平安夜。一提到这两个节日，患者立马就能说出时间，一个是 12 月 25 日，一个是 12 月 24 日。患者年纪虽大，但关于基督教的一切东西她都记得十分清楚。

(3) 比之前更加详细地了解了患者的主要家庭成员以及家庭成员具体从事什么样的工作。患者有两个女儿,一个儿子。大女儿现已接近六十岁,二女儿今年五十多岁;现都已经退休。大女儿从事体力工作,二女儿以前是个会计,现在在一个三星级酒店打扫卫生,工作也还算清闲。二女儿生性豁达,喜欢旅游,去过香港、澳门,今年打算再跟团去一次台湾。患者的儿子是一个工程师。患者还有一个孙女,一个孙子,现都已经结婚,又有了孩子。患者的老伴 2013 年去世,老伴生前留下一块手表,患者依然戴到现在,对老伴十分怀念。患者的家庭成员比较完整,支持系统十分完善。

(4) 给患者捶背、按摩,让患者肢体和心理上双重放松。

(5) 再见时刻,约定下次服务内容。继续帮助患者做生命回顾,让患者感受到生命的价值感。

3. 家属反应与改变

家属对我们能够经常看望奶奶表示感谢,家属由最初的只说些客气话到现在的真情流露。

4. 社会工作者反思

(1) 本次服务收到了应有的效果,与患者进行了更加深入的交谈,比之前更加详细地了解到了患者的兴趣爱好以及患者家庭成员的基本情况。不足的是,访谈提纲中的一些内容没有问到,所以下次一定要对访谈提纲十分熟悉。

(2) 还有一点不足的是,以后去患者家里面,要注意基本的礼节问题。

5. 问题与跟进计划

(1) 继续开展生命回顾,帮助患者做一个完整的旅行笔记。

(2) 探索患者更深层次的问题,询问患者最后的心愿,尽量帮助其达成。

(六) 第六次服务

1. 本次服务目标

旅行笔记即将做完,这次由于案主病情恶化,决定陪案主静静地聊天,这让案主备感温暖。

2. 服务过程记录

(1) 仔细了解了患者近期的身体、心理状况。由于上一次预约家访时,遭到了患者家属的拒绝,因为患者病情恶化,疼痛加剧,不想与人交流。所以这一次成功预约到了家访,我们都十分担心和急迫地想了解患者的情况。可以看得出，患者的病情确实恶化了，止痛药服用量加大，在与我们交谈的过程中，说两句话就会在药物作用下昏昏欲睡。患者向我们倾诉，前几天家里没人，她独自在家担心停水，就下床查看，没想到摔倒了，幸好二女儿及时赶到，才没有大碍，只是胳膊和臀部有些疼。从其二女儿那里了解到，患者很多年都是一人独自居住，十分缺乏安全感，患者总是把门窗关严。一直到现在也一样，一旦家人离开她的视线，就会觉得不安。

（2）令我们十分感动的是，无论病情如何恶化，患者及其家属对我们还是十分认同和接纳的。天气炎热，患者二女儿专门买了西瓜接待我们，一如既往的热情。看到患者在揉大腿部位，经过询问那里正是由于摔倒导致的疼痛，我们为她轻轻按摩，后来又为她按摩胳膊，她十分高兴，不停地说“谢谢，你们都是我的亲人”。患者的二女儿向我们倾诉了她的难处。以前住的房子拆迁，开发商携款潜逃，政府也不出面解决，她和家人现在没有地方可以住，儿子只能在外租房子。“我们也很难……”她几乎含泪对我们说道。

3. 家属反应与改变

这次在案主病情十分严重的情况下，案主家属不仅让我们去她家里，并且非常热情地接待。

4. 社会工作者反思

这次去案主家里，只是简单地与案主聊天，没有涉及更多专业性的知识，下次要极其注意。

5. 问题与跟进计划

这次因为患者身体的原因中断了做生命回顾的进程。下次如果身体好转，尽量继续做生命回顾。

（七）第七次服务

1. 本次服务目标

（1）争取把旅行笔记全部做完，并让患者感受到自己的生命意义。

（2）倾听患者对自己家人的评价，了解患者最真实的一面。

2. 服务过程记录

（1）询问患者最近的身体状况，了解到患者最近食欲下降，身体一直处于疼痛状态。与患者交谈时，每当我们询问明天或者最近几天想干什么的时候，患者只告诉我们自己现在什么也不想干，只希望疼痛减轻一分。患者说到动情之处，留下了感人的眼泪。患者说自己的大女儿每天照顾她很辛苦，最近大女儿胃疼,身体健康状况下降,患者十分担心她,觉得是自己拖累了大女儿。

(2) 继续给患者做生命回顾,问到患者最想对谁说声谢谢这个问题时,患者说她最想对自己的大女儿说声谢谢,其次是我们,当听到患者说出这些话的时候,我们真的很感动,觉得自己做的事情得到了认可。

(3) 由于患者的身体状况不佳,我们让患者休息,开始与患者家属交谈。从患者家属口中了解到患者曾经做过缝手套的工作,还打过临时工。最后患者老伴生病那几年,她还做过制小板凳的工作。患者的一生也是充满了艰辛。同时也有几个特别温暖的时刻,一个是第一个孩子出生的时候,患者特别开心,觉得自己所承受的一切都是值得的。一个是自己加入基督教会的那一刻,觉得自己在精神方面不再是孤单一人,而是有了很多姊妹在支持她,与她一起接受主的庇护。

(4) 再见时刻,约定下次服务内容。继续帮助患者做生命回顾,让患者进一步感受到自己生命的价值和存在的意义。

3. 家属反应与改变

家属的心态上有了很大的改变,从之前的乐观到现在心情平静,能够安然面对发生的巨大变化,即从之前的身体健康到现在极度虚弱。

4. 社会工作者反思

在与患者的相处过程中,有时候说话方式不对,以至于勾起了患者的伤心回忆,让患者流泪。

5. 问题与跟进计划

(1) 回应患者时要细细斟酌,以恰当的方式做出合适的回应。

(2) 多多照顾患者的情绪,让患者身心愉悦。

(八) 第八次服务

1. 本次服务目标

(1) 把旅行笔记送给患者及其家属,与她们共同分享浏览旅行笔记的快乐时光。

(2) 给患者家属录制视频,留下一个珍贵的纪念。

2. 服务过程记录

(1) 了解了患者最近的生理心理状况,患者这段时间病情恶化,疼痛加重,只能通过吃止疼药的方式来止疼,患者面容憔悴,精神状态也不是很好,并且一直处于嗜睡状态。

（2）由于患者一直处于嗜睡状态，我们这次没有和患者聊天，一直和患者家属聊天，间接地了解到患者这几天的状态。白阿姨告诉我们患者这段时间心情一直不好，疼醒来就发脾气，无论对谁。有时候缓过劲来不疼了，患者便又深深陷入自责，觉得不应该对女儿女婿发脾气。患者的这种情况已经反复了好多次，患者家属也不知道该怎么办。我们劝患者家属要想得开，患者之所以会有这样的情绪变化，很大程度上都是由于身体疼痛的缘故。患者家属点头赞同我们的说法。患者家属向我们提到自己真的很累，身心都在受着各种煎熬，每天穿梭于家和宁养院之间。听到患者家属这样的倾诉，我们用手机给患者家属放了一段舒缓的音乐，让患者家属放松身体，并和患者家属说一些宽慰的话，为她的心灵减负。做完之后，患者家属给了我们一个积极的反馈，觉得自己放松了很多。

（3）这次给患者和患者家属带来了我们做的旅行笔记，我们和患者家属一起翻看着旅行笔记，患者家属看完后激动地对我们说："太感谢你们了，真的。"我们顿时感受到一种被认可、被接纳的兴奋，做了这么多的努力一切都是值得的。患者家属一遍一遍地翻看着旅行笔记，不舍得放下，我觉得这一动作又是对我们工作的认可。

（4）为了留下一个更深的纪念，我们录制了视频，包括患者家属对患者说的话、我们说的话，都被录到了这个视频里。视频里有我们共同的期望，期望患者能够好起来，期望所有人都能有一个完美的结局。祝福患者，祝福患者家属。

（5）再见时刻。约定下次服务内容。

3. 家属反应与改变

患者家属由对患者病情的无比担心转变为坦然地面对事实，接受命运安排的一切。

4. 社会工作者反思

（1）这一次的家访内容比较清晰，也比较有条理，我们是完全按照之前写的服务计划书来的，比如其中的送旅行笔记环节和录视频的环节，整体比较完整。

（2）不足的是觉得有些情感还是处理得不够好，包括对患者家属情感的回应等，较为生硬，还有一些主观。总觉得自己是在教导别人，而不是运用同理心给对方一个好的回馈。

5. 问题与跟进计划

认真处理好患者家属的情绪，其情绪会随着患者情绪的变化而变化。

温暖人生的最后旅程

杨婷

一、接案来源

社会工作者自行发现。

二、基本情况

郭奶奶,67岁,高中文化水平,退休前一直在纺织厂工作。三十年前患过胆结石,期间身体状况良好,2013年左肾被切除,2014年被确诊为左侧输尿管癌,目前处于半自理状态,靠退休金生活。

患者工作期间与同事关系非常好,患病期间同事经常来家里看望患者;患病前经常练剑、打太极,朋友很多,也经常过来看望患者。

患者兄弟姐妹六个,父母亲已故;患者老伴健在,身体状况良好;两个儿子,非常孝顺,工作之余经常回家看望;一孙子一孙女,都已上小学。

三、建立关系

社工分别与患者、患者老伴、患者子女交流,建立初步关系;社工同理成员感受及想法,了解其家庭互动模式、评估患者及其家属需求、建立信任关系。

四、预估

患者现状:患者疼痛明显,尤其受压会加重疼痛,偶有抽痛感,患者说话过多会感到疲惫,社工应留心患者身体状况,帮助患者缓解疼痛。

患者家属:患者家属身心疲惫,有点“病急乱投医”的盲目现象和非理性行为,需进行一些常识教育。

五、服务计划

深入访谈、个别辅导、生命回顾。

六、服务目标

(1) 服务总目标:患者末期身心安适,善终;家属无憾,善生。

（2）目标分解：通过医生引荐，和患者建立关系；进一步加深和患者的信任关系，为开展服务、收集好完整的信息资料打下基础；帮助患者回顾和总结她的一生，提升患者的自尊感和价值感；协助患者家属分担家庭事务，发掘社区资源。

七、介入

（一）第一次服务（2015 年 5 月 22 日）

1. 本次服务目标

初步了解患者病情，对患者周围资源和环境状况进行评估，与患者建立专业关系，发现问题、了解需求。

2. 服务过程记录

了解患者最近身体状态，疼痛是否有所改善，与患者及其家属初次接触，从中发现问题、挖掘患者的需求；了解患者平时用药情况，以及养护设施及其使用效果，适时提出合理建议；给患者例行健康检查——测血压和心率。

3. 家属反应与改变

患者家属虚心倾听、接受医师的建议，表示会积极主动配合，家属情绪稍有舒缓，并希望得到更多关注和帮助。

4. 社会工作者反思

此次服务对患者以及家属需求探索不够深入，对整个家庭情况没有很深入了解，主要原因是事前计划不完善，缺乏系统策划服务，今后应该注意改正。把每次服务内容分点具体化，这样实施操作更有目的性，对于目标达成有一定帮助。

5. 问题与跟进计划

补充完整家庭树，了解家族史以及是否有家族疾病史；了解患者及其老伴的捐献遗体意愿，适时拍照留念；患者是位虔诚佛教徒，理解、尊重她的信仰。

（二）第二次服务（2015 年 5 月 29 日）

1. 本次服务目标

进一步加深与患者及家属的信任关系；进一步了解患者的家庭史，排除遗传倾向，收集患者的各方面信息，为正式开展服务做好准备。

2. 服务过程记录

了解患者最近身体状态，便秘是否有所改善，倾听患者讲述她的故事，从中发掘患者的需求，并且给予患者以信心和希望；将患者前测问卷的各个问题融入到和患者的聊天中，完成前测问卷患者部分的工作；和家属填写前测问卷家属部分，聊天中进一步完善家庭树；将礼物送给患者及家属并合影留念，填写受益对象确认书；告知家属我们所做一切的目的和保密、知情同意原则，家属签署知情同意书。

3. 家属反应与改变

患者期望社会工作者能和她分享一些医学上的知识；家属对宁养院及社会工作者表示感谢，考虑到患者身体状况，社会工作者决定定期登门看望患者一次，其余时间可通过电话沟通。

4. 社会工作者反思

在服务改善方面，每次去家访前，必须准备得非常充分，具体到每一句话应该怎么说，每一个问题应该怎么问，每个问题之间如何衔接，与患者建立良好的关系。社会工作者之间需要分工明确，互相配合，及时把握关键信息；在了解患者具体情况方面，患者心理积极乐观，每天看报纸新闻，思想觉悟、文化修养及谈吐很多方面值得肯定，要多多赞赏；患者有较为丰富的人生阅历及生活常识，因此社工要尽自己最大努力发掘患者需求，运用专业知识技巧给予支持。

5. 问题与跟进计划

结合患者的具体情况，和患者分享一些医学上的专业知识，比如压疮的护理、翻身的技巧、药物副作用的相关知识等，并将宁养服务的宣传单发放给患者及其家属；患者的思想觉悟各方面都很好，注重自己对社会的价值和贡献，心态积极乐观，能够从容面对生与死的问题；下次服务可以陪伴患者回顾总结她的一生，做旅行笔记，考虑到患者身体状况，旅行笔记将分两次完成。

（三）第三次服务（2015 年 6 月 10 日）

1. 本次服务目标

进一步建立关系、巩固关系，为之后的服务打好基础；结合患者的具体情况，和患者分享一些医学上的小知识。

2. 服务过程记录

陪伴、倾听患者讲述她的近况，适当地给予回应；把我们从宁养院带来的护理手册分别发给了患者和家属，结合患者的具体情况，重点和患者分享关于疼痛、压疮、口腔护理的小知识，在服务过程中，为了让患者嘴唇不那么干，稍微舒服一些，我们不断把棉签蘸水涂抹在患者的嘴唇上；将患者及其老伴的遗体捐献荣誉证书拍照留念，患者让老伴拿出她患病前在樱花树下的照片给我们看，给我们讲述她年轻时的故事；和患者聊天的过程中，将我们做旅行笔记的计划告诉了患者，希望下面几次家访帮助患者总结她的一生，完成她的旅行笔记，送给患者留作纪念，她欣然答应了。

3. 家属反应与改变

这次能感到患者和家属对我们进一步的接纳，交谈的过程中患者几次流泪，并感动于宁养社会工作服务的用心。其老伴也和社会工作者进行了深入交流，他欣然拿出遗体捐献证书供社会工作者拍照，脸上露出会心的笑容，对自己的生命状态感到满意。社会工作者与患者及其家属的关系进一步巩固，为之后的服务打好了基础。

4. 社会工作者反思

服务过程中关系的建立非常重要，是一切服务开展的前提，在没有取得服务对象完全信任的情况下，社会工作者真诚地去陪伴倾听关心，对方就一定能感受到你的诚意，信任关系才能牢固建立。

5. 问题与跟进计划

给患者带一个糜子垫，缓解身体的压迫感，防止褥疮形成；按照旅行笔记的提纲，开始和患者一起做旅行笔记。

（四）第四次服务（2015 年 6 月 16 日）

1. 本次服务目标

协助患者及其家属换上糜子垫；完成旅行笔记“自我认识与肯定”部分。

2. 服务过程记录

给患者展示我们带来的糜子垫，希望能够让患者尽快使用，减轻其痛苦，但由于患者身体状态不佳，不能挪动身体，只能等到患者在状态较好的情况下让家属帮助其换上糜子垫；倾听患者叙述这两天的吃饭、睡眠、大小便、疼痛等状况，我们给予患者理解和回应，安抚患者情绪上的躁动；和患者开始旅行笔记的第一部分内容，由于患者状态不佳，只涉及两个问题，分别是最欣赏自己的一种性格和最满意自己的一种能力；了解了患者家属的近期身体及精神状况和其他个人基本情况。

3. 家属反应与改变

患者的大儿子及其老伴对于我们的到来非常感谢，再次提到要送给宁养院一面锦旗的事情；这次大儿子请假在家照顾她，能感觉到患者的老伴精神上很放松。

4. 社会工作者反思

患者最大的需求是疼痛缓解，由于不能大幅度地挪动身体，换尿不湿都很困难，如何将 100cm×100cm 的糜子垫铺在患者的身体下是一个难题；以后提高每次家访的效率，在患者能够承受的短时间内完成每次家访的目标。

5. 问题与跟进计划

继续完成旅行笔记的第一部分内容，提前设计好详细的访谈提纲，将所要涉及的内容不露痕迹地融入和患者的聊天中。

（五）第五次服务（2015 年 7 月 1 日）

1. 本次服务目标

将社会工作者用心准备的小礼物送给患者，表达对患者的祝福，和患者家属一起陪伴患者度过难忘的生日；和患者探讨商量如何做好旅行笔记，对患者的一生进行回顾，将患者的精神财富整理成册，征求患者的意见和建议。

2. 服务过程记录

把我们精心准备的贺卡展示给患者，向患者表达我们的祝福；倾听患者讲述最近的身体状况、发生的事情及困惑的地方；向患者表达社会工作者的想法：想趁患者状态好的时候，和患者一起回顾她的一生，并做录音，回去仔细整理，将这种精神财富做成一个册子，留给她和她的家人。患者表示支持，并将自己的笔记本找到，主动和社会工作者分享她的故事，最后社会工作者和患者一起吃长寿面，并将患者生日的瞬间拍照记录下来。

3. 家属反应与改变

患者的老伴一直是一种积极的状态，期待奇迹的出现，无微不至地照顾患者；患者的二儿子除了定期取药，常回家陪伴患者，对患者进行各种护理没有怨言，他对宁养院特别感激。二儿媳忙着准备午饭，整个家庭的氛围很和睦，给人积极、充满希望的感觉，而且对宁养社会工作者发自内心地表示欢迎，对宁养院的医护人员真心地表示感激。

4. 社会工作者反思

这次感到患者及家属对社会工作者发自内心的真诚的接纳，一方面，在这么特殊的日子里，没有觉得社会工作者的到来打扰到他们一家人的团聚，反而把社会工作者当成自己的家人，邀请社会工作者一起吃长寿面；另一方面，患者在挪动身体，擦拭下半身的时候，没有支开社会工作者，能够接纳社会工作者在场；虽然患者的精神状态和心态以及家属的各种支持陪伴都能对患者的病情缓解起到积极的促进作用,但是患者肚子鼓胀,体内的堆积物长期不能排出,社工希望抓紧时间完成旅行笔记,让患者看到这份礼物,看到她留给家人的财富。

5. 问题与跟进计划

好好发掘患者日记的内容,做好旅行笔记,不明白的地方继续和患者进行回顾。

(六) 第六次服务(2015 年 7 月 10 日)

1. 本次服务目标

本来计划继续向患者了解一些信息,补充旅行笔记内的内容,得知患者去世,临时将工作目标改为对家属的哀伤辅导。

2. 服务过程记录

将患者的日记本及夹在日记本里的 1000 元交还给其老伴,表达我们的歉意及悲痛;倾听患者老伴讲述最近这几天发生的事情,帮助他将压抑在内心的痛苦说出来,及时给予安慰与支持;我们适时改变了聊天的主题,试着转移悲伤的话题,引导患者老伴聊了他的兴趣爱好,随后患者老伴的情绪有些好转,脸上也露出了微笑。

3. 家属反应与改变

患者的老伴及大儿子在家,二儿子出去办事了。家里充满着悲伤的气息,能感觉到患者老伴非常疲惫且非常伤心,同时他也很冷静,能控制自己的情绪。大儿子一直没怎么说话,中间有事情出去了。一家人都比较理性,能正确看待死亡这个问题。

4. 社会工作者反思

这次服务主要是陪伴、倾听、理解,家属对社会工作者非常感谢,虽然患者去世,我们还是会根据已有的资料继续做旅行笔记。

5. 问题与跟进计划

哀伤辅导,从患者老伴的兴趣爱好入手,陪伴他发展兴趣爱好,鼓励其尽量在户外走走。

(七) 第七次服务(2015 年 9 月 27 日)

1. 本次服务目标

向患者老伴送去中秋祝福,表达我们对其的关心和祝福;并了解他在患者去世后的情绪及生活状况。

2. 服务过程记录

送给家属礼物——旅行笔记，嘱咐其多注意身体；了解家属近期的状况，认真聆听其讲述，从日常活动到老家变化，家属向我们展示了他乐观的生活状态，偶尔流露出一丝哀伤情绪，但总体状态较好，他会用各种方法（和楼下朋友打扑克、在小区外散步、和老朋友聊天）来排解这种情绪；快到午饭的时间，我们向家属告别，家属深切地握着我们的手，表达对我们的感谢。

3. 家属反应与改变

家属对我们的到来非常欢迎，热情地招待我们，能感觉到患者家属对社会工作者的信任及感恩，同时也激励着我们在宁养服务的道路上继续前行。

4. 社会工作者反思

一句简单的节日问候，能够拉近患者及其家属和社会工作者的心灵距离。社会工作者可以利用节假日向患者及家属送上祝福，也许就是这样一个简单的举动就能改变患者及家属对我们的态度。

5. 问题与跟进计划

定期去拜访家属，追踪家属的情绪变化，及时了解家属的哀伤情绪，做到早期预防，早期干预。

八、结案

1. 目标达成情况

服务的分目标均已达成，总目标基本达成。

2. 案主自评

案主在去世前向社会工作者讲述，自己内心非常平静，一点也不惧怕死亡，回想这一生虽然平平淡淡，在工作上没有大成绩，也对得起国家，家庭十分和睦，两个儿子也非常孝顺，都不用患者操心，去世后自己的身体器官还可以帮助有需要的人，也就知足了。

3. 他人评价

案主的老伴向社会工作者讲述，非常感谢社会工作者，那段时间案主虽然疼痛，但内心很有价值感，对她减轻痛苦很有帮助，案主走得也很安详，没有一丝痛苦的表情；非常感谢社会工作者来看望，案主刚去世那段时间难以接受这个事实，现在好多了，能够理性看待这个事情了。

4. 工作者评估

首先,案主能够坦然看待生与死的问题,通过生命回顾,使其更加感受到了自己的价值以及生命的意义;其次,在生命的最后时光里案主达成了自己的未了心愿,感恩宁养服务并向宁养院送了锦旗,将自己的器官捐献给红十字会;最后,在案主去世后,通过哀伤辅导,舒缓了家属的哀伤情绪,达到了逝者善终,生者善生的目标。

爱的礼物　爱的传递

李艳丽　常碧如　杨倩

一、接案来源

社会工作者自行发现。

二、基本情况

赵女士,45 岁,曾是铁路工人。已有五年病史,患者对病情完全了解并能接受,对自己的生活规律能做很好的调整,心态平和,乐观积极。患者现在主要和丈夫、儿子生活在一起,家人能够全身心地照顾陪伴,患者生命质量较高,和周边的人关系很好,社会支持网络较好。患者信奉基督教,每周六去教会聚会。

三、预估

社会工作者通过评估,发现患者存在未了心愿。

四、服务目标

服务总目标:使患者末期身心安适,善终;家属无憾,善生。

目标分解:(1)协助医生缓解患者身体疼痛;(2)了解患者的疾病抗争史,挖掘患者身上的积极正能量;了解患者信仰基督教的历程,挖掘患者的灵性变化;(3)了解患者需求,尽量满足患者未了心愿;(4)对患者进行生命回顾,制作旅行笔记;(5)缓解家属的压力,运用科学的方法帮助家属减压。

五、介入

(一) 第一次服务(2015 年 5 月 31 日)

1. 主要问题

患者肠胃消化不好,有呕吐现象,吐后感觉会舒服一些,又会有饥饿感,经常会有腿困、腰困的现象。

2. 本次服务目标

收集核实个案资料,明确服务目标,建立互信合作关系;了解患者兴趣爱好并发掘患者身边的支持力量,增强案主的自豪感和成就感;介绍宁养服务,鼓励服务对象积极参加宁养活动。

3. 服务过程记录

第一次见面，社会工作者介绍了宁养项目，并做自我介绍，表明身份，告知患者家访目的；在与患者的沟通中，了解到患者的病史、现在身体状况等情况，患者在不疼痛时能保持正常的生活，且有绣十字绣的爱好；患者性格内向，情绪平稳，心态平和，又因患者从去年开始信奉基督教，现在心态更加平和，具有乐观的生活态度，积极抗癌，活在当下；与家属进行沟通，了解到家属对患者的坚强及较好的自我调节很欣慰，并表示可以更好地帮助案主面对接下来的困难及患者心愿；社会工作者教家属做手指操，按摩病发原始点，演示气功等，患者很认真地听，表示自己也在努力学习综合方法去治疗，调节自己的身心。

4. 家属反应与改变

患者和家属情绪平和，对宁养社会工作者的服务表示期待。

5. 社会工作者反思

通过与患者交流，我们了解到患者存在腰腿困的问题，因此可以在下次的服务中增加手指操和原始点的按摩；为了引起患者的兴趣，可以丰富我们的服务形式，如在下次服务中运用相关教程视频；患者和家属对宁养服务充满期待，在患者身体和情绪平稳状况下，可以及时跟进服务。

6. 问题与跟进计划

针对患者身体不适，寻找关于有助于肠胃蠕动、消化按摩方法的视频，耐心教给患者；关于患者精神信仰，查一些关于基督教的知识、歌曲、电影等，听患者讲一些基督教、《圣经》的故事等；关于兴趣爱好，患者喜欢刺十字绣，下次服务可以与患者共同完成一件小的十字绣作品，以增强其自豪感和成就感，但要注意时间要适度，不可使患者感到很疲劳而影响其身体状况。

（二）第二次服务（2015 年 6 月 7 日）

1. 本次服务目标

了解患者近期的身体，活动状况，帮助患者和家属掌握一些日常练习手指和按摩身体部位的方法，以缓解患者身体的不适。

2. 服务过程记录

询问患者近期的身体状况，家属反映患者身体状况有周期性，患者最近三四天身体不大好，食欲差，有呕吐现象，建议其少吃多餐。患者经常腰腿困，腿脚无力。教患者手指操的连贯动作，并与患者一起观看缓解腰腿困的原始点疗法视频,患者主动要求留下视频资料自学;患者对每周做礼拜充满期待,也喜欢谈论关于基督教的话题,表示自己喜欢那种氛围,比较高兴、放松。即使身体不舒服,她也会坚持每周六去教会,并坚持到最后。

3. 家属反应与改变

患者虽然身体有不舒服的症状,但还是积极去学习身体保健的方法,家属平时也给患者做脚部的按摩,对于腰部、臀部的按摩练习也积极学习,对宁养服务表现出积极的配合和期待。

4. 社会工作者反思

患者身体状况有周期性,在身体状况好的情况下,可以试着教做一些简单舒缓的伸展操;患者信仰基督教,可以下载关于基督教的电影。社会工作者应主动去寻找关于基督教的话题,尝试让患者主动去讲;患者对于观看有助于缓解腰腿困的原始点疗法视频表现出极大的兴趣,但社会工作者现场按摩被患者婉拒的原因尚需进一步了解。

5. 问题与跟进计划

了解原始点按摩是否有效;提前列好访谈提纲,针对患者最自豪的事情,最失落的事情,有什么遗憾,心理需求和心愿等问题展开了解;继续教做一些简单舒缓的伸展操;社会工作者了解患者家庭关系时,可以通过举例子从侧面了解家庭状况。

(三) 第三次服务(2015 年 6 月 20 日)

1. 本次服务目标

陪患者去基督教会聚会,了解患者的心愿,介绍旅行笔记。

2. 服务过程记录

正逢端午节和父亲节,家访时给患者及家属赠送礼物,表达节日的祝福;询问患者近期的身体状况,了解到患者最近身体精神状态都很好,不影响正常生活,但是不能过度劳累;陪患者到教堂聚会,她很高兴,并热情向教会的其他人员介绍我们;在去教堂和回家的路上,患者向我们表达了她自己有很多心愿,其中最大的心愿就是儿子能找到一份好的工作,家庭能和睦;社会工作者向服务对象介绍旅行笔记,她很乐意接受,表示下次家访时我们可以陪她一同完成。

3. 家属反应与改变

对于我们的到来,患者和家属都很高兴;患者在基督教会聚会一边听牧师讲《圣经》,一边在做前两次社会工作者家访时教她的手指操,可见患者对宁养服务的积极接受。

4. 社会工作者反思

患者对我们陪她去基督教会聚会很高兴,下次服务可以和她一起交流去聚会的感受;向患者介绍旅行笔记,她很乐意地接受了,下次服务可以做旅行笔记,继续挖掘其心愿和需求。

5. 问题与跟进计划

交流去教会聚会的感受,拉近与案主的距离;继续挖掘患者的需求;做旅行笔记,填写《社区资源列表》。

(四) 第四次服务(2015 年 7 月 4 日)

1. 本次服务目标

做旅行笔记,了解患者的兴趣爱好和生命旅程,与患者一起欣赏旧照片和以前做过的十字绣,增加其自豪感。

2. 服务过程记录

询问患者近期的身体状况,了解到最近身体精神状态不是很好,有呕吐现象,经常出虚汗;与患者交流上次去基督教会聚会的感受,患者很高兴,并表示下次还希望我们有时间陪她一起去;做旅行笔记,了解患者的详细信息,兴趣爱好和旅行轨迹。

3. 家属反应与改变

对于我们的到来,家属也很高兴,表现出对宁养服务的认可和支持。

4. 社会工作者反思

患者的生活很平凡,但平凡中却时时刻刻流露出幸福,尤其在谈到家庭、儿子,以及患者的兴趣爱好时,患者会跟我们沟通很多,下次服务可以从生活的点点滴滴入手,进而发现患者平凡生活中的幸福。

5. 问题与跟进计划

了解患者更多的心愿;做旅行笔记,帮助患者回顾生命中重要的时刻和意义深刻的事件,帮助其明白生活虽然平淡,但点滴当中有着幸福,从而寻找人生意义,提高尊严感。

(五) 第五次服务(2015 年 7 月 20 日)

1. 本次服务目标

帮助患者回忆生命中重要的美好的事,绘制生命线。倾听家属在照顾患者过程中的感受,帮助其宣泄负面情绪,缓解压力。

2. 服务过程记录

询问患者的近况，了解到患者最近回了趟老家，患者表示经常腰腿困，所以我们做腰腿部的按摩帮患者缓解腰腿困带来的身体不适；询问其现在想做的事情，患者告诉我们她想把自己未完成的十字绣做好；与患者一起做旅行笔记，帮助患者回顾生命中每个阶段重要的事情，绘出自己的生命线；与家属沟通在照顾患者过程中的感受，患者家属表示很辛苦，面对患者病情不见好，又感到无奈，现在最大的心愿就是患者身体状况能好些，少受些罪。

3. 家属反应与改变

对我们的到来表示欢迎，主动让我们喝水，吃西瓜和梨等，主动跟我们交流心声。

4. 社会工作者反思

在填写旅行笔记的过程中，由于患者性格内向不能很好地表达情感，社会工作者可以运用自我暴露的方法，来鼓励患者吐露心声，表达自己的感情；家属在照顾患者过程中压力很大，社会工作者可以适当引导家属宣泄其情绪，释放压力。

5. 问题与跟进计划

继续完成旅行笔记，积极为患者和家属营造表达情绪情感的氛围，帮助他们表达感情；帮助家属宣泄情绪，释放压力。

（六）第六次服务（2015 年 8 月 6 日）

1. 本次服务目标

了解患者的身体状况，传达宁养院老师对患者的问候和就医建议，将患者身体的变化及时向宁养院老师反映。

2. 服务过程记录

患者身体病情有所恶化，面色苍白，呼吸急促，肚子胀得很高，一直处于昏迷状态；与家属交流，其对于患者病情的突然加重感到很无助，适时提供情感支持；传达宁养院老师的问候和就医建议，并告知患者家属要及时与宁养院老师联系从而寻求帮助；给患者和家属送去手工制作的向日葵，希望把阳光和爱带给他们。

3. 家属反应与改变

在患者身体很不好的状况下，家属依然希望我们到家里去家访，并表达了他们的谢意，可见家属对于宁养服务的认同和支持进一步加深。

4. 社会工作者反思

考虑到患者的身体状况，应适当缩短家访的时间，避免影响患者休息；把患者的身体状况告知宁养院老师，寻求帮助。

5. 问题与跟进计划

对于患者的情况，及时反映给宁养院老师，取得一定的帮助；与患者家属交流，了解目前可能会面临的问题和困难，尽量帮助其解决，减轻其无助感。

（七）第七次服务（2015 年 9 月 20 日）

1. 本次服务目标

患者去世，了解患者家属的生活近况，对其悲伤情绪进行哀伤辅导。

2. 服务过程记录

与患者丈夫聊天，了解到其精神状态调整得比较好，可以正常生活，但在谈到患者生前事和临终时，他情绪很低落，我们对其进行安抚；与患者儿子聊天，了解到其对于自己没能在妈妈最后的日子里陪伴，心里很愧疚，我们运用充分的同理心，和他讲述很多患者生前的事情，来减轻他的愧疚感，患者的儿子表示很欣慰；患者儿子表达他对大学生活的向往，想去社会工作者姐姐的学校玩，我们邀请家属有空到大学城高校园区看看；我们向家属表达了想把患者生前的照片做成视频作为礼物送给他们，他们高兴地答应了，并表示感谢。

3. 家属反应与改变

对我们的到来表示欢迎，主动跟我们流露心声，表达自己对患者的思念之情，表达对宁养服务的感谢与支持。

4. 社会工作者反思

家属精神状态调整得较好，但在谈到患者生前或者患者的物品时，他的情绪还是表现得很低落，我们可以试着聊他感兴趣的事情，来转移他的注意力，这需要我们在哀伤辅导中要注意家属细微的情绪变化，在日后的服务中不断完善自己哀伤辅导的能力。

5. 问题与跟进计划

邀请患者家属参观新校区，交流参观后的感受，转移家属的注意力，缓解家属的悲伤情绪。

（八）第八次服务（2015 年 9 月 23 日）

1. 本次服务目标

邀请患者家属参观新校区，转移家属的注意力，缓解家属的悲伤情绪。

2. 服务过程记录

邀请患者家属来大学城散心,和患者家属交流参观后的感受、缓解家属的悲伤情绪。

3. 家属反应与改变

家属为我们带来月饼还有水果,送上中秋节日的祝福,表达了对宁养服务的感激之情,并表示有机会也想为宁养服务贡献一份力量,让我们深受感动。

4. 社会工作者反思

在服务过程中,我们了解到患者家属有加入义工队伍为宁养服务贡献自己的一份力量的意愿,我们主动联系宁养院的老师,询问加入要求及流程,在下次家访中告诉家属。

5. 问题与跟进计划

给家属送去“爱的礼物”——旅行笔记和之前家访录制的患者的视频等;对于患者家属加入义工队伍为宁养服务贡献自己的一份力量的想法,在下次家访中给予回应;正式通知家属做好结案准备。告知患者家属义工与患者专业关系结束,但以后有机会还是会去探望患者家属。

(九) 第九次服务(2015 年 11 月 3 日)

1. 本次服务目标

结案,与服务对象结束专业服务关系。

2. 服务过程记录

给患者家属送去“爱的礼物”——旅行笔记和之前家访录制的患者的视频等,并陪同家属一起阅读旅行笔记小册子和观看视频,家属很感动,表示一定会好好保管这份爱的礼物,并向我们表达了真挚的感激之情;帮助家属签署《宁养院义工服务申请表》和《义工服务协议书》,完成患者家属为宁养服务尽一份力的意愿;对于其怕自己做不好的困惑进行耐心解答并给予鼓励与支持;正式告知家属义工与患者专业关系结束,但以后有机会会去探望患者家属。

3. 家属反应与改变

患者家属多次表达对我们提供的宁养服务的感激之情,并给予高度评价,希望我们以后有时间可以常去家里做客。认真填写签署《宁养院义工服务申请表》和《义工服务协议书》,表示加入宁养义工队伍后一定尽己所能去帮助更多的人。

4. 社会工作者反思

家属精神状态调整得较好,表示愿意为宁养服务贡献自己的一份力量,但对于该做什么,如何去做方面有困惑,这就需要我们去了解更多宁养义工服务的内容,从而帮助他们解答心中的疑惑,并给予更多的鼓励和支持。

5. 问题与跟进计划

患者家属是有爱心和具有正能量的人,在以后的服务活动中我们多鼓励其参与,在帮助别人的同时也给予自己支持和鼓励,从而满足其为宁养服务贡献一份力量的心愿。

六、结案小结

1. 目标达成情况

本个案已基本达到"使患者末期身心安适,善终;家属无憾,善生"的服务总目标。

服务过程中,我们协助医生缓解患者身体疼痛;了解患者需求,满足患者未了心愿;帮患者进行生命回顾,制作"爱的礼物"——旅行笔记;运用科学的方法使家属减压,达到缓解家属的压力的目的,基本达到服务目标,得到患者及家属的认可和赞赏。

患者去世后,我们运用社工服务技巧对家属进行哀伤辅导,取得良好效果,并帮助家属签署《宁养院义工服务申请表》和《义工服务协议书》,完成患者家属为宁养服务尽一份力的心愿。

2. 案主自评

患者去世前向家属表示自己没有遗憾,去世前夕,患者意识模糊,在昏睡中离世;达到使患者末期身心安适,善终。

患者去世后,社会工作者对家属进行哀伤辅导,家属表示很欣慰,对此次服务成效很满意,很感激宁养服务,达到使家属无憾,善生。

3. 他人评价

S大学W教授(督导):一方面对于患者的离世表示遗憾,另一方面对家属的乐观和主动表示感动,他非常支持患者家属加入义工团队的想法,并鼓励其尽己所能。

4. 工作者评估

患者能够认同悦纳自我,自我尊严感提升,我们制作"爱的礼物"——旅行笔记留给至亲,离世前心无遗憾。患者去世后,家属能够调整好自己的状态,正常生活工作,并愿意在工作之余去帮助别人。

姐姐，你在天堂一定要快乐

卢建

一、基本情况

史小霞,女,22岁;因患癌症去世。

二、遗属资料

遗属哀伤危机程度:可能需要特别跟进服务。

(一) 需要特别跟进服务的遗属资料

乐乐,女,12岁;小学生;患者小霞的妹妹。

需要特别跟进服务的遗属呈现出的问题:患者父亲史先生反映,自从大女儿小霞去世后,小女儿乐乐与朋辈交往变少,也很少外出,变得沉默寡言,一个多月来也未见过她的笑容,史氏夫妇担心孩子身心健康,又不知如何处理,所以求助社会工作者。

(二) 哀伤者支持系统

(1) 家属:父母;关系如何:以往较亲密,近一个多月以来与父母交流甚少。

(2) 亲戚:叔伯、舅姨及其子女;关系如何:与叔伯来往较少,与舅舅、阿姨较为亲近,以前与表妹很亲密但近期联系变少。

(3) 朋友:三位同学及好友;关系如何:近期与好友少交往,即使往返学校同路时,也尽可能避免交流。

(4) 其他人:班主任;关系如何:曾就乐乐表现与史氏夫妇沟通,对此很关心,但没有提供其他辅导或资讯。

(三) 工作或有意义活动

小霞生病前,每逢周末都会带乐乐去户外运动,两姐妹喜欢在一起唱歌;姐姐病后,史先生为乐乐联系了古筝班,但乐乐表示课余时间更愿意在家里画画、听歌,没有参加。

（四）情绪行为表现

情绪:退缩。

认知:认为自己应该“听话”、坚强、“懂事”、学习好,不能让父母为自己操心。

行为反应:将时间和精力投入学习,回避与外界交往,在学校和家中均沉默寡言。

三、跟进服务记录

（一）第一次服务

1. 主要问题

史先生反映小女儿近来行为退缩,学校老师提醒史先生关注,以防孩子出现心理问题。

2. 处置过程

(1) 倾听史先生倾诉内心的忧虑

小霞去世一周后,乐乐与朋辈的交往变少,与父母也很少交流,常常沉默寡言,史先生表示一个多月以来,都没见她笑过;近半个月以来,史先生自身常感烦闷和压抑;妻子出现头晕、头痛、失眠、食欲下降等不适症状。以上情形让史先生感到担忧,对此表示“就这一个孩子了,可别再出什么问题”;史先生同时担心自己和妻子的身体状况。

(2) 了解史先生一家人对小霞去世事件的态度及后事处理事宜。

(3) 运用同理技巧,倾听并理解史先生的想法和感受,向其介绍哀伤因应资讯,包括儿童哀伤与成人哀伤的不同之处等。由于电话交流的局限性,所以预约休息日,即乐乐和史氏夫妇均在家时探访。

3. 哀伤者反应

史先生认识到自身及家人当前表现与未及时处理的哀伤情绪有关,希望通过哀伤辅导掌握因应哀伤的方法,解决当前家庭存在的问题。

（二）第二次服务

1. 主要问题

(1) 乐乐与朋辈交往减少,沉默寡言,史先生夫妇担忧,不知如何应对。

(2) 史先生夫妇难以接受大女儿去世的事实,回避哀伤。

2. 处置过程

(1) 史夫妇有较强的倾诉愿望,对此,我们了解他们的情绪来源,归纳整理后事处理及哀伤因应等相关信息：如后事处理过程中，亲友告诫史氏夫妇及乐乐，不宜大哭大悲，需依循“父母不祭拜年轻人”的民间风俗，仅于祭日时烧纸钱即可，史夫妇及乐乐对此依从，后事处理过程包括遗物整理均由亲友操办；史夫妇虽已买好墓地，但自小霞去世至今，仍将其骨灰存放家中，史太太表示，为了随时能看到女儿，将遗像及生前喜爱的几件物品摆放在客厅正中的位置。

(2) 讨论以上处理方式对哀伤者的意义。①按照亲友的观点“这么做(忍住哀伤、不祭奠)对活着的人好”，具体好在哪里史夫妇表示不清楚；②保留遗物和骨灰，象征着女儿还和他们生活在一起，以此抚慰悲伤的心灵，他们认为一旦下葬，就意味着与女儿永远分离；③不承认小霞已故，不愿面对内心真实感受，这种回避行为不仅没有减轻史氏夫妇和乐乐失去亲人的伤痛，同时让他们忽略了使用其他有益的方式追思逝者、疏解哀伤，导致史夫妇及乐乐都感到很压抑。

(3) 核实乐乐的做法、想法和感受。乐乐认为自己应该听话，做个好孩子，在家时专心学习，对父母察言观色，表现得懂事、乖巧；在学校，老师和同学反映乐乐不爱说话，只知学习；当她觉察到父母对姐姐的不舍及压抑的悲伤情绪时，即使想念姐姐，也认为自己应听从父母教导，要坚强，不能因为自己的情绪影响学习、影响父母的心情。

(4) 讨论死亡和哀伤。①史夫妇及乐乐对于死亡的认知和态度。经历了大女儿确诊、治疗、居家休养、濒死、去世等不同阶段，史夫妇及乐乐逐步认识到“死亡”不可避免，但死亡一旦成为事实，一家人依然无法面对。史太太自责说：“没有在小霞刚开始说没食欲时就带她去做检查，如果早些发现，孩子也不至于被癌症夺走生命，每想到此就感到十分内疚。”②史夫妇及乐乐对哀伤的认知和态度。史氏夫妇和乐乐在后事处理过程中听从亲友安排，压抑个体感受及需求；居丧期间为避免引发彼此失去亲人的伤痛同样将哀伤深埋于心，未被及时处理的哀伤终以不同形式影响到每个人的正常生活；小霞病前与乐乐关系亲密，病后虚弱无力，与乐乐交流减少，去世前嘱咐乐乐好好学习，少让父母操心，长大了替她孝敬父母。乐乐谨记姐姐嘱咐，凡事尽量自己处理，并从父母处理哀伤的方式中变得压抑自我。

综上所述，再度评估并核实，史夫妇及乐乐认识到三人均存在不同程度的哀伤情绪，史夫妇表明不愿再维持现状。经协商与史夫妇达成服务目标及计划：

(1) 史氏夫妇及乐乐需要调整对死亡的认知，接纳现实，学习识别与关注哀伤，改善家庭互动模式，尝试以适宜的方式处理离别情绪，与小霞建立心理灵性层面的联结，平稳渡过哀伤期；

(2) 史氏夫妇及乐乐需要面对家庭的变故，并做出调整来适应现有家庭结构，关注和把握当下拥有，重视家人之间的情感交流，探索促进沟通、促进内在关系和谐、外在关系稳定的互动模式，为家庭恢复常态并持续发展做出努力；

(3) 乐乐在小霞罹癌、休养、去世直至居丧期间，不知不觉分担了姐姐的部分角色，史氏夫妇也曾为照顾小霞而忽略了乐乐的感受和需要，目前，乐乐需要回归天性，做回小女儿的角色，享受她这个年龄阶段应得的父母之爱；做回小学生的角色，恢复朝气与开朗的个性，恢复与他人的交往状态，健康成长。

(4) 讨论史氏夫妇及乐乐健康状况，提供体检资讯。

(三) 第三次服务

1. 主要问题

学习识别哀伤，处理分离情绪；厘清家庭发展目标，商讨实现策略。

2. 处置过程

(1) 邀请史氏夫妇及乐乐讲述患者生前身后事，史氏夫妇在叙述中充分表达对小霞的赞赏及不舍之情，我们引导史氏夫妇及乐乐看到，在小霞的末期生活中他们所付出的不懈努力，发现一家人从内地辗转来疆至今，家庭成员之间良好的互动关系，促使家庭发挥正常功能，并使得小霞得到周全照顾、了却心愿、平安离世；而小霞的离去，给史氏夫妇及乐乐在善待自身、维护身心健康，珍爱生命、珍惜亲情、热爱生活等方面予以启发，以此发现小霞离世背后蕴含的生命意义，重写她与史氏夫妇及乐乐的故事，构想新的家庭蓝图；同时看到医疗条件有限性和生命的脆弱，外化一家人的内疚与自责情绪。

(2) 通过与乐乐做手工，赋予寓意，请乐乐表达感受及想法，邀请史氏夫妇参与讨论，引导乐乐悦纳自我；寻找到与逝者建立联结的途径，如绘画、写信、播放姐姐喜爱的歌曲，把姐姐的照片、手迹整理成册与其他有纪念意义的物品存放在一起，想念姐姐时可以与父母一起观看、回味，悼念逝者。

(3) 引导并协助乐乐建立支持系统。

3. 哀伤者反应

史氏夫妇认识到家庭互动及因应模式会影响孩子的认知、情志与行为，愿从自身做起，与乐乐共同面对哀伤，尝试寻找适合自身特质及节奏的方式疏解哀伤;乐乐愿意恢复朋辈关系,不再封闭自己,并与同去探访的中学生从找寻共同的兴趣爱好做起,相约保持联系,常交流。

(四)第四次服务

1. 主要问题

体检咨询。

2. 处置过程

史氏夫妇计划选择专科医院进行全面体检,希望了解医院体检项目、费用、所需时间及检查前准备等信息,转介体检科室同事给予他们详细介绍后,史氏夫妇决定近期就带乐乐一同体检。

(五)第五次服务

1. 主要问题

处理史氏夫妇对自身及乐乐健康的担忧。

2. 处置过程

史氏夫妇及乐乐体检未见异样,史氏夫妇仍感到不放心,对此展开探讨,提供相关资讯,澄清并消除史夫妇对于"小霞得了癌症,家里人一直生活在一起,所以其他人也有可能会得癌症"的认知误区;史先生告知我们,乐乐近来放学回家后常与他们分享校园生活,交流增多,变得活跃;史氏夫妇已与亲友商量小霞下葬事宜,今日通过交流了解到一些民间下葬习俗。

3. 哀伤者反应

史先生焦虑情绪得到缓解,并积极反馈:在与同事们聊天时发现,不少人会因缺乏医疗常识而产生不必要的担忧,如果医院能多做些医学知识的普及,对老百姓来说是件好事。

(六)第六次服务

1. 主要问题

(1)小霞即将下葬,了解史氏夫妇面对此次离别的状态,如是否需要及时支持等。

(2)结案前准备。①关于下葬。史氏夫妇认同哀伤辅导过程,认为近来一家人情绪及面貌有所改善,史氏夫妇逐渐接纳和面对小霞去世事实,更多关注乐乐的身心健康及家庭当下生活。民间有"入土为安"之说,他们也希望小霞早些安逝,选择她去世百天时下葬,寓意孩子百岁安寝或可再次投胎,而年轻漂亮聪慧的小霞已珍存在他们记忆中。②关于结案。回顾服务过程,检视史先生一家人的变化,反馈改变对家庭的影响,总结、核实引起改变的方法、认知和行为,巩固成效;史氏夫妇反馈,目前已能够接纳和面对小霞离世事实,认同家庭发展理念,对乐乐近期状态感到欣慰。交流有关子女教育内容:经过小霞去世事件,史夫妇对乐乐更加疼爱,但作为父母,需要了解乐乐成长阶段的不同需求,在注重亲情、给予关爱的同时,还需把握界线,为乐乐营造健康成长的空间。对此,史氏夫妇表示认同。

四、结案小结

(一)对于哀伤的处理及情绪状态

史氏夫妇及乐乐目前可以对话,记录,写信,倾诉,选择性地收藏遗物,家人悼念等多种方式表达对小霞的思念之情,史太太反映这些做法能够使内心平静。

(二)观察及访谈评估

史氏夫妇和乐乐相信他们与小霞之间有灵性层面的联结,三人能够共同过好每一天,让家再度温暖、有序、健康发展。史氏夫妇和乐乐表示,他们能够平稳度过哀伤期,约定今后有哀伤支持活动时可邀约参与,今日可结案。

小组工作案例

携手明天　为爱远航
——“全国宁养医疗服务计划”癌症患者家属减压小组

陈招霞　姚丽　王浩

一、小组名称

携手明天 为爱远航——癌症患者家属减压小组

二、小组活动背景

全国肿瘤登记中心发布的《2012 中国肿瘤登记年报》显示，我国每年新发肿瘤病例约为 312 万例，每年因癌症死亡病例达 270 万例；平均每天 8550 人“中招”，每分钟有 6 人被诊断为癌症，有 5 人死于癌症，人们一生中患癌概率为 22%。除了病痛对癌症患者的折磨，“癌症对于整个家庭来说，都是一个严重的‘应激因素’，尤其对承担着照顾责任的家属更是如此。其不良心理状态又对病的治疗和康复产生直接影响”。癌症患者家属的需要与感受已经成为被关注的焦点。随着癌症治疗水平的提高，癌症病人的存活率和生存时间也有逐渐提高和延长的趋势，但如何使癌症家属在亲人患癌期间维持较高的生活质量，减轻其不良情绪反应，建立起有效的抗癌联盟，仍是我们需要去努力的方向。

癌症患者家属是病人最重要的看护者和支持者，在家庭发生突发事件后，家属由于照顾患者的需要、多重的角色与责任、压力、分离焦虑、孤独感等而不堪重负,患者家属在表达情感上的痛苦、探索灵性上的痛苦和一些实质性需求(照顾患者的知识与技巧、疾病的了解、心理的需求)进一步呈现,家属面临的压力不断升高。但出于对患者的照顾压力,患者家属疏解压力的需求往往未得到重视或满足,这不仅影响癌末患者家属自身的身心健康,同时会影响癌症患者的生活质量。如何通过专业服务,为癌末患者家属提供相关的社会心理支持服务也成为当务之急。

此实务研究基于中国社会工作教育协会与2013年李嘉诚基金会“人间有情”全国宁养医疗服务计划在H省示范点的服务实践。宁养服务(Hospice)也被称为“姑息医学”(Palliative Medicine)、“安宁疗护”,“是为临终患者及其家属提供全方位的照顾……使患者的症状得到控制,生命质量得到提高,家属的身心健康得到维护,使患者舒适、有尊严地走完人生的最后旅程”。宁养医疗服务在满足患者生理需要如疼痛的缓解、药物治疗的同时,也为贫困晚期癌症患者及其家属提供社会心理支持服务。

三、分析预估

(一)理论支持

(1)在马斯洛的需求层次理论中,爱和归属的层面包括两个方面的内容。一是友爱的需要,二是归属的需要,即人都有一种归属于群体的感情需要,在群体中相互照顾和支持。癌症患者家属长期为解决经济问题以及照顾患者需要奔波与打拼,家庭面临的经济压力较大,原有支持网络以及社会交往都失去了稳定性,缺乏得到他人的尊重、接纳和认可。活动设计的基本理论支持是通过小组活动方式使家属能在具有同质性问题的小组成员中相互关爱与彼此支持,同时获得其他组员的认可与劝慰,通过互助进而整合社会资源,解决照护病人与自我压力舒缓方面面临的困境。

(2)社会支持网络理论。社会支持网络概括而言就是社会支持的提供机制,是社会个体从社会和他人处获得的支持的总称。具体包括物质帮助、行为支持、亲密的互动、指导、反馈、正面的社会互动等六种形式。癌症患者家属在面对亲人病痛的压力以及长期照顾的倦怠之下,更加需要通过病缘的关系,建立非正式患者家属之间的支持关系,并通过专业的护理人员对其提供护理、健康知识,为其调动资源、完善患者家属的社会支持网络,形成互助网络体系,降低癌末患者家属的无助、迷茫感,从而减轻其压力。

（二）评估方法与过程

（1）文献法。通过查阅文献,我们主要查阅了近年来国内外在宁养服务、舒缓治疗、姑息治疗等方面的研究成果,从文献梳理和总结的结果来看,患者家属在发现、诊治、接受的过程中,无论是家庭经济还是身心都遭受到巨大的损害,对患者护理、自我压力舒缓、情绪管理等方面存在着很大的需求。

（2）访谈法。我们采用了结构式访谈和非结构式访谈的方法,对 H 市医科大学第三医院的两名医生、5 名护士、两名宁养院工作人员、5 位患者家属进行了访谈,主要内容围绕着患者病情诊疗、医患关系处理、病人情绪疏导、患者家属心理关怀等方面。

（3）测量法。针对 20 名患者家属采取了家属需求评估量表(Family Inventory of Need Survey, FINS)进行评估测量。具体量表内容包含信息获得、医护保证、心理需要、社会支持、亲近患者、身心健康 6 个方面 20 个条目,采用 5 级评分法,从需求程度和满足程度两个方面进行测量,这些收集到的数据对于真正了解和发现患者家属的需求以及制定小组活动方案具有非常重要的借鉴作用。

（三）预估结论

通过文献的查阅、与 H 市肿瘤医院宁养院工作人员的访谈、癌症患者家属的调查以及对晚期癌症病患家属在个案服务过程得到预估结论:癌末患者家属面临着较大的压力,主要包括:对癌症相关医疗知识缺乏了解、护理行为的操作不规范、自我心理需要得到社会的支持,以及家属的自身健康知识等方面。鉴于癌末患者家属之间因为有相同的心理背景和体验,容易沟通,其心理体悟与经历更有说服力,因此以小组的形式搭建一个可以联结的社会支持网络进行相互支持、帮助、分享进而降低癌症患者家属的压力具有必要性和可行性。

四、服务计划

（一）小组理念

以需求评估为提供服务基本,发现病人及其家属的需求,为其提供支持和服务,使家属能够正确认识和面对现实,增强信心、学会护理、舒缓压力、调节情绪,更好地与患者共同度过困难时期。

（二）小组目标

总体目标是为癌末患者家属提供相关医学知识、护理技巧,使癌末患者家属能更好地应对患者生理及心理的变化,及时调节和舒缓自身的压力,从而提高晚期癌症患者及其家属的生活质量，并促使服务对象形成朋辈相互支持网络。

具体目标是：(1)癌末患者家属增加对病理知识的了解及提高护理患者的技巧；(2)缓解癌末患者家属长期照顾的压力；(3)提升癌末患者家属对自己身心健康的关注意识；(4)服务对象之间建立朋辈支持网络。

(三) 小组性质

癌末患者家属减压小组。

(四) 小组对象

H省H市医科大学附属肿瘤医院宁养院所服务的晚期癌症患者家属10—15人，根据小组工作需要由宁养院负责帮助协调和组织。

(五) 小组活动时间及程序

2013年5—7月，每周二上午10:00—11:30，共8节。

第一，选取访谈及调查对象开展需求评估；第二，根据需求评估结论确定服务目标、对象；第三，根据服务目标制定服务计划书及单元计划书；第四，选取服务对象并根据开展服务状况调整服务方案；第五，开展小组服务工作。

(六) 需要的资源

(1) 宁养院办公室、移动桌椅，开展活动所需的纸、笔、办公文具以及小礼品；

(2) 宁养院工作人员的配合与支持；

(3) 开展小组活动的志愿者与社工；

(4) 宁养院提供止痛药物；

(5) 团结稳定的服务队伍；

(6) 志愿者与社工的专业素养与能力提升；

(7) 稳定与高水平的督导教师团队。

(七) 预计困难和解决办法

(1) 没有组员参加或组员太少：积极动员，请宁养院工作人员帮助动员；

(2) 成员不配合或跟不上进度：把活动尽量设计得有吸引力并且精练、简洁一点；时刻把组员当成主角，多鼓励、表扬组员，给他们自信心；

(3) 小组成员碍于面子，不愿敞开心扉：在小组活动时尽量鼓励每一位成员发言，也可以在私下与有顾虑的组员进行接触，了解真实原因；

(4) 小组时间控制不好：准备可选活动内容，根据小组成员的反应或者小组气氛，补充或删除部分内容。

五、活动内容

（1）小组类型：支持性小组。

（2）工作对象：H市医科大学附属肿瘤医院宁养院所服务的癌末患者家属，根据小组工作需要由宁养院负责协调组织。

（3）参加者人数：10—15人。

（4）小组周期：8周。

（5）小组次数及主题：共8次。第一节小组主题："宁养"在你身边；第二节小组主题："你说我听"；第三节小组主题："同帮互助"；第四节小组主题："沟通连线"；第五节小组主题："放飞心灵"；第六节小组主题："开心一刻"；第七节小组主题："关爱自己"；第八节小组主题："一路相伴"。

六、评估方法

（1）参加者态度、参与程度：成员出席率、成员守时性、现场活动热情度。

（2）参加者的回应及意见。

（3）在开展小组活动的过程中设置观察员进行记录与观察，活动后及时总结。

（4）小组计划筹备工作情况，是否得到外部力量的支持。

（5）通过每个单元小组的具体目标进行组内评估，通过访谈的形式了解是否每单元都达到了所要完成的目标。

（6）活动结束后，小组领导者在活动后的反思与发现。

小组活动单元计划书(一)

活动名称	“宁养”在你身边		
活动目标	1.让患者家属了解“宁养”项目,认识现实环境。 2.发掘患者及其家属自身的困难与需求,为下一步活动提供需求依据。		
活动性质	□工作坊 □讲座 □患者/家属团体(2节及以上) □联谊活动 □其他____		
时间	2013.5	地点	宁养院
参加对象要求:自愿参加的宁养服务中患者的家属或亲属。			
最低人数:10		最高人数:15	
主持人:胡小伟		其他协助人员:罗海洋　李杨	
招募方式	1.通过宁养院的老师联系患者家属,参与我们的活动。 2.联系我们服务过的家属参与我们的活动。		
评估方法	1.通过对小组成员的访谈了解他们对小组活动的感受和意见。 2.对出席率及参与、投入程度等作评估。 3.在开展小组活动的过程中设置观察员进行记录与观察,活动后及时总结。 4.活动结束后,小组领导者在活动后的反思与发现。		
与其困难/解决方法	1.小组成员招募过程中的问题。 解决办法:若是招募不足,通过医护人员及志愿者去与患者家属积极沟通,参与活动;若过多,可记录下来参加下一次的活动。 2.小组成员碍于面子,不愿敞开心扉。 解决办法:在小组活动时尽量鼓励每一位成员发言,也可以在私下与有顾虑的组员进行接触,了解真实原因。		
活动安排			
时间	活动内容	准备资源(包括人手)	经费预算
50分钟	1.香蕉运动 2.“宁养”在身边 3.找名字 4.五指山 5.分享 备选活动:模仿大赛;趣味介绍	香蕉、绳子、A4纸、中性笔、礼品(毛巾、洗衣粉、牙膏等)、报纸、胶水	A4纸×1盒=15元 中性笔×1盒=12元 打印费用10元 水果(香蕉)10元 礼品(毛巾、洗衣粉、牙膏等)150元 总额　197　元

工作员:胡小伟　罗海洋　李杨　　　　2013年5月25日

小组活动单元计划书(二)

活动名称	你说我听		
活动目标	在活动中发现患者家属的困境及压力来源,提高对压力问题的重视。		
活动性质	□工作坊 □讲座 □患者/家属团体(2节及以上) □联谊活动 □其他____		
时间	2013.5	地点	宁养院
参加对象要求:自愿参加的宁养服务中患者的家属或亲属。			
最低人数:10		最高人数:10	
主持人:罗海洋		其他协助人员:李杨　胡小伟	
招募方式	1.通过宁养院的老师联系患者家属,参与我们的活动。 2.联系我们服务过的家属参与我们的活动。		
评估方法	1.通过对小组成员的访谈了解他们对小组活动的感受和意见。 2.对出席率及参与、投入程度等作评估。 3.在开展小组活动的过程中设置观察员进行记录与观察,活动后及时总结。 4.活动结束后,小组领导者在活动后的反思与发现。		
与其困难/解决方法	1.小组成员招募过程中的问题。 解决办法:若是招募不足,通过医护人员及志愿者去与患者家属积极沟通,参与活动;若过多,可记录下来参加下一次的活动。 2.小组成员碍于面子,不愿敞开心扉。 解决办法:在小组活动时尽量鼓励每一位成员发言,也可以在私下与有顾虑的组员进行接触,了解真实原因。		

活动安排

时间	活动内容	准备资源(包括人手)	经费预算
50分钟	1.破冰游戏——波涛汹涌 2.勇敢者说 3.有奖问答 4.你知我心 5.分享	A4卡纸、笔、洗衣粉、气球、绳子	卡纸15张×1包=15元 笔×1盒=20元 洗衣粉×15袋=75元 气球×20个=10元 绳子×1根=5元 总额　120　元

工作员:罗海洋　李杨　胡小伟　　　　2013年5月28日

小组活动单元计划书(三)

<table>
<tr><td>活动名称</td><td colspan="3">患者家属减压小组系列之三——“同帮互助”</td></tr>
<tr><td>活动目标</td><td colspan="3">通过经验分享,使癌末患者家属汲取来自其他成员的护理患者的经验,从而减轻照顾的压力,初步建立彼此相互支持的关系。</td></tr>
<tr><td>活动性质</td><td colspan="3">□工作坊 □讲座 □患者/家属团体(2 节及以上) □联谊活动 □其他____</td></tr>
<tr><td>时间</td><td>2013.6.4</td><td>地点</td><td>宁养院</td></tr>
<tr><td colspan="4">参加对象要求:自愿参加的宁养服务中患者的家属或亲属。
最低人数:8　　最高人数:14</td></tr>
<tr><td colspan="4">主持人:郝微　　其他协助人员:刘宇　周涵　陶梦媛</td></tr>
<tr><td>招募方式</td><td colspan="3">1.通过宁养院的老师联系患者家属,参与我们的活动。
2.联系我们服务过的家属参与我们的活动。</td></tr>
<tr><td>评估方法</td><td colspan="3">1.通过对小组成员的访谈了解他们对小组活动的感受和意见。
2.对出席率及参与、投入程度等作评估。
3.在开展小组活动的过程中设置观察员进行记录与观察,活动后及时总结。
4.活动结束后,小组领导者在活动后的反思与发现。
5.通过小组问卷的前后测问卷,寻找组员的变化。</td></tr>
<tr><td>与其困难/解决方法</td><td colspan="3">1.小组成员招募过程中的问题。
解决办法:若是招募不足,通过医护人员及志愿者去与患者家属积极沟通,参与活动;若过多,可记录下来参加下一次的活动。
2.小组成员碍于面子,不愿敞开心扉。
解决办法:在小组活动时尽量鼓励每一位成员发言,也可以在私下与有顾虑的组员进行接触,了解真实原因。</td></tr>
<tr><td colspan="4">活动安排</td></tr>
<tr><td>时间</td><td>活动内容</td><td>准备资源(包括人手)</td><td>经费预算</td></tr>
<tr><td>50 分钟</td><td>1.杯水传球
2.你我同行
3.你和我说
4.同心园地</td><td>纸杯、乒乓球、彩笔、彩纸、礼品(毛巾、牙膏洗洁精、香皂等)</td><td>纸杯×1 盒 = 10 元
乒乓球×6 个 = 6 元
彩笔×1 盒 = 20 元
A4 纸×1 盒 = 15 元
眼罩×6 个 = 12 元
礼品(毛巾、牙膏、香皂、洗洁精等)75 元
总额　144　元</td></tr>
</table>

工作员:郝微　刘宇　陶梦媛　周涵　　　2013 年 6 月 4 日

小组活动单元计划书(四)

活动名称	患者家属减压小组系列之四——“沟通连线”		
活动目标	通过活动使患者家属了解沟通的不同方式和意义,从中获得沟通的技巧,减少与患者的沟通压力。		
活动性质	□工作坊 □讲座 □患者/家属团体(2节及以上) □联谊活动 □其他____		
时间	2013.6	地点	宁养院
参加对象要求:自愿参加的宁养服务中患者的家属或亲属。			
最低人数:8		最高人数:14	
主持人:陶梦媛		其他协助人员:武玉宝　刘宇　周涵	
招募方式	1.通过宁养院的老师联系患者家属,参与我们的活动。 2.联系我们服务过的家属参与我们的活动。		
评估方法	1.通过对小组成员的访谈了解他们对小组活动的感受和意见。 2.对出席率及参与、投入程度等作评估。 3.在开展小组活动的过程中设置观察员进行记录与观察,活动后及时总结。 4.活动结束后,小组领导者在活动后的反思与发现。		
与其困难/解决方法	1.小组成员招募过程中的问题。 解决办法:若是招募不足,通过医护人员及志愿者去与患者家属积极沟通,参与活动;若过多,可记录下来参加下一次的活动。 2.小组成员碍于面子,不愿敞开心扉。 解决办法:在小组活动时尽量鼓励每一位成员发言,也可以在私下与有顾虑的组员进行接触,了解真实原因。		

活动安排

时间	活动内容	准备资源(包括人手)	经费预算
50分钟	1.猜成语 2.动物园 3.生日线 4.撕报纸 5.分享	A4纸、彩笔、礼品(毛巾、牙膏洗洁精、香皂等)、报纸	彩笔×1盒20元 A4纸×1盒=15元 打印费用10元 礼品(毛巾、牙膏、香皂、洗洁精等)90元 总额　135　元

工作员:武玉宝　周涵　陶梦媛　刘宇　　　　2013年6月18日

小组活动单元计划书(五)

活动名称	患者家属减压小组系列之五——“放飞心灵”		
活动目标	1.使患者家属了解压力舒缓的不同方式和意义,从中获得缓解压力的技巧,减少因照顾患者产生的压力。 2.让患者通过活动掌握一些舒缓压力的方法,相互学习舒缓技巧,提高生活质量。		
活动性质	□工作坊 □讲座 □患者/家属团体(2节及以上) □联谊活动 □其他____		
时间	2013.6	地点	宁养院
参加对象要求:自愿参加的宁养服务中患者的家属或亲属。			
最低人数:8		最高人数:14	
主持人:武玉宝		其他协助人员:刘宇 周涵 陶梦媛	
招募方式	1.通过宁养院的老师联系患者家属,参与我们的活动。 2.联系我们服务过的家属参与我们的活动。		
评估方法	1.通过对小组成员的访谈了解他们对小组活动的感受和意见。 2.对出席率及参与、投入程度等作评估。 3.在开展小组活动的过程中设置观察员进行记录与观察,活动后及时总结。 4.活动结束后,小组领导者在活动后的反思与发现。		
与其困难/解决方法	1.小组成员招募过程中的问题。 解决办法:若是招募不足,通过医护人员及志愿者去与患者家属积极沟通,参与活动;若过多,可记录下来参加下一次的活动。 2.小组成员碍于面子,不愿敞开心扉。 解决办法:在小组活动时尽量鼓励每一位成员发言,也可以在私下与有顾虑的组员进行接触,了解真实原因。		
活动安排			
时间	活动内容	准备资源(包括人手)	经费预算
50分钟	1.猜五官 2.让我放飞 3.轻松一“夏” 4.相互按摩 5.分享	A4纸、彩笔、彩纸、礼品(毛巾、牙膏洗洁精、香皂等)、报纸、动物图片	彩笔×1盒20元 A4纸×1盒=15元 打印费用10元 礼品(毛巾、牙膏、香皂、洗洁精等)90元 总额 135 元

工作员:武玉宝 周涵 陶梦媛 刘宇　　　　2013年6月20日

小组活动单元计划书(六)

<table>
<tr><td>活动名称</td><td colspan="3">患者家属减压小组系列之六——“开心一刻”</td></tr>
<tr><td>活动目标</td><td colspan="3">1.运用欢快的小组互动游戏使癌末患者家属的心情得到放松。
2.为癌末患者家属进行压力舒缓活动。</td></tr>
<tr><td>活动性质</td><td colspan="3">□工作坊 □讲座 □患者/家属团体(2 节及以上) □联谊活动 □其他____</td></tr>
<tr><td>时间</td><td>2013.6</td><td>地点</td><td>宁养院</td></tr>
<tr><td colspan="4">参加对象要求:自愿参加的宁养服务中患者的家属或亲属。</td></tr>
<tr><td colspan="2">最低人数:8</td><td colspan="2">最高人数:14</td></tr>
<tr><td colspan="2">主持人:周涵 武玉宝</td><td colspan="2">其他协助人员:陶梦媛 刘宇</td></tr>
<tr><td>招募方式</td><td colspan="3">1.通过宁养院的老师联系患者家属,参与我们的活动。
2.联系我们服务过的家属参与我们的活动。</td></tr>
<tr><td>评估方法</td><td colspan="3">1.通过对小组成员的访谈了解他们对小组活动的感受和意见。
2.对出席率及参与、投入程度等作评估。
3.在开展小组活动的过程中设置观察员进行记录与观察,活动后及时总结。
4.活动结束后,小组领导者在活动后的反思与发现。</td></tr>
<tr><td>与其困难/解决方法</td><td colspan="3">1.小组成员招募过程中的问题。
解决办法:若是招募不足,通过医护人员及志愿者去与患者家属积极沟通,参与活动;若过多,可记录下来参加下一次的活动。
2.小组成员碍于面子,不愿敞开心扉。
解决办法:在小组活动时尽量鼓励每一位成员发言,也可以在私下与有顾虑的组员进行接触,了解真实原因。</td></tr>
<tr><td colspan="4">活动安排</td></tr>
<tr><td>时间</td><td>活动内容</td><td>准备资源(包括人手)</td><td>经费预算</td></tr>
<tr><td>50 分钟</td><td>1.生死与共
2.火山爆发
3.解气
4.不错也是错
5.烦恼都丢掉</td><td>A4 纸、彩笔、气球、报纸、礼品(毛巾、洗衣粉、牙膏洗洁精、香皂等)</td><td>气球 10 元
礼品(毛巾、洗衣粉、牙膏、香皂、洗洁精等)120 元

总额 130 元</td></tr>
</table>

工作员:周涵 武玉宝 陶梦媛 刘宇　　2013 年 6 月 27 日

小组活动单元计划书(七)

活动名称	患者家属减压小组系列之七——“关爱自己”		
活动目标	1.通过活动使患者家属学会如何以简单的方式让自己身心得到休息,学会关爱自己,了解关爱自己的意义。 2.提升癌末患者家属对自己身心健康的关注意识,掌握一些关爱自己的技巧。		
活动性质	□工作坊 □讲座 □患者/家属团体(2节及以上) □联谊活动 □其他____		
时间	2013.7	地点	宁养院
参加对象要求:自愿参加的宁养服务中患者的家属或亲属。			
最低人数: 8		最高人数:14	
主持人:武玉宝		其他协助人员:刘宇 周涵	
招募方式	1.通过宁养院的老师联系患者家属,参与我们的活动。 2.联系我们服务过的家属参与我们的活动。		
评估方法	1.通过对小组成员的访谈了解他们对小组活动的感受和意见。 2.对出席率及参与、投入程度等作评估。 3.在开展小组活动的过程中设置观察员进行记录与观察,活动后及时总结。 4、活动结束后,小组领导者在活动后的反思与发现。		
与其困难/解决方法	1.小组成员招募过程中的问题。 解决办法:若是招募不足,通过医护人员及志愿者去与患者家属积极沟通,参与活动;若过多,可记录下来参加下一次的活动。 2.小组成员碍于面子,不愿敞开心扉。 解决办法:在小组活动时尽量鼓励每一位成员发言,也可以在私下与有顾虑的组员进行接触,了解真实原因。		
活动安排			
时间	活动内容	准备资源(包括人手)	经费预算
50分钟	1.我最高贵 2.“嘭”出的爱 3.物极必反 4.大家跟我学做操 5.分享	A4纸、气球、纸杯、礼品(毛巾、牙膏洗洁精、香皂等)、报纸	气球×1袋=10元 A4纸×1盒=15元 纸杯×1袋=5元 图钉×1盒=2元 打印费用10元 礼品(毛巾、牙膏、香皂、洗洁精等)80元 总额 122 元

工作员:武玉宝 周涵 刘宇 2013年6月30日

小组活动单元计划书(八)

活动名称	患者家属减压小组系列之八——“一路相伴”		
活动目标	1.处理好离别情绪。 2.通过活动鼓励成员之间彼此相互支持,促进服务对象结束小组活动后继续保持联系,相互支持。		
活动性质	□工作坊 □讲座 □患者/家属团体(2 节及以上) □联谊活动 □其他____		
时间	2013.07.09	地点	宁养院
参加对象要求:自愿参加的宁养服务中患者的家属或亲属。			
最低人数:8		最高人数:15	
主持人:宋健		其他协助人员:周涵 李杨	
招募方式	1.通过宁养院的老师联系患者家属,参与我们的活动。 2.联系我们服务过的家属参与我们的活动。		
评估方法	1.通过对小组成员的访谈了解他们对小组活动的感受和意见。 2.对出席率及参与、投入程度等作评估。 3.在开展小组活动的过程中设置观察员进行记录与观察,活动后及时总结。 4.活动结束后,小组领导者在活动后的反思与发现。		
与其困难/解决方法	1.小组成员招募过程中的问题。 解决办法:若是招募不足,通过医护人员及志愿者去与患者家属积极沟通,参与活动;若过多,可记录下来参加下一次的活动。 2.小组成员碍于面子,不愿敞开心扉。 解决办法:在小组活动时尽量鼓励每一位成员发言,也可以在私下与有顾虑的组员进行接触,了解真实原因。		
活动安排			
时间	活动内容	准备资源(包括人手)	经费预算
50 分钟	1.热身游戏——解开心扉 2.“感谢有你” 3.心有牵牵结 4.“祝福你我” 5.爱在你我 6.小组分享	绳子、眼罩、A4 纸、中性笔、礼品(毛巾、洗衣粉、牙膏等)	绳子×4 根 = 10 元 眼罩×4 个 = 12 元 A4 纸×1 盒 = 15 元 中性笔×1 盒 = 12 元 礼品(毛巾、洗衣粉、牙膏等)100 元 总额 197 元

工作员:宋健 周涵 李杨　　2013 年 7 月 9 日

第三编

操 作 指 引

宁养社会工作实务手册*

刘晓芳

一、宁养社会工作的核心任务

社会工作的核心任务是在患者去世前后,关注患者、家属、亲友以及照顾者的社会及心理健康。这包括两部分:评估(Assessment)和处置(Intervention)。

(一) 评估

居家或住院患者的评估通常从医务人员的书面记录和照顾计划开始。首诊评估应包括患者及家属的社会心理问题,这部分需要社会工作者的协助来进行。特别是一些符合患者及丧亲者高危指征的个案,需要社会工作者或其他专家协助来进行深入评估。

例如,一个离异、独自照顾年幼子女的母亲在入院时,除了面见医生和护士之外,同时应该邀请社会工作者参加。因为可能发生紧急照顾的需要,而且患者的子女可能需要特别的帮助来参与和了解母亲濒死的事实。

社会工作者评估的内容可能不同,但通常涵盖以下四个维度:个体、家庭、物质资源和社会资源。评估应该是持续性的。在照顾过程中的各个关键阶段,都应对患者及其家庭进行系统性的评估。重点在以下关键阶段评估患者及其家属的社会心理状况:接案的时候;转介的时候(以上评估应在接案/筛查或接受转介后的三天内完成,紧急情况除外);身体状况出现明显衰退;濒死(以上评估应在状况发生时尽快进行);悲伤期(在死亡后3—6周内评估,取决于危机程度)。评估的关键阶段、注意要点与具体评估内容请见表1。

---

* 本篇文章改编自李嘉诚基金会“人间有情”全国宁养医疗服务计划《宁养社工服务手册》。刘晓芳,李嘉诚基金会“人间有情”全国宁养医疗服务计划办公室。

表 1 评估的关键阶段、注意要点与具体评估内容

关键阶段	注意要点	关键阶段及主要内容
患者去世前	包括“生理—社会—心理—灵性”各个层面的全面评估。虽然生理层面评估不属于社会工作者的专业领域，但社会工作者应该了解基本的宁养医学知识。 了解及分析患者及其家庭内在、外在的障碍与资源。 及时识别高危人群（参照表 3）。	评估的主要内容包括： 过去和现在的健康情形（包括诸如疼痛、抑郁、焦虑、谵妄、活动能力下降等问题带来的影响）与情绪状态； 家庭结构和角色； 家庭中沟通和做决定的方式； 生命周期的不同阶段中有关发展的问题； 灵性/宗教信仰，文化观念； 患者/家属对于诊断和预后的知情程度； 案主/家庭接受纾缓治疗和宁养疗护的目标； 经济条件，家庭居住（照顾）条件； 社会支持，包括支持系统、正式和非正式的照顾者，现有资源和获取资源的障碍； 过往有关疾病、残障、死亡和失落的经验； 精神功能包括病史、应对方式、危机管理能力； 自杀/伤害他人的风险； 照顾特殊人群例如儿童、独居老人，患有严重或长期精神疾病者，无家可归者的社会心理需要，并及时与团队成员沟通。
患者去世后	不是在患者去世后才开始评估，患者去世前就已经进行。 相对于危机程度较低的个人/家庭，高危丧亲者应该在丧亲后更短的时间内得到评估，以获得更及时的处置（参照表 3）。 有能力分辨正常哀伤与复杂哀伤，及时给予处置或转介。	对丧亲者进行评估的主要内容包括： 死亡发生的情形； 灵性/宗教信仰，文化观念； 每天的日常功能，如睡眠，饮食等； 酒精、药物使用； 过往的精神健康问题； 同时存在的压力源； 对于失落的情绪、生理、认知和行为反应，以及丧亲者对自我状态的评估； 家庭与社会支持； 丧亲者与逝者的关系及依附程度，丧亲者认为自身与逝者关系的本质； 过往失落经验及应对模式； 失落的本质与意义，死亡是否威胁其假设的世界； 信心，抗逆力，是否在寻求意义； 持续的连结纽带； 是否存在被剥夺的哀伤； 丧亲者在目前和今后的生活调适中，可利用的长处和资源。

成功的评估结果可能就是找出帮助患者及其家庭处理所面对问题的处置目标与策略。例如,对患者的灵性/宗教信仰、家庭功能、现有社会支持和社会资源的评估,有助于找出患者、家庭和社区中最适当的应对机制。

社会工作者应具备辨识高危群体的能力并及时给予支持。患者及其家属社会心理高危指征与丧亲者高危指征请见表2与表3。

表2　患者及其家属社会心理问题高危指征

伴有以下特征的患者,其本人或家属倾向于需要社会工作者及宁养团队提供社会心理照顾
年龄低于50岁 有年龄18岁以下子女的单亲家庭 有年龄15岁以下子女的家庭(非单亲家庭) 事先存有家庭问题,如关系冲突、缺乏沟通等 其他家庭成员患有危及生命的疾病 过去一年以内有重大的失丧事件 配偶年老,但缺少其他照顾者提供支持 独居,缺乏社会支持

表3　丧亲者高危指征

伴有以下特征的家属,倾向于需要社会工作者及宁养团队提供哀伤支持服务			
患者死亡方式	与逝者的关系	环境因素	个人特征
自杀死亡 意外死亡 精神或肉体遭受很大痛苦的死亡 痛苦得不到缓解的回忆	情感上的依赖 矛盾的关系(好恶参半)	缺乏社会支持 患有精神疾病 有年龄15岁以下的子女 自身/家属患有严重的疾病 在过去一年内经历重大的失丧事件 未解决的哀伤 有需要抚养的家庭成员 经济/工作上的问题	压抑自己的个性 不安全感,焦虑、担心 自尊感较低 应对能力差 强烈的内心冲突,如罪恶感、愤怒等

(二)处置

处置的目标群体可能是患者本人,也可能是其家庭。在疾病进程的不同关键阶段,社会工作者有相应的主要任务和处置重点。当然,这并非一成不变的规律,每一位患者及其家庭的应对模式、沟通形态、可支配的资源以及解决问题的能力各有不同,需要充分评估其特点,制定个性化的服务方案。

设定处置目标的基础是社会工作者与团队成员进行生理—社会—心理—灵性评估的结果,以及患者和家属自身设定的目标。处置的目标应当:(1)根据患者的身体机能和预期生存时间制定现实目标;(2)得到患者、家属和医疗团队的多方面认同;(3)最大限度地发挥患者及其家属的潜力,提升其生活质量。

表4是根据患者死亡前后,不同服务对象(患者本人、患者家属,以及患者和家属共同)阐述处置的主要任务、基本原则及策略。

表4 不同阶段及对象的处置

关键阶段	主要任务	基本原则	策略
死亡前对患者的照顾	当患者面临濒死和死亡威胁时,为其提供心理和情感上的支持。	识别恐惧、焦虑、悲伤、孤独等末期病患常见的情绪反应并及时给予支持; 认识并且尊重不同文化、宗教和个体对于死亡的反应。	为患者提供机会表述其目前的担心、恐惧和焦虑; 为患者由疾病和目前境遇所带来的情绪问题提供支持; 使患者能够表述自己的最后愿望,并寻求方法实现愿望。 当患者出现以下情境,需及时处置或转介: 持续呈现情绪低落:无法体验乐趣,对生活缺乏兴趣,郁郁寡欢; 明显的活动兴趣减低,缺乏活力、没有胃口、睡眠障碍,或者情绪激动不安; 表现出无价值感,注意力难以集中或自杀想法; 躁动、焦虑不安、妄想或幻觉; 失眠、噩梦惊醒和过度焦虑。
	当患者面临生命末期的各种失落时,帮助其维持自我价值的认同。	末期病患趋向于忍受自我形象低、无用感和无力感的痛苦;有必要帮助他们维持自身的价值感和提升自我形象。	敏锐地识别并且重视每个案主境遇的独特性; 尊重案主的个人尊严、隐私及选择权,帮助其彰显自我价值; 即使末期病患生理功能日趋衰退,但也要认识到患者的长处/优势和应对能力,帮助其发掘自身力量来源; 帮助患者意识到自己一生中的贡献和成就,寻求人生意义。

续表

关键阶段	主要任务	基本原则	策略
死亡前对家属的照顾	在患者临终阶段，为其家属提供心理和情感上的支持。	研究发现在疾病末期阶段，家属往往从健康照顾团队处得不到足够的支持和处置； 应帮助家属应对因照顾患者而负担的多重角色和责任、情绪压力和分离焦虑等； 认识并且尊重不同文化、宗教和个体对于死亡的反应。	促进家庭成员间的沟通； 鼓励并提供充裕的时间给家属，以让他们表达对于亲人濒死或死亡的感受和想法； 帮助家属照顾自身的需要，而并非仅仅关注患者的需要； 提供充分的资讯和教育，让其更有信心担任照顾者的角色； 协助联络喘息照顾、日间照顾或义工服务，让家属有时间休息。
	认识到家属参与照顾过程中其角色的重要性。	整个疾病进程中患者的照顾，都应有家属的参与。	促进家属照顾患者并肯定他们的贡献； 认同并肯定他们的长处和资源。
	帮助儿童做好准备以应对亲人的死亡。	家庭成员罹患末期疾病会给儿童带来很大影响，但儿童的需要往往被忽视；他们需要支持以应对预期的失落。	根据儿童所处的认知发展阶段，帮助其理解死亡； 明确家庭中对儿童而言重要的成人，与其一同面对儿童的需要； 教育家庭成员识别儿童的需要，及如何为他们提供支持； 通过各种方式，使儿童能够表述自己对于亲人死亡或濒死的需要和看法，并提供适当的支持； 强化儿童的支持网络，为其提供稳定的实质上或情感上的支持。
死亡前对患者及其家属的照顾	使患者及其家属积极参与照顾的过程。	患者及其家属应当参与照顾的全过程； 整个照顾过程中，应定期评估及监控患者及其家属的进展。	对于疾病和预后的理解与接受； 对于死亡的准备，计划如何更好地让患者度过余生； 与医疗团队合作，参与设定处置目标、制定处置方案； 主要的担忧，未实现的愿望； 未解决的家庭冲突，和解的可能。

续表

关键阶段	主要任务	基本原则	策略
死亡前对患者及其家属的照顾	满足患者及其家庭的资讯和教育需求。	患者及其家属需要资讯和教育,以最大限度地发挥他们的潜力,获得更佳的生活质量; 应考虑到患者及其家属的教育和文化背景、患者的精神状态、情感因素等可能对学习带来的影响。	资讯及教育工作包括以下主题: 患者及照顾者的需要; 家居护理的知识与技巧; 情绪问题的处理; 支持性沟通; 如何帮助儿童面对亲人的死亡; 认识与处理哀伤; 社区资源及利用。
	提供实质性帮助。	倡导患者和照顾者的权利; 及时转介或安排服务。	提供有关医疗、经济补贴、居所改造、辅助仪器租借、葬礼及其他实际事务的资讯和建议; 协助其寻求例如"确立遗嘱"等法律事务的专业咨询; 协助其识别并有效利用所在社区的现有资源。
	增进家庭关系。	促进家庭生活的完整性。	认识到所有成员对家庭这个集体的贡献; 增进沟通,加强彼此间的相互支持。
死亡后对家属的照顾	支持丧亲者处理与逝者之间因为失落而引发的各种情绪困扰,并完成未竟事宜。	高危的丧亲者,必要时应及时转介给临床心理学家、咨询师或其他专业机构提供更进一步服务; 每个丧亲者的哀伤经历都是独特的; 认识并且尊重不同文化、宗教和个体对于丧亲的反应。	接受丧亲的事实; 经验悲伤的痛苦; 重新适应丧亲后的生活; 能够具有适应性行为和应对技巧; 在他们的情感关系中为逝者找到一个适宜的地方,然后能够继续有效地生活; 安排必需的社区资源; 促进对丧亲儿童的支持,通过各种方法提供跟进的丧亲服务; 发送慰问卡或相关的资讯; 电话联络、家访、办公室会谈; 转介给临床心理学家、咨询师、其他专业机构等; 哀伤支持团体或活动项目。

续表

关键阶段	主要任务	基本原则	策略
团队合作	团队成员间保持密切的沟通，协作努力提供生理—社会—心理—灵性照顾。	宁养疗护中的社会工作任务是由包括社会工作者在内的整个宁养团队共同完成的； 跨学科团队中不同成员的专业知识对于辨识患者的全面需求有重要意义； 良好的沟通有利于增进团队对患者及其家属的理解，持续、合作地提供照顾。	全体人员有定期之个案讨论会，并形成记录； 社工应同团队成员共同制定生理—社会—心理—灵性评估及照顾方案和哀伤支持方案，厘清各人在照顾方案中之角色与功能； 医护人员在服务过程中，应留意服务对象的社会—心理—灵性问题及需要，及时将高危对象转介给社工跟进； 团队成员应在整个服务过程中互相支持和配合； 团队成员间能具备开放沟通与合作的态度。

二、宁养社会工作服务的形式与内容

社会工作服务的核心任务是在患者去世前后，关注患者、家属及照顾者的社会—心理—灵性健康，主要通过以下形式和内容来实现。

（一）个别会谈

与患者或其家属进行的治疗性谈话，主要应用于以下问题：

（1）告知病情，处理对坏消息的反应，如否认、愤怒、怀疑、悲伤和绝望；

（2）处理患者和家属之间的“共谋”；

（3）讨论即将面临的死亡，帮助患者和家属为衰弱和濒死做好准备；

（4）对长期持有不良情绪的患者和家属提供支持，处理绝望、自杀意念；

（5）与患者和家属讨论相关医疗决定、事务安排等；

（6）处理在死亡和丧亲过程中的愤怒和攻击性问题等。

（二）家庭功能维系

华人文化中重视家庭、子女责任以及尊重老人的核心价值观对死亡经验以及社会工作服务有重要影响。华人文化传统中不鼓励情感的表达，反而通过一些细小的行为来含蓄地传递感情,例如准备一份很有营养的汤。当死亡临近,很多话需要说出口,如表达爱与关心,请求宽恕等。促进完成这些对话、彼此之间的沟通与融合,以适合文化传统的、让逝者感觉受到尊重的形式来圆满结束关系,给家人留下一份有意义的纪念;帮助双方从濒死的压力中得到缓解,获得正向能量,从失落经验中获得个人和灵性的成长,以及协助丧亲者设立重新开始生活的目标与动力。

社会工作者需要协助家人做情感和意见的表达,理解彼此对生活质量的期待,并能维护家庭功能正常运作;教育患者与家属有效沟通的技巧,是维护家庭功能的重要方法。社会工作者在协助家庭沟通中扮演促动者和教育者的角色。

当所爱的人病了,家庭要重新平衡角色。为促进家庭关系,在强化每个人的功能之前,先要评估家庭常用沟通方式、提高作决定的能力、增强照顾责任与分摊任务。当家庭因疾病而暂时陷入危机时,调配人力、物力和财力,为患者寻求经济、照顾上的支持,让患者与家属能安心接受治疗。家庭会议是一种常用的方法,一些重要的议题如病情告知、医疗和照顾决策、出院计划、后事安排和矛盾化解等,都可以考虑采用家庭会议的方式进行处置。

(三)团体工作

应用团体工作方法协助具有相似处境和问题的患者及家属,以性质分类可包括教育性团体、支持性团体或治疗性团体。例如面对亲人日益严重的压疮而备感照顾负担和心理压力加重的照顾者,社会工作者可以通过组织教育支持性团体,为其提供相关资讯及照顾指导;参加者也可以分享自己在照顾过程中的压力、恐惧和无助感,彼此之间相互支持。

患者们可能通过团体来探讨他们对于疾病的感受和获得支持。丧亲者支持团体也是常见的形式。例如,中年丧偶妇女定期聚会,分享独自抚养孩子时遭遇的实质性和情感性问题;一些丧亲儿童和成人,可能通过参加团体获得机会将哀伤反应正常化,增进个人重新面对生活及适应的能力。

社会工作者在团体中扮演的角色可能是直接领导者,但在宁养疗护机构中,社会工作者经常协调不同专业人员、义工等为患者和家属举办各种不同的团体活动,从中扮演促进者、使能者、协调者等角色。

(四)资讯提供

患者和家庭缺乏信心和能力来应付所面对的问题,有时可能是因为缺少足够的资讯支持。例如,患者需要了解自己的病情将会怎样进展直至死亡;痛苦的症状是否会得到缓解;一些患者和家属不知道濒死时刻会发生什么;亲人希望了解患者在家中过世时应该采取哪些处理办法;后事该如何办理;面对渴望知道病情的患病亲人,家属不知道怎样开口告知坏消息及讨论死亡;年幼儿童的父母们很期望得到关于孩子如何理解死亡、如何帮助哀伤儿童的知识和技巧。如果缺乏足够资讯,患者和家属往往会接受恐惧和想象的摆布,感到无助。

通常这些资讯会通过宣教单张、壁报、网页资讯、教育团体等方式传递给有需要的患者及家属。社会工作者应该确保服务对象和团队同事们方便获取一些有帮助的资料,例如为丧亲儿童提供的图书目录,详细说明如何申请福利援助的单张等,社会工作者也可以自行编写一些适合本机构和当地社区特别需要的资料。

(五) 义工发展

直接陪伴末期病患的服务对义工要求较高,需要接受严格的基础培训,了解纾缓治疗概念、癌末患者常见的身心症状、社会心理照顾的基本知识、沟通技巧后,方可正式开展服务。一些特别服务如陪伴丧亲儿童、护送门诊等,还需要相关知识的进阶培训。在纾缓治疗团队中,通常是由社会工作者负责策划、组织、督导和评估义工工作。

接受纾缓治疗的患者大部分濒临死亡,很多义工陪伴患者和家属走过这个艰难的历程,自身情绪和心理很容易受到较大影响。社会工作者担任督导的角色,在确保服务质量的同时,及时处理义工的情绪与压力,加强团队建设,让义工在付出的同时,增进对死亡与生命的思考,获得有意义的生命体验。

(六) 资源链接

社会工作者通常承担与社区和其他非医疗机构资源联络的责任,其中包括日常联络,以及为患者或家属的利益所采取的特别行动,如协助患者家庭申请低保、大病救助,或者慈善组织的经济援助;为那些让临终者放不下的、缺乏自我照顾能力的家属,如自闭症儿童、患精神疾病的妻子等寻找可以提供照顾的机构;联络义工上门陪伴,联络社区服务机构提供家务助理、居所改造、送餐服务、儿童照护、殡葬服务及后事处理等。学校、居委会和社区服务中心,都是可以利用的资源。

（七）社区宣导

除直接服务患者外，纾缓治疗团队还积极深入医疗机构和社区，开展宣教活动，积极开展生死教育，提升公众对于临终、死亡和丧亲的认识，推广纾缓治疗与宁养疗护理念，倡导对癌末患者的积极照顾。社会工作者通常在策划和组织这些活动中扮演重要角色。

（八）哀伤支持

患者死亡后，及时电话联络或登门拜访，评估家属丧亲后在生活调适过程中的困难，识别家属在丧亲后的实质性、情感性及社会性问题，必要时提供紧急支持；呈送哀伤慰问卡和有用资讯；进行危机筛查以识别高危的丧亲人群，及时提供跟进的哀伤辅导服务，或转介给相应的专业机构。

（九）更广泛的职责

社会工作者在团队中还可以承担更为广泛和特别的角色，如内部顾问、使用者参与、培训及服务发展、员工支持与机构管理、研究与倡导等。

1. 内部顾问

社会工作者的一个基本职责是支持团队其他成员完成对患者和家属的社会—心理—灵性照顾，可能只是提供简单的建议，也可能是在处理一些特别问题时担任领导者的角色。事实上，社会工作者可能担任团队内部的顾问。履行这一职责需要社会工作者参与日常服务和决策，与患者、家属和团队成员更多地交流，而不是整日坐在办公室里，等待别人需要时召唤。由于自身的训练背景和专业能力，社会工作者可以就特别问题提出操作层面和政策层面的建议，例如特殊人群的照顾方式、出院计划中社区照顾资源整合等。

2. 使用者参与

服务使用者的参与和意见对于专业服务发展非常重要。社会工作者不仅可以征求使用者对现有服务的意见，而且还就发展新的服务积极征求意见。例如照顾者的团体活动就是一个很好的搜集服务使用者信息的渠道，照顾者们普遍反映的需求和建议，不仅有助于改善现有服务流程和内容，有时还是发展新服务的创意。

3. 培训及服务发展

社会工作者与其他专业人员合作，为团队成员提供培训。例如在护理人员培训中，将自我觉知与个人成长和护理专业知识综合在一起；为跨专业团队举办主题为“处理愤怒”或“谈论死亡”的沟通技巧训练等，都有助于提升整个团队的服务品质。

在英国和其他一些国家，纾缓治疗已经成为社会工作证书培训、研究生培训和继续教育的重要内容，很多机构的在职社会工作者会兼任课程教师或临床督导的角色。

社会工作者也可能参与或组织跨专业小组，对目前提供的服务进行评估，也包括对团队成员个人进行评估，找出有哪些需要改进之处，发展服务品质。

4. 员工支持与机构管理

照顾末期患者的压力及个人情绪的投入，使得心身耗竭综合征（Burn-out Syndrome）越来越多地发生在专业照顾者身上。社会工作者应该充分发挥专业优势，为其他员工提供有关伦理、情绪、压力处理问题的培训，以及对工作人员个人的问题作出回应。

社会工作者还可能在机构中处理更多的事情，例如参与制定患者照顾的政策，或者参与作出对某一患者的决定。他们可能参与管理、职员招聘、质量控制、临床管理，以及内部或外部的教育训练工作。他们也有可能被请去创始和管理创新性的跨专业实践。比较理想的是，社会工作者能够影响和参与机构的管理过程。

5. 研究与倡导

社会工作者可以独立进行，或者与医疗、生死教育、心理学等不同领域专业人士合作开展临床实践研究，证实提供服务的成效或者发展新的服务模式；可以动员社区照顾、家庭照顾及其他社区资源，为长者、末期患者及丧亲群体提供社区支持性服务，将从社区层面自下而上推动，与公共卫生政策层面自上而下的推行相结合，促进纾缓治疗在不同层面得到实施的公共卫生策略。所有这些，都需要扎实的实证研究作为基础，社会工作者可以在其中发挥重要的推动力。

2002 年举行的“纾缓治疗和临终关怀社会工作高峰会议”（The Social Work Summit on End-of-Life and Palliative Care）正式书面提出“社会工作专业人员应努力合作，关注纾缓治疗和临终关怀领域”。本次会议呼吁建立系统的专业领导力、实务标准，以及加强社会工作教育的所有层面的准备，并制定了一个工作日程，以提升照顾品质及评估社会工作专业人员在该领域的角色和功能。

在此基础上,美国社会工作人员协会发展出一套实用的实践工具《纾缓治疗及临终关怀社会工作服务标准》。这套标准体现了社会工作在纾缓治疗和临终关怀中的功能与实践的基础原理,以及社会工作者在不同机构中处理此类问题的导向。该服务标准的中文译本请见文后附件。

三、宁养社会工作服务流程与记录

本节主要是宁养社工服务的各项流程及服务记录,请参见后面所附图1—3。该流程主要以居家服务模式为主,其他服务模式可根据情况适当改动。

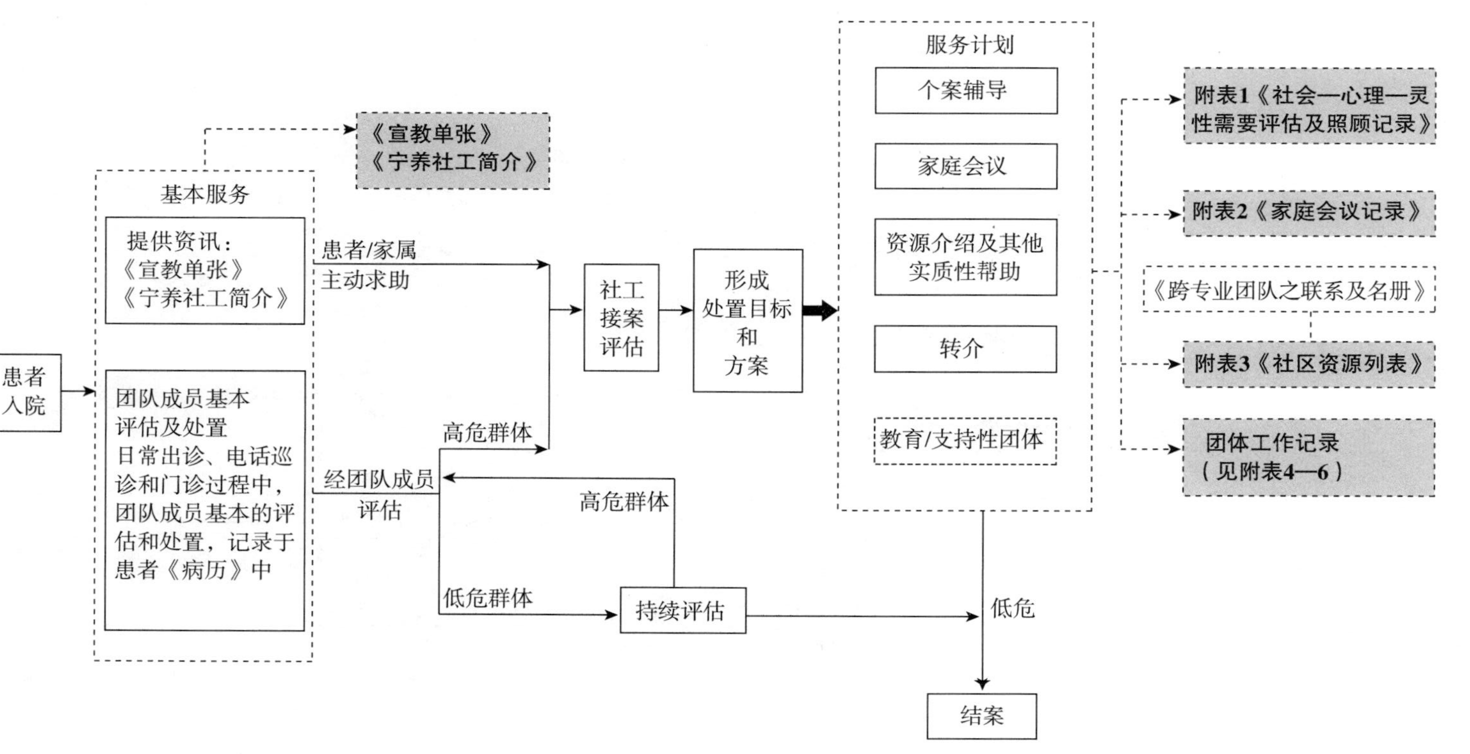

图1　流程A：死亡前，对患者/家属的照顾

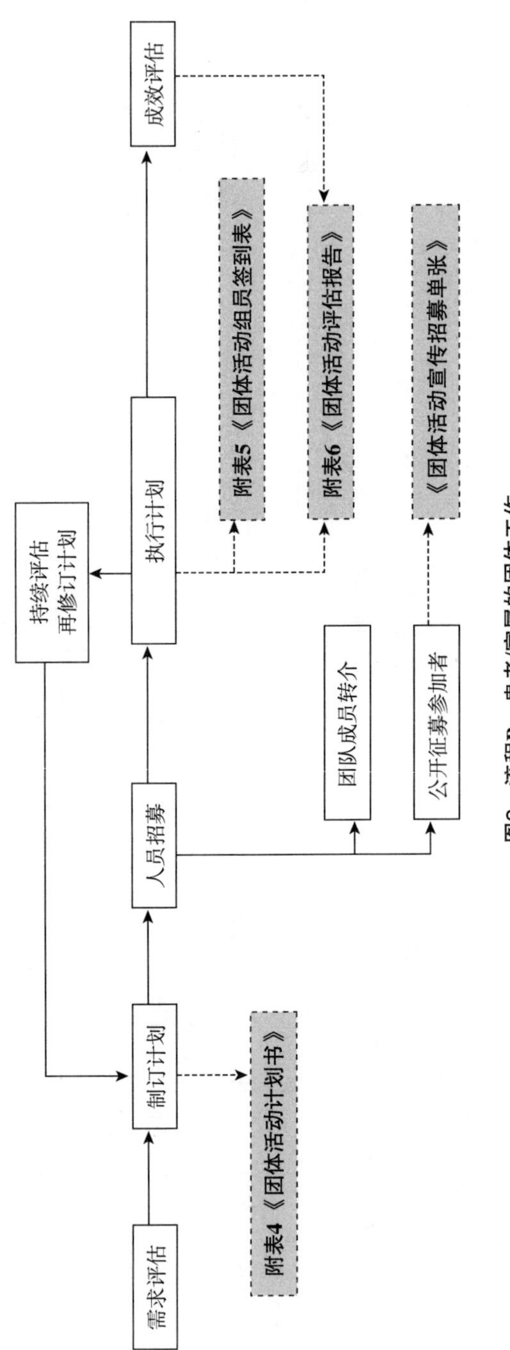

图2　流程B：患者/家属的团体工作

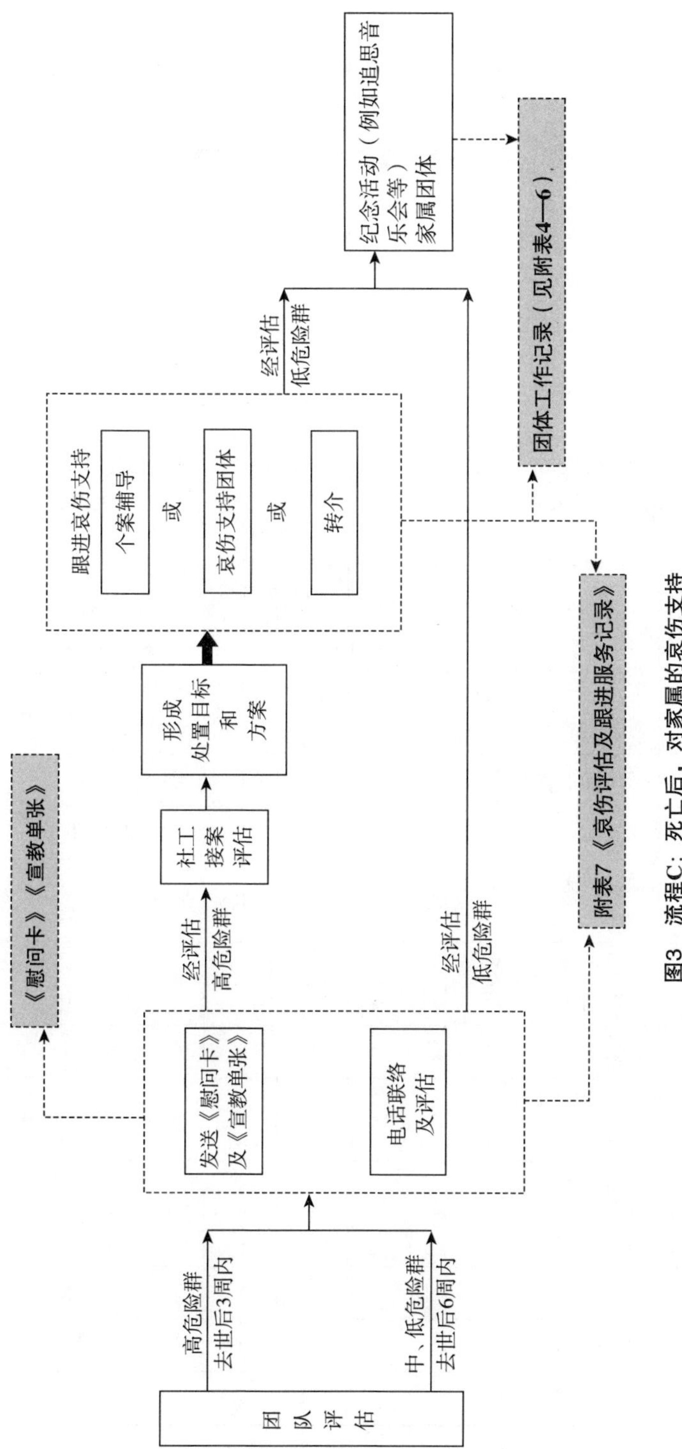

图3　流程C：死亡后，对家属的哀伤支持

附表 1

社会—心理—灵性需要评估及照顾记录

宁养院/中心

社会—心理—灵性需要评估及照顾记录(首页)

病历号：

接案来源	1.□患者　□家属主动求助,求助时间：　求助主诉： 2.□团队成员转介,转介人：　转介时间：　转介原因： 3.□社工人员自行发现

患者姓名(pt.)：	性别:□男　□女	年龄：　周岁

主要家属之一(fm.1)：	主要家属之二(fm.2)：
姓名：　性别:□男　□女 年龄：　与患者关系： 联系方式：	姓名：　性别:□男　□女 年龄：　与患者关系： 联系方式：

评估日期	问题编号	问题情境	pt./fm.	评估日期	问题编号	问题情境	pt./fm.
	A	病情认知问题			N	生命无意义无价值	
	B	对疾病资讯不了解			O	恐惧死亡	
	C	情绪问题			P	无助感	
	D	家属意见分歧			Q	无希望、绝望	
	E	缺乏沟通及沟通障碍			R	罪恶感	
	F	患者与家属之间关系障碍			S	愤怒	
	G	无法做决定			T	孤立隔绝	
	H	经济资源及支持系统缺乏			U	恩怨/冲突未化解	
	I	后事问题			V	自杀意图	
	J	需要法律协助			W	最后愿望	
	K	近期压力事件			X	有关宗教信仰	
	L	缺乏照顾者			Y	其他	
	M	未了心愿			Z	其他	

社工签名：

宁养院/中心　第　　页

社会—心理—灵性需要评估及照顾记录(续页)

病历号:

问题编号/对象	日期,描述 pt./fm.问题/评估人签名	日期,描述处置过程及 pt./fm.反应/执行人签名	日期,描述处置过程及 pt./fm.反应/执行人签名	日期,描述处置过程及 pt./fm.反应/执行人签名	结案小结/成效(A.B.C.D.E)

说明:1)可自行根据所需书写空间大小,调整本页版式,或另增加续页;

2)结案小结:简要叙述结案时案主之状态;

3)结案成效:A.问题完全解决;B.问题基本解决;C.问题部分解决;D.问题未能解决;E.已转介给其他专业人员/机构跟进。

附表 2

家庭会议记录

宁养院/中心

家庭会议记录

病历号：

患者姓名：	性别：□男　□女	年龄：
会议时间：	地点：	主持人：

参加人员及座位示意图：

□ 男性　○ 女性

回 患者

其他人员，请用文字在图形旁边

标明与患者关系，或专业身份。

会议目标：

会议摘要

主要讨论问题	讨论过程（重点）及结论	未解决问题/新呈现问题

主持人总结：

记录人：

附表 3

社区资源列表

宁养院/中心

患者所在社区资源列表

病历号：

患者姓名：	性别：□男 □女	年龄：
家庭地址：		联系电话：

序号	机构名称	主要职能（或可提供资源/服务）	地址	办公时间	联系方式
1		（举例：慈善基金）			
2		（举例：义工组织）			
3		（举例：政府相关部门）			
4		（举例：法律援助）			
5		（举例：宗教团体）			
6		（举例：殡葬事务）			
7		（举例：遗体/器官捐赠）			
8		（举例：临时看护、家居护理器材购买/租用等）			
9		（举例：癌症患者/家属之自助/互助团体）			
10					

协助完成人员（社工+义工）：

附表 4

团体活动计划书

宁养院/中心

团体活动计划书

活动名称			
活动目标			
活动性质	□工作坊　□讲座　□患者/家属团体(2 节及以上)　□联谊活动　□其他		
时　间		地　点	

参加对象要求:
最低人数:　　　　　　　　最高人数:

主持人:　　　　　　　　其他协助人员:

招募方式	
评估方法	
预期困难/解决方法	

活动安排(空间如不足,请另加表格)

时间	活动内容	准备资源(包括人手)	经费预算
			总额:　　元

工作员:　　　　　　　　年　　月　　日

附表 5

团体活动组员签到表

宁养院/中心

团体活动组员签到表

<table>
<tr><td>活动名称</td><td colspan="5"></td></tr>
<tr><td>工作人员</td><td colspan="5"></td></tr>
<tr><td rowspan="2">序号</td><td rowspan="2">姓名</td><td>第 1 次活动</td><td>第 2 次活动</td><td>第 3 次活动</td><td>第 4 次活动</td></tr>
<tr><td>（具体活动时间）</td><td>（具体活动时间）</td><td>（具体活动时间）</td><td>（具体活动时间）</td></tr>
<tr><td>1</td><td></td><td></td><td></td><td></td><td></td></tr>
<tr><td>2</td><td></td><td></td><td></td><td></td><td></td></tr>
<tr><td>3</td><td></td><td></td><td></td><td></td><td></td></tr>
<tr><td>4</td><td></td><td></td><td></td><td></td><td></td></tr>
<tr><td>5</td><td></td><td></td><td></td><td></td><td></td></tr>
<tr><td>6</td><td></td><td></td><td></td><td></td><td></td></tr>
<tr><td>7</td><td></td><td></td><td></td><td></td><td></td></tr>
<tr><td>8</td><td></td><td></td><td></td><td></td><td></td></tr>
<tr><td>9</td><td></td><td></td><td></td><td></td><td></td></tr>
<tr><td>10</td><td></td><td></td><td></td><td></td><td></td></tr>
<tr><td>11</td><td></td><td></td><td></td><td></td><td></td></tr>
<tr><td>12</td><td></td><td></td><td></td><td></td><td></td></tr>
<tr><td>13</td><td></td><td></td><td></td><td></td><td></td></tr>
<tr><td>14</td><td></td><td></td><td></td><td></td><td></td></tr>
<tr><td>15</td><td></td><td></td><td></td><td></td><td></td></tr>
<tr><td>16</td><td></td><td></td><td></td><td></td><td></td></tr>
<tr><td colspan="2">参加人数合计</td><td></td><td></td><td></td><td></td></tr>
</table>

注：事先报名，但未参加活动者，请注明缺席原因。

附表 6

团体活动评估报告

宁养院/中心

团体活动评估报告

活动名称				
出席情况	第 1 节	第 2 节	第 3 节	第 4 节
	预计　　人	预计　　人	预计　　人	预计　　人
	实到　　人	实到　　人	实到　　人	实到　　人
目标达成（根据预设之评估方法）				
参与者参与/表现评估				
参与者对活动的反馈意见				
工作员自我总评				
对日后该活动改进建议				

团体活动经费结算表

项目	计划金额（元）	实际所用金额（元）	经费结余/超支（元）	超支缘由（元）

工作员：　　　　　　　　　　　　年　　月　　日

附表 7

哀伤评估及跟进服务记录

宁养院/中心

哀伤支持评估及跟进记录

姓名：　　　　病历号：

死亡时间：	死亡地点：

遗属哀伤危机程度（请在相应的选项前打“√”）：

☐ L1：正常的哀伤，不需要特别的跟进服务即可预期复原。

☐ L2：基本上不需特别跟进服务，也可能逐渐复原。

☐ L3：可能需要特别跟进服务。

☐ L4：需要宁养团队紧急支持，或者需要转介给其他专业机构紧急支援。

请按照相应的哀伤危机程度，及团队成员已经提供之服务内容上打“√”，并标明服务日期，服务执行人姓名；涂黑表示该程度不需要此服务；“±”表示该服务视需要决定是否提供。

危机程度	**首次评估** ☐面谈/☐电话 （逝后3—6周内）	**慰问卡 & 宣教单张** ☐当面呈送 ☐邮寄	**电话联络** （首次评估后1周内）	**跟进电话关怀** （首次评估后2—4周内）	**家居探访** （首次评估后2—4周内）	**转介** （有需要时）
L1			■	■	■	±
L2				■	■	±
L3					±	±
L4			紧急电话联络		紧急：2周内	±

以下内容，仅在危机程度为L3，L4的情况下填写。

需要特别跟进服务的遗属之一般资料：

姓名：　　性别：☐男　☐女　　年龄：　　与患者关系：

职业：　　宗教信仰：

联系方式：

需要特别跟进服务的遗属呈现问题：

转介人员签字：　　跟进之社工人员签字：

时间：

宁养院/中心

哀伤评估及跟进服务记录(续页,L3—4需要)

病历号:

患者姓名:	性别:□男 □女	年龄:

哀伤者支持系统

家属: 关系如何:
亲戚: 关系如何:
朋友: 关系如何:
工作伙伴: 关系如何:
宗教团体: 关系如何:
其他人: 关系如何:

工作及有意义活动

工作性质: 对哀伤者之意义:
工作地点: 工作时之情绪:
与同事的关系: 对工作之期待:
其他有意义的活动:

身体状况

睡眠	□无变化	□有变化	□有明显变化,建议:
饮食	□无变化	□有变化	□有明显变化,建议:
外观	□无变化	□有变化	□有明显变化,建议:
身体疾病	□无变化	□有变化	□有明显变化,建议:
体重	□无变化	□有变化	□有明显变化,建议:

其他身体变化

情绪行为表现

情绪 □忧郁 □罪恶感 □愤怒 □退缩 □否认 □麻木
□哭泣 □焦虑不安 □烦躁 □多言喋喋不休 □其他

认知:

行为反应:

自杀意图: □有 □无 建议:

酗酒、安眠药使用或其他行为改变:

续表

其他压力来源

经济状况:□良好 □尚可 □不好 □有很大困难:
居住状况:□无改变 □有变化 □未决定
最近发生的其他重大挫折事件:

跟进服务记录

日期时间	问题说明	描述处置过程及哀伤者反应	签名

结案摘要

工作员: 结案时间:

附件

美国社工人员协会纾缓及临终照顾社会工作服务标准（中译本）[①]

简 介

无论在任何机构服务的社会工作人员，都不可避免地会碰到遭遇威胁生命的疾病、濒死、死亡、悲恸或丧亲的案主。社会工作人员应用他们的专业知识服务不同文化、年龄、社会经济地位和非传统的家庭，帮助他们度过生命中的创伤、自杀和死亡，评估他们的需要和提供适当的处置。

涉及纾缓及临终照顾的机构包括心理健康机构、医院、宁养院、家居服务、疗养院、日间照顾和老年中心、学校、法庭、儿童福利和家庭服务机构、矫正系统、移民和难民服务机构、药物滥用项目、雇员支持项目等。因此，社会工作是一种广泛接触到面临威胁生命的疾病和临终事务的个人和家庭的专业。除在提供直接服务时面临相关专业知识和技能的挑战之外，社会工作人员同时有机会对一系列专业人员、服务对象和其他人士产生影响。由于医疗技术的进步、慢性病患病率提高、人口老龄化以及寿命的延长，社会工作人员对于纾缓及临终照顾能力培训的需要与日俱增。

纾缓及临终照顾是一个逐渐成熟的实践领域，社工人员可能还没有准备好应对其中包含的复杂问题。制定此项标准的目的是帮助社工人员提升在临终关怀的环境中有效服务案主、家庭成员、健康照顾工作者和社区所必备的能力、知识、态度、方法和敏感度。

定 义

1. 临终关怀(End of Life Care)

临终关怀意指为临近生命末期的个体和他们的家属提供的多维度的评估和处置。无论是突发性的还是有预期的，一个人的生命终结都是对他/她个人、家庭乃至家族带来巨大影响的特有经历。

生命末期的决定包括在一个人生命接近终点时在医疗和社会心理方面需要做出的决断。不是每个人都必须亲自做出决定，根据个人能力的不同，有时

---

① National Association of Social Workers, *NASW Standards for Palliative & End of Life Care*, Washington, D. C.: NASW Press, 2004.

可以在有或没有事先预嘱的情况下,委托他人决定。个人可以事先计划,或者在紧急情况下做出决定,当不可能仔细考虑时,他们可能将这个难题留给家属或朋友,而家属和朋友也可能没有准备好决定所爱的人到底需要什么。这些决定可能包括决定一个人在哪里度过生命剩下的短暂时光,以及何种程度满足其余生愿望。如何利用个人、家庭和社会的资源,达成这些个人和家庭面临的重要决定,可能会随着疾病阶段的不同而有所改变。

健康照顾和生命末期决定跨越伦理、宗教、文化、情感、法律和制度的范畴。复杂的问题包括例如权衡利弊,个人、家庭和社会资源的分配,以及照顾目标的改变。它涉及个人内心最深处的恐惧、价值观和信仰。纾缓和临终照顾涉及的问题经常是最棘手和富有争议的,需要熟练和富有洞察力的多学科团队共同处理。

根据疾病进程中的不同需要,就生命末期的问题达成协议,在患者充分知情的情况下做出决定,以及确保社会对他们的尊敬,是重要的生命任务。以上的观点正在被越来越多的人所认同,社会工作专业因其特有的专业价值观和技能,可以为这一领域做出重要贡献。

2. 纾缓照顾(Palliative Care)

纾缓照顾是一种当患者及家属面临威胁生命的疾病时,经过预防及缓解来改善他们生活质量的方式。并且要以早期辨认、完善评估以及全人(身心社灵)方式去治疗其疼痛及其他问题。纾缓照顾是:

- 缓解疼痛以及其他各种痛苦的症状;
- 确认生命的价值并视死亡是自然的过程;
- 不去加速死亡也不延缓死亡;
- 整合患者社会心理及灵性层面的照顾;
- 提供支持系统,协助患者以积极的态度活到最后一刻;
- 提供支持系统,协助结束妥善处理病程中的困难以及其哀伤问题;
- 以团队的力量处理患者及家属的需求,在必要时包括哀伤辅导;
- 要提升生活质量,也要有效地影响疾病的病程;
- 尽可能在疾病早期结合其他可以延长生命的治疗方法,例如化学治疗或放射治疗,包括必需的调查研究以更好地了解和控制制造痛苦的临床并发症。

3. 宁养疗护和纾缓照顾(Hospice and Palliative Care)

宁养疗护和纾缓照顾乃集合医疗照顾、疼痛及症状控制以及心理灵性照顾等不同专业人士,以团队合作的模式,根据患者的需求和愿望为其量身定制服务。同时也为患者的家属提供支持。在宁养疗护和纾缓照顾机构,我们的信念是每一个人都享有无痛、有尊严地生存及死亡的权利,患者家属也应得到必需的支持。

宁养疗护的重点在于照顾,而非治愈。大多数情况下,患者在家中接受照顾,有时也会在独立的宁养中心、医院、疗养院或其他长期照顾机构。任何年龄、宗教、种族或疾病的患者都享有接受服务的权利。医疗保险制度、公共医疗补助制度、大多数私营保险计划、卫生维护组织以及其他健康照顾机构都可以涵盖宁养疗护。

纾缓照顾的对象则更为广泛,包括那些在疾病早期也可以从此类照顾中受益的人群。任何的治疗都可以被考虑。个体需要得到持续的评估,并且根据个体的价值观、症状和不断变动的目标来探讨和评估合适的治疗选择。当疾病恶化时,宁养疗护就会跟进提供服务。

4. 哀伤(Bereavement)

哀伤被定义为任何人在失去所爱或所依恋的对象(主要指亲人)时所面临的境况。

5. 悲伤(Grief)

悲伤被视为一种对失落的正常反应,对于任何持续经历失落的人来讲,悲伤是一种个体化的体验。但无疑失落会对整个系统造成影响,例如家庭、社区、文化或者国家。悲伤会从生理、情绪、行为、认知以及灵性等不同角度对人们产生影响。

背景

过去的十年里,消费者保护团体,健康照顾专业组织以及政府机构愈来愈关注在疾病进程中和临终阶段照顾的质量和可及性。带来的结果是健康照顾专业人员重视各自团队成员的自身能力建设,为提供更优质的服务而构建知识基础,社会工作专业也不例外。

2002 年举行的“纾缓照顾和临终关怀社会工作首脑会议”正式书面提出“社会工作专业人员应努力合作,关注纾缓照顾和临终关怀领域”。此次会议上,与会者们制定了一个工作日程,以提升照顾品质,及评估社会工作人员在该领域的角色和功能。

在此基础上,美国社会工作者协会(NASW)发展出一套实用的实践工具《纾缓及临终照顾社会工作服务标准》。这套标准体现了社会工作在纾缓照顾和临终关怀中的功能与实践的基础原理,以及社会工作人员在不同机构中处理此类问题的导向。

指导原则

社会工作人员在很多领域具有独特、深入的知识及专长,如:处理种族、文化和经济差异;家庭和支持系统;多元化的症状控制;哀伤辅导;创伤和灾难后的心理纾缓;跨学科实践;跨越生命周期处置和系统处置,等等,这些优势恰恰可以弥补健康照顾服务中的差距和不足。纾缓照顾及临终关怀领域更是在以上领域需要带来改变。

社会工作人员的另外一个优势是在不同层面分析、影响和执行政策的改变及发展。这种优势在照顾末期和濒死患者过程中可起到重要推动作用。有关临终关怀的社会工作研究也提出了很多以前被忽视的课题,例如对种族、文化和经济差异性的考虑、药物滥用等,社会工作人员关注提升个体、家庭(广义的)以及照顾者的生活品质和福祉。当面对纾缓照顾和临终关怀相关的问题时,社会工作人员扮演多重角色,如临床工作者、教育者、研究者、倡导者以及社区领袖。当面对缓照顾和临终关怀的伦理困境时,社会工作人员可以采用案主自决的方式来解决案主或其代理人所面临的问题。①

社会工作在纾缓照顾和临终关怀中的服务领域扩展到不同的实践机构和人群,在个人、家庭、团体、社区和机构的层面提供处置。尽管不同机构的服务侧重点不同,这套标准还是可被当作社会工作人员在纾缓照顾和临终关怀实践中的基本工具。

标　准

标准1:伦理与价值观(Ethics and Values)

社会工作专业自身以及当代生物伦理学的价值观、伦理及标准同时指导社会工作人员在纾缓照顾和临终关怀领域的实践。美国社会工作者协会伦理守则是指导伦理决策和实践的基本守则之一。

---

① National Association of Social Workers, *NASW Standards for Palliative Care & End of Life Care.*

阐释:从事纾缓照顾和临终关怀服务的社会工作人员要准备好接受各方面的挑战,包括伦理困境评估、价值观冲突以及对宗教、灵性和生活意义相关问题的考虑。要成为这个领域中成功的从业者,有关纾缓照顾和临终关怀方面的专门训练必不可少。

这个实践领域所必需的基础知识包括对以下伦理原则的理解:

- 公平:平等对待每一个人,公平分配利益与风险;
- 有利:让个人和全体都受益;
- 不伤害:避免造成伤害,无论个人还是集体;
- 理解/宽容:在理由正当和可接受的情况下,理解和接受其他观点;
- 公开:采取行动之前,让所有参与的人都了解和认识;
- 尊重:尊重他人,尊重其权利和责任,意味着不能将他人当作达到目的的纯粹工具;
- 普遍性:不以时间、地点和对象为转移,适用于任何人;
- 诚实:说实话;
- 自主性:最大限度地给予个人权利来做出自己的决定;
- 保密:尊重个人隐私,对私人信息和行为保密;
- 平等:在道德上对所有人平等看待;
- 终极原则:可能会采取违背法律、宗教或社会习俗的行动。

除此以外,纾缓照顾和临终关怀社会工作人员应该熟悉生物伦理学和法律方面常见的基本和复杂问题,例如拒绝治疗的权利、决策代理人、不给予或撤除治疗(包括撤除呼吸机、撤除液体及营养供给),以及协助自杀等。临终问题经常是富有争议性的,因为他们反映了不同群体的价值体系。因此,NASW 在临终问题决策上不设定任何道德的立场,而是肯定个人拥有决定自己照顾方式的权利。但是一些特殊人群会被额外考虑,例如患有精神疾病、发展性障碍的人群,个人能力受到质疑的人群,儿童,容易遭受强迫和缺乏决策能力的人群。

标准 2: 知识(Knowledge)

纾缓照顾和临终关怀社会工作人员需要掌握一系列生理、社会、心理及灵性层面的理论知识,这些都是与案主和其他专业人员工作时所必备的。

阐释:社会工作人员应该熟悉了解那些经常对案主造成影响的医疗及社会体系。社会工作人员擅长沟通,无论是在家庭内部,还是在案主/家属和健康照顾人员或跨专业团队之间。吸取家庭系统理论和人际动力学的知识,社会工作人员可以从独特的角度考察家庭的经历，进行全面的评估，从而协助团队在思考、计划和互动的过程中整合考虑生理、社会、心理和灵性的各方面因素。

社会工作专业角度包括从社会经济、文化和灵性的维度对家庭生活给予正确评价。作为专业人士，社会工作人员帮助个人和家庭最大限度地应对危机和满足社会心理症状、痛苦、悲伤和失落的需要，在为末期病患提供一些实质性帮助的同时，要能够提供深入的辅导以及协助解决复杂的问题。

对于纾缓照顾和临终关怀所必须了解的知识领域包括：

- 社会工作实务人员的多重角色和功能；
- 死亡过程的生理和多维度阶段划分；
- 生理、心理和灵性层面痛苦的展现；
- 能够缓解不适的社会心理范畴的处置；
- 案主及家属的生理社会心理需求；
- 种族、宗教和文化差异带来的影响；
- 疾病相关的问题，例如医疗决定、与健康照顾者的关系、濒死和死亡；
- 纾缓照顾和临终关怀机构的范围，包括家居照顾、护理之家、宁养院等；
- 现有社区资源及获取方式；
- 在疾病末期，经济资源对于家庭医疗决策的影响；
- 疾病进展过程中，预嘱的起草、应用、支持和修订；
- 不同文化背景在接受纾缓照顾和临终关怀方面的差异性；
- 纾缓照顾和临终关怀机构管理的评鉴和标准；
- 特殊人群及其家属所面临的需要，例如儿童，具有肢体、智力发展、精神和情绪障碍的人群，以及在专门机构如护理之家或矫正机构等非医疗机构内接受服务的人群。

标准 3：评估（Assessment）

社工人员评估案主并获取尽可能详尽的资料，用以制定处置和治疗方案。

阐释：评估是实践的基础。社会工作人员在评估的基础上制订对案主的处置计划，还要准备好进行持续评估和修订计划，以不断适应新的需求和变化的照顾目标。在纾缓照顾和临终关怀中，全面的并且符合个案文化背景的社会工作评估需要考虑到生理、社会、心理因素，以及案主个人和家庭的需要（由案主自身定义）。

全面的评估包括:

- 过去和现在的健康情形(包括诸如疼痛、抑郁、焦虑、谵妄、活动能力下降等问题带来的影响);
- 家庭结构和角色;
- 家庭中沟通和做决定的方式;
- 所处的生命周期阶段,相关的发展问题;
- 灵性/宗教信仰;
- 文化观念和信仰;
- 案主/家庭的语言偏好,以及可利用的翻译服务;
- 案主/家庭接受纾缓照顾和临终关怀的目标;
- 社会支持,包括支持系统、正式和非正式的照顾者,现有资源和获取资源的障碍;
- 过往有关疾病、残障、死亡和失落的经验;
- 精神保健功能包括病史、应对方式、危机管理技能;
- 自杀/杀人的风险;
- 照顾特殊人群,例如难民或移民、儿童,患有严重或长期精神疾病者,无家可归者的社会心理需要,并及时与团队成员沟通。

标准 4: 处置/治疗方案(Intervention/Treatment Planning)

社会工作人员在制定和执行处置方案时应保持持续评估,以在纾缓照顾和临终关怀服务中增强案主处理(应对)问题的能力与决心。

阐释:不同实务领域的社会工作人员应用各种理论和技巧来实施和发展治疗方案。最初评估结果和团队意见是制定服务方案的重要依据。社会工作人员需要调整工作方法,以有效地针对不同年龄、种族、文化、宗教、社会经济地位、教育背景、生活方式和精神健康水平的人群提供服务。

基本的处置技巧包括:

- 能够辨识濒死的迹象和症状,在临床评估的指引下,协助家属做好准备;
- 促进案主及其家属以及医疗团队之间的沟通;
- 将悲伤理论应用于实践;
- 在评估的基础上确定最适当的处置;
- 维护案主、家属及照顾者享受疼痛控制等必需的服务的权利;
- 利用复杂的资源网络,协助案主及家属获取适当的资源;

- 为案主、家属、照顾者及其他可能经历哀伤的对象提供支持及跟进服务。

常用的处置包括：

- 个别辅导及心理治疗（包括采用认知行为处置）；
- 家庭辅导；
- 家庭会议；
- 危机辅导；
- 提供资讯和教育；
- 有关症状控制的多层面处置；
- 支持团体，哀伤团体；
- 个案管理及出院计划；
- 医疗决定及替代疗法的选择；
- 资源咨询（包括照顾资源、照顾方式的选择、经济或法律上的需要，设立预嘱，遗属安置等）；
- 案主代言人/导航系统。

标准5：态度/自我意识（Attitude/Self-Awareness）

临终关怀及纾缓照顾社会工作人员应具备对案主的同情心和敏感性，尊重案主的自决权利和尊严。社会工作人员应该意识到自己的信仰、价值观和态度，以及这些给工作可能带来的影响。

阐释：为了有效地开展服务，纾缓照顾和临终关怀社会工作人员应该对他人的疼痛或痛苦具有同理心和敏感性。社会工作人员特定的工作态度和反应包括以下方面，但不局限于此：

- 在日常基础上形成的抗逆力与适应性，能够面对人类苦难；
- 作为初级照顾单位，能够个别化地考虑案主/案主系统的需要；
- 促进和案主/案主系统的互动；
- 多学科团队间为了照顾的目标沟通和协作的能力；
- 在纾缓照顾和临终关怀中关注案主/案主系统的选择、喜好、价值观和信仰，并乐于充当倡导者和代言人；
- 能够意识到同情心疲劳和避免这种情形发生的伦理责任；
- 有能力和自信在纾缓照顾和临终关怀中建立专业认同和确定专业地位。

标准6：充权和倡导（Empowerment and Advocacy）

在纾缓照顾和临终关怀中，社会工作人员应提倡关注案主的需求、决定和权利。社会工作人员应该投入一些社会行动,呼吁人人享有平等机会去享有满足其生理、社会、心理需求的纾缓照顾和临终关怀服务。

阐释:在社会倡导中,社会工作人员具备独特且必不可少的技巧及观点,例如对于"人在情境中"的充分理解,沟通技巧,有关团体进程和团体系统的专业知识,对社会公平的承担,强大的价值观和伦理背景以及广泛的社会心理和灵性知识基础。有效的充权和倡导的重要因素是从案主的观点识别和定义需求,包括文化和精神信仰,与医疗决策者和健康照顾提供者沟通案主的关注及需要。充权和倡导均可以从宏观和微观两个层面来进行。

实践案例包括帮助案主链接资源,确认和支持家庭的选择,协助个人和家庭商议照顾的目标,通过医疗制度法案,疼痛和其他症状的控制,处理生活品质相关问题,团队会议,咨询和提供照顾者支持。更广义的社会倡导的案例既包括为特殊的人群、机构和社区呼吁,也包括呼吁在健康照顾政策中整合文化和种族的差异性。另外,有必要识别宏观层面上影响有效开展纾缓照顾和临终关怀服务的障碍,例如经济不公平,缺乏考虑个案文化背景的服务等,并指出这些障碍,以使个人在临终阶段获得最高的生活质量。

标准 7: 记录(Documentation)

社会工作人员应该在个案服务记录或病历中记录所有的实务工作,可以为手写或电子版本。

阐释:持续的社会工作服务记录能够反映评估结果、需要处理的问题、已提供的处置以及照顾计划,同时,必须确保在所有机构之间照顾的连续性(例如,医院转至宁养院,护理之家转至医院)。

病历的传送必须遵守相关法律,保护案主医疗信息的机密性和隐私权。依照机构的政策,电子病历的传送更要特别注意。

标准 8: 跨专业团队合作(Interdisciplinary Teamwork)

社工人员是临纾缓照顾和临终关怀跨专业团队的重要成员。社会工作人员应尽力与其他团队成员合作,并且提倡在疾病进程中增进案主与健康照顾提供者之间的关系。

阐释:跨专业团队合作是纾缓照顾和临终关怀的重要因素。社会工作人员是健康照顾团队的重要组成部分。社会工作人员应该在团队中提倡重视患者及家属的观点及需要,鼓励和支持案主与团队成员的沟通。案主、家属和团队成员要经常依赖社会工作人员解决问题和处理冲突的技巧。

团队需要合作及必要时的授权与支持。社会工作人员在社会心理问题方面的专业知识可以协助跨专业团队成员增进理解、形成处置策略和决策以及制定治疗方案。另外,社会工作人员识别资源,提供咨询和支持性服务,以及实质性的帮助。

标准 9：文化能力(Cultural Competence)

不同历史、传统、价值观和家庭制度的人群对于纾缓照顾和临终关怀有着不同的理解,社会工作人员应该具备及提升这方面的专业知识。同时,也应该通晓《国际社会工作人员协会社会工作实务的文化能力准则》(2001),并依照执行。

阐释:社会工作人员考虑及整合有关个体和家庭如何受到种族、文化、价值观、宗教及与健康有关的信仰以及经济环境因素影响的知识。社会工作人员应当了解一些压迫的制度如何影响案主接触和利用纾缓照顾和临终关怀服务。很多文化在临终关怀领域保有自己的价值观和传统。

文化在影响个体和家庭的同时,也对实务工作者和机构造成影响。在纾缓照顾和临终关怀机构中工作的社会工作人员应考虑到文化因素的影响。每一个文化族群都对纾缓照顾和临终关怀具有自己的观点,这需要被理解,因为这些将影响到个人对于濒死、死亡、疾病、丧失和痛苦的反应。

一个具备文化能力的社会工作人员,会针对疾病、疼痛、濒死和死亡所带来的社会、心理影响,提供更为个别化的照顾和处置。因此,社会工作人员应该熟悉不同文化族群的习惯和信仰,以为其提供具有文化敏感性的服务。

专业培养与发展的标准

标准 10：继续教育(Continuing Education)

社会工作人员应该按照《国际社会工作人员协会专业继续教育标准》(2002),明确个人在专业持续发展方面的责任。

阐释:社会工作人员应该持续提升自己更有效地为个体及其家庭提供临终关怀服务的理论和实践能力。纾缓照顾和临终关怀是一个快速发展和变化的领域,涉及各类不同的实务机构。社会工作人员需要同步提升临床实务和研究的能力,这样专业实践才最能反映当前的知识。

通过国际社会工作人员协会和其他国内、省、地方的专业组织及服务机构,社会工作人员可以获得很多专业发展的机会。他们应经常参与专业会议和培训活动,以有可能提供更高水准的服务。社会工作人员可以通过调查研究确定纾缓照顾和临终关怀专业发展的需要,鼓励团体和机构间的合作、倡导和提供适当的培训。

标准 11: 督导、领袖能力和培训(Supervision, Leadership and Training)

具备纾缓照顾和临终关怀专门技能的社会工作人员可以负责个人、团体和机构的教育、督导、管理和研究的工作。

阐释:社会工作人员应该为个人、团体和机构贡献自己的专业知识,如为新入职同行提供培训和指导。有可能的情况下,资深社会工作人员应该和社会工作教育机构合作,倡导纾缓照顾和临终关怀方面的教育项目,提升和鼓励学生对这个领域的兴趣。

社会工作人员应该为在职社会工作、实习生和学生提供督导,针对本领域的临床工作提出指导性的意见。社会工作人员应主动参与科研工作,不单为了证明社会工作专业和实践的成效,更要提升其他团队成员对于个体和家庭社会心理需要的认识。